栄養科学イラストレイテッド

食品学II

食べ物と健康　食品の分類と特性、加工を学ぶ

改訂第2版

編/栢野新市，水品善之，小西洋太郎

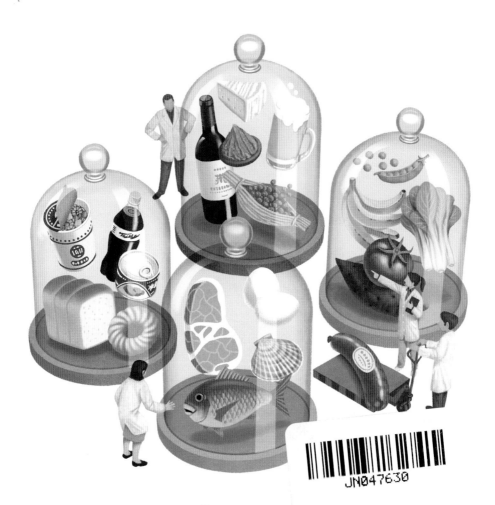

羊土社
YODOSHA

改訂第2版の序

　本書「食品学Ⅱ」の初版は2016年，栄養士・管理栄養士養成のカリキュラムに準拠し，食品の特性と機能の解説，栄養指導，食事設計・調理の実践に役立つテキストというコンセプトをもとに，全ページフルカラーで最新情報も取り上げて刊行された．なにより食品学を学ぶ楽しさを享受してもらうことを念頭に置いた．幸いにも好評を得，多くの大学等で教科書として採用された．しかし，この5年間に「平成30年度管理栄養士国家試験出題基準」の公表と，「日本食品標準成分表2020年版（八訂）」の全面改訂がなされたことにより，初版の内容を見直し，改訂することになった．

　改訂版では，「平成30年度管理栄養士国家試験出題基準」に対応するため目次立てを変更した．すなわち内容の重複（例えば炭水化物としての砂糖と調味料としての砂糖）を避ける一方で，新たな項目（食品加工に関する項目，ゲノム編集食品など）を追加した．食品成分値については，特に食品エネルギー産生成分を見直した「日本食品標準成分表2020年版（八訂）」に準拠し，更新した．

　昨今，食品科学の分野では，化学・物理分析機器の性能向上などによって，新しい知見が生まれている．一方，健康維持・増進のためだけでなく，生活習慣病に対する食品の機能性に注目が集まっており，ヒトの臨床試験を含めた研究報告が増えている．改訂版ではそれらの知見もできるだけ収載して，初版の編集コンセプトを継承しつつ内容の充実を図った．

　さて，2050年には世界人口が90億人に達すると予想され，また自然環境の変化や紛争や不穏な政情によって食料確保が徐々に難しくなり，世界の食料安全保障が脅かされている．食料自給率（カロリーベース）の低いわが国の将来を考えると他人事ではない．少子高齢化が進み，過疎化，農業従事者の減少が進んでいるわが国では食料自給率を上げるのは容易ではなく，今後も新規食材・食品の輸入は増え続けるであろう．逆に市場から消えていくものも出てくるだろう．

　栄養士・管理栄養士をめざす学生やすでに食に携わっている人たちには，現在の食料事情も念頭に置いて，日進月歩の食品・食材の特性や機能性に関する知識・情報を学習することが肝要であろう．本書をそのための伴侶として活用していただき，食品学の面白さや奥の深さを味わっていただければ幸いである．

　2021年8月

執筆者を代表して

小西洋太郎

栄養科学イラストレイテッド

食品学Ⅱ

改訂第2版

食べ物と健康　食品の分類と特性、加工を学ぶ

◆ 改訂第2版の序 ………………………………………………… 小西洋太郎

第3章 動物性食品の分類と成分 96

第4章　油脂類の分類と成分　134

Column

■ **正誤表・更新情報**

https://www.yodosha.co.jp/textbook/
book/6803/index.html

本書発行後に変更，更新，追加された情報や，訂正箇所の
ある場合は，上記のページ中ほどの「正誤表・更新情報」
を随時更新しお知らせします．

■ **お問い合わせ**

https://www.yodosha.co.jp/
textbook/inquiry/index.html

本書に関するご意見・ご感想や，弊社の教科書
に関するお問い合わせは上記のリンク先から
お願いします．

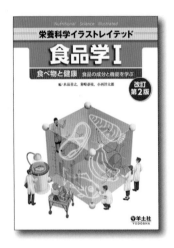

栄養科学イラストレイテッド

食品学 I

食べ物と健康　食品の成分と機能を学ぶ

改訂第2版

編／水品善之，菊﨑泰枝，小西洋太郎

食品学 I 改訂第2版

食べ物と健康
食品の成分と機能を学ぶ

編／水品善之，菊﨑泰枝，小西洋太郎

定価 2,860円（本体 2,600円＋税10%）　B5判
216頁　ISBN 978-4-7581-1365-6

目次概略

栄養科学イラストレイテッド

食品学Ⅱ

改訂第2版

食品の分類と食品成分表

Point

1 食品は生産様式・原料・主要栄養素・食習慣などにより分類されることを理解する

2 日本食品標準成分表 2020 年版（八訂）の目的や記載項目について理解する

3 日本食品標準成分表 2020 年版（八訂）を活用する場合の注意点を理解する

概略図 **食品成分表の活用**

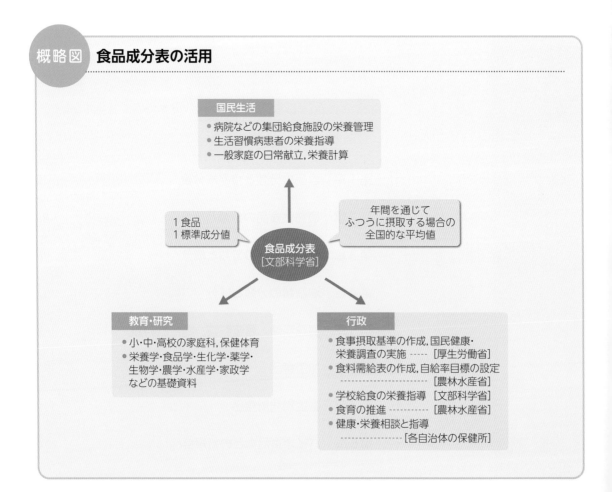

1 分類の種類

　食品はヒトの生命や健康を維持するための基本的な物質である．食品の種類は多いので，利用する目的や視点の違いによって種々の分類分けがなされている．特に，生命や健康を維持するうえで重要な栄養成分の特徴をもとに分類され利用されている．ここでは，生産様式，原料，主要栄養素，食習慣，その他として述べる．

A. 生産様式による分類

　食品を生産様式別に，**農産食品，畜産食品，水産食品，林産食品**に分類する方法である（表1）．

B. 原料による分類

　食品は，原材料の自然界における起源によって，大きく**動物性食品，植物性食品，鉱物性食品**に分類される（表2）．

C. 主要栄養素による分類

　食品を栄養成分の特徴別に分類したものに，食品群がある．主な食品群には，「3色食品群」，「6つの基礎食品群」，「4つの食品群」が知られている．食事では必要な栄養素を過不足なく摂取することが基本となるが，日常食品を栄養成分別に分類して示すと理解しやすい．

　また，1日に何をどれだけ食べたらよいかをわかりやすくイラストを用いて示した「フードガイド」が各国で示されている．日本版のフードガイドとしては「食事バランスガイド」がある（図参照）．

1）3色食品群

　昭和27（1952）年，広島県庁 岡田正美技師が提唱し，栄養改善普及会の近藤とし子氏が普及に努めた．**3色食品群**（表3）は，栄養素の生体内でのはたらきを3色（赤・黄・緑）で表し，食品を分類分けしたものである．簡潔でわかりやすいので，小学校での栄養教育に利用されている．

2）6つの基礎食品群

　昭和33（1958）年，厚生省（現 厚生労働省）公衆衛生局が，アメリカで採用していた7つの食品分類表をもとに，日本的な食習慣を考慮して栄養成分の類似した食品を6群に分類した「**6つの基礎食品群**」（表4）を公表した．昭和56（1981）年に改訂され，現在に至っている．国民の栄養知識の向上を図るための栄養教育の教材として，また中学校の技術・家庭科の学習教材として取り入れられている．

　主食を5群，主菜を1群，副菜を残りの群からとり，1～6のすべての群から食品をとることで栄養バランスがとれるように工夫されている．

3）4つの食品群

　昭和36（1961）年，女子栄養大学創設者の香川綾

表1　生産様式による分類

農産食品	穀類，いも類，豆類，種実類，野菜類，果実類
畜産食品	肉類，卵類，乳類
水産食品	魚介類，藻類
林産食品	きのこ類

表2　原料による分類

植物性食品	穀類，いも類，豆類，種実類，野菜類，果実類，藻類，きのこ類
動物性食品	肉類，魚介類，卵類，乳類
鉱物性食品	食塩（岩塩），炭酸水素ナトリウム（重曹）

表3　3色食品群

群別	主なはたらき	主な栄養素	食品
赤群	血や肉をつくる	たんぱく質	魚，肉，豆類，乳，卵，海藻
黄群	力や体温となる	糖質，脂質	穀類，砂糖，油脂，いも類
緑群	体の調子を整える	無機質（ミネラル），ビタミン	緑色野菜，淡色野菜，きのこ

表4　6つの基礎食品群

	食品群	主な栄養素	はたらき
1群	魚，肉，卵，豆・豆製品	たんぱく質	主に体の組織をつくる
2群	牛乳・乳製品，小魚，海藻	カルシウム	
3群	緑黄色野菜	カロテン	主に体の調子を整える
4群	その他の野菜，果物	ビタミンC	
5群	穀類，いも類，砂糖	炭水化物	主にエネルギーになる
6群	油脂	脂質	

氏が栄養的な特性にあわせて**4つの食品群**を考案した．その後，昭和38（1963）年に現在の4つの食品群（表5）に改訂され，その後の香川式食事法「四群点数法」の基本的な食品群として利用されている．

当時の日本人の食生活に不足していた栄養素を補うことを重視したので，食品群の配列が栄養的必要度の高い順に配列されている．高等学校の家庭科で採用され，活用されている．

4）食事バランスガイド

平成17（2005）年，厚生労働省と農林水産省により作成されたもので，食事を**主食，副菜，主菜，牛乳・乳製品，果物**の5つの料理区分に分類し，1日にどのような料理や食品をどれだけ食べたらよいかをコマをイメージしたイラストで示している（図）．各料理区分の摂取バランスがよければ，コマが安定する．お茶などの水分は不可欠であるためコマの軸に，菓子や嗜好飲料はヒモで示されている．また，運動することの大切さは，コマを回転させると安定することで表現している．

D. 食習慣による分類

日本の伝統的な和食の献立形式は，**主食**である米飯と**汁物**におかず（菜）2, 3種（**主菜，副菜**）を組み合わせたもので，これを**一汁三菜**（または**一汁二菜**）という（表6）．主食に対して，汁物，主菜，副菜を合わせて副食という．主食，汁物，主菜，副菜を組み合わせることで栄養バランスのとれた献立となる．

表5　4つの食品群

第1群	乳・乳製品，卵	栄養を完全にする
第2群	魚介，肉，豆・豆製品	筋肉や血液をつくる
第3群	野菜（緑黄色野菜，淡色野菜，きのこ），いも，果物	体の調子をよくする
第4群	穀類，砂糖，油脂	力や体温となる

表6　食習慣による分類

主食	米飯，パン，めん類など．炭水化物，エネルギーの供給源となる
汁物	みそ汁などの汁物
主菜	魚，肉，卵，豆・豆製品を使うことが多い．たんぱく質，脂質の供給源となる
副菜	海藻，野菜，きのこ，いもなどを使うことが多い．ビタミン，無機質（ミネラル），食物繊維の供給源となる
デザート・嗜好食品	菓子類，嗜好飲料（緑茶，紅茶，コーヒー，ココアなど），アルコールなど．食の楽しみや安らぎ，コミュニケーションにとって大切な役割をもつ

汁物，主菜，副菜を合わせて副食という．

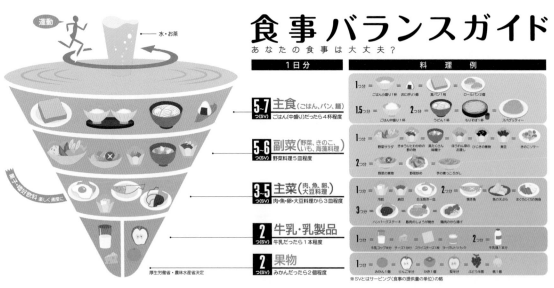

図　食事バランスガイド
（文献1より引用）

E. その他の分類

1) 日本食品標準成分表2020年版（八訂）における分類

収載食品数2,478品目を18群に分類している（本章2-A参照）．

2) 国民健康・栄養調査による分類

国民健康・栄養調査は，健康増進法に基づき国民の身体の状況，栄養摂取量および生活習慣の状況を明らかにし，国民の健康増進の総合的な推進を図るための基礎資料を得るために，厚生労働省が毎年実施している．

そのなかで行われる栄養摂取状況調査（食品群別摂取量）は，日本食品標準成分表2020年版（八訂）とおおむね対応するように分類されている．ただし，18群については，2003年〜2011年の国民健康・栄養調査では「補助栄養素・特定保健用食品」が調べられていたが，2012年以降は調べられていない[2) 3)]．

3) 農林水産省の食料需給表による分類

食料需給表は，日本で供給される食料の生産から最終消費までの総量を明らかにし，国民1人あたりの供給純食料および栄養量を示し，食料自給率算出の基礎として活用されている．原則としてFAO（国際連合食糧農業機関）の食料需給表作成の手引に準拠して作成されている．

食料需給表では，16群（①穀類 ②いも類 ③でんぷん ④豆類 ⑤野菜 ⑥果実 ⑦肉類 ⑧鶏卵 ⑨牛乳及び乳製品 ⑩魚介類 ⑪海藻類 ⑫砂糖類 ⑬油脂類 ⑭みそ ⑮しょうゆ ⑯その他食料）に分類されている[4)]．

4) その他

その他にも生鮮食品，加工食品，調理済み食品，コピー食品[※1]，保健機能食品など種々の分類がある．

2 日本食品標準成分表の理解[5)]

日本食品標準成分表は，戦後の国民の栄養改善に役立てる目的で，食品に含まれる栄養成分の基礎的データ集として，昭和25（1950）年に経済安定本部国民食

※1 コピー食品：別の原料を用いて，形，色，味などを本物に似せてつくった加工食品．

糧及栄養対策審議会より公表されたのがはじまりである．昭和31（1956）年には科学技術庁資源調査会が引き継ぎ，また省庁再編後も，**文部科学省科学技術・学術審議会資源調査分科会**が継承している．

約70年の間に，食料の生産方法や品種改良に伴う栄養成分の変化，輸入食品や調理済み食品の増加，分析技術の進歩，食事摂取基準の改変などに伴い見直しが行われ，現在用いられているのは「日本食品標準成分表2020年版（八訂）」（以下「食品成分表2020」という）である．現在までの食品成分表の変遷を表7に示した．

食品成分表は，厚生労働省による「日本人の食事摂取基準」の作成のための基礎資料，国民健康・栄養調査など国民の健康・栄養状態の把握のための統計調査，農林水産省による食料需給表の策定，食料自給率の目標設定に関する基礎資料などとして行政の立場から活用される他，小・中・高等学校の教育，栄養学・生化学などの教育・研究の場，学校・病院・集団給食施設での栄養管理や栄養指導，一般家庭での献立作成のための基礎資料としても広く活用される．

このように食品成分表は，国民が日常摂取する食品成分に関する基礎データを各方面に幅広く提供することを目的としている．そのため日本で常用される食品の標準的な成分値を，原則的に**1食品1標準成分値**として表している．実際には食品の成分値は，品種，生産環境，加工方法などによりかなり変動するが，標準成分値は，「**年間を通じてふつうに摂取する場合の全国的な平均値**」で表し，**可食部100gあたりの数値**で表している．

A. 食品成分表の構成と内容

1) 食品群の分類と配列

食品成分表2020は，**18食品群**を植物性食品，きのこ類，藻類，動物性食品，加工食品の順に配列し，日本食品標準成分表2015年版（七訂）（以下，食品成分表2015）より287食品増加し，**食品総数2,478品目**を収載している（2020年12月時点）．また，一部の冷凍食品を収載していた18群「調理加工食品類」を，「調理済み流通食品類」に名称変更し，配食事業者から収集した原材料配合に基づく成分値を追加収載している．

食品群の名称と食品数は表8のとおりである.

2）食品の分類および配列，食品番号，索引番号

収載食品の分類および配列は，**大分類，中分類，小分類**および**細分**の4段階となっている（**表9**）.

大分類は原則として生物の名称をあて，五十音順に配列している．ただし，「いも及びでんぷん類」，「魚介類」，「肉類」，「乳類」，「し好飲料類」および「調味料及び香辛料類」については，大分類の前に副分類（＜＞で表示）を付して食品群を区分している．また食品によっては，大分類の前に類区分（（）で表示）を五十音

表7　日本食品成分表の変遷

名称	公表年	成分項目数	食品数
日本食品標準成分表	昭和25（1950）年	14	538
改訂日本食品標準成分表	昭和29（1954）年	15	695
三訂日本食品標準成分表	昭和38（1963）年	19	878
四訂日本食品標準成分表	昭和57（1982）年	19	1,621
五訂日本食品標準成分表	平成12（2000）年	36	1,882
五訂増補日本食品標準成分表	平成17（2005）年	43	1,878
日本食品標準成分表2010	平成22（2010）年	50	1,878
日本食品標準成分表2015年版（七訂）	平成27（2015）年	52	2,191
同　追補2016年	平成28（2016）年	53	2,222
同　追補2017年	平成29（2017）年	53	2,236
同　追補2018年	平成30（2018）年	54	2,294
同　データ更新2019年	令和元（2019）年	54	2,375
日本食品標準成分表2020年版（八訂）	令和2（2020）年	54	2,478

（文献5をもとに作成）

表8　食品群の分類と食品数

分類	食品群	食品数
植物性食品	1 穀類	205
	2 いも及びでんぷん類	70
	3 砂糖及び甘味類	30
	4 豆類	108
	5 種実類	46
	6 野菜類	401
	7 果実類	183
きのこ類	8 きのこ類	55
藻類	9 藻類	57
動物性食品	10 魚介類	453
	11 肉類	310
	12 卵類	23
	13 乳類	59
加工食品	14 油脂類	34
	15 菓子類	185
	16 し好飲料類	61
	17 調味料及び香辛料類	148
	18 調理済み流通食品類	50

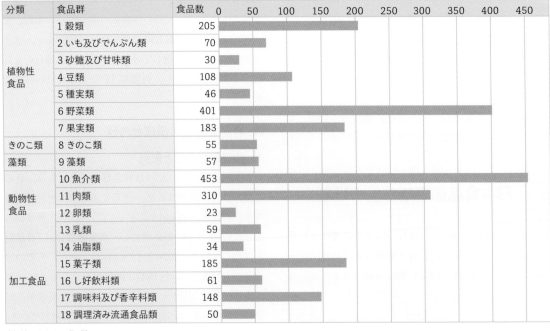

（文献5をもとに作成）

順に設けている.

　中分類（[ ]で表示）および小分類は，原則として原材料の形状から順次加工度の高い順に配列している. ただし，複数の原材料からなる加工食品の場合，原則として主原材料の位置に配列している.

　食品番号は5桁とし，はじめの2桁は01～18の食品群にあて，次の3桁を小分類または細分にあてている.

　各食品には，食品の検索を容易にすることを目的に**索引番号**（通し番号）が付されている. これは，五訂成分表以降の新規食品については，五十音順や加工度順など成分表の収載順とは異なる番号が付されていたことや，一部の食品の名称や分類が変更されたことにより，収載順と食品番号が一致しなくなったためである.

3）収載成分項目など

　食品番号，索引番号，食品名に続く項目の配列は，廃棄率，エネルギー，水分，「たんぱく質」に属する成分，「脂質」に属する成分，「炭水化物」に属する成分，有機酸，灰分，各種無機質（ミネラル），各種ビタミン，アルコール，食塩相当量および備考の順となる.

　収載成分項目の54項目および単位を表10に記載した.

B. 食品成分表の収載項目

1）廃棄率および可食部

　廃棄率は，原則として，通常の食習慣において廃棄される部分を食品全体あるいは購入形態に対する重量の割合（％）で示している. **可食部**は，食品全体あるいは購入形態から廃棄部位を除いたものである. なお，廃棄部位は備考欄に記載されている.

2）エネルギー

　エネルギーの単位は，国際的に移行しつつあるkJに加え，慣用的に用いられているkcalが併記されている. また，これまでの成分表では，エネルギーの単位であ

表9　食品の分類と食品番号（例）

食品番号	索引番号	食品群	区分	大分類	中分類	小分類	細分
		穀類	—	あわ	—	精白粒	—
01002	2	01	—	—	—	002	—
		穀類	—	こむぎ	[小麦粉]	強力粉	1等
01020	21	01	—	—	—	—	020
		魚介類	（かに類）	がざみ	—	生	—
10332	1549	10	—	—	—	332	—

（文献5より引用，索引番号は著者追記）

Column

エネルギーの換算係数

　ヒトは食べ物中のたんぱく質，脂質，炭水化物などの栄養素を摂取してエネルギーを得ている. 食品中の栄養素を100％燃焼して得られるエネルギーは，実験的にはボンブカロリーメーターという装置を用いて測定できる. しかし，ヒトは食品を完全に消化吸収できるわけではない. 例えばたんぱく質は尿中に尿素や尿酸として排泄されているので，実際にはボンブカロリーメーターで測定した値よりは少ない. 厳密には，個々の食品についてヒトにおける代謝や消化吸収率を考慮して求める必要があるが，困難を伴う.

　そこで，できるだけ手間をかけずに計算だけで近似値を求めようと生まれたのが，エネルギー換算係数である. **アトウォーター（Atwater）のエネルギー換算係数**では，たんぱく質，脂質および炭水化物について，それぞれの利用エネルギー量を4 kcal/g，9 kcal/gおよび4 kcal/gと定めた. これは，ルブナーとアトウォーターの研究により，ヒトによるたんぱく質，脂質および炭水化物の消化吸収率が平均的にそれぞれ92％，95％および97％であり，たんぱく質の一部が尿素や尿酸などとして尿中に排泄されることによるエネルギーの損失が平均的にたんぱく質1 gあたりで1.25 kcalであることが明らかにされたことに基づいている.

表10 食品成分表2020の収載成分項目（54項目）と単位

				単位
廃棄率				%
エネルギー				kJ
				kcal
水分*				g
たんぱく質*	アミノ酸組成によるたんぱく質			g
	たんぱく質			g
脂質*	脂肪酸のトリアシルグリセロール当量			g
	コレステロール			mg
	脂質			g
炭水化物*	利用可能炭水化物	利用可能炭水化物（単糖当量）		g
		利用可能炭水化物（質量計）		g
		差引き法による利用可能炭水化物		g
	食物繊維総量			g
	糖アルコール			g
	炭水化物			g
有機酸*				g
灰分*				g
無機質（ミネラル）	ナトリウム			mg
	カリウム			mg
	カルシウム			mg
	マグネシウム			mg
	リン			mg
	鉄			mg
	亜鉛			mg
	銅			mg
	マンガン			mg
	ヨウ素			μg
	セレン			μg
	クロム			μg
	モリブデン			μg

				単位
ビタミン	A	レチノール		μg
		α−カロテン		μg
		β−カロテン		μg
		β−クリプトキサンチン		μg
		β−カロテン当量		μg
		レチノール活性当量		μg
	D			μg
	E	α−トコフェロール		mg
		β−トコフェロール		mg
		γ−トコフェロール		mg
		δ−トコフェロール		mg
	K			μg
	B₁			mg
	B₂			mg
	ナイアシン			mg
	ナイアシン当量			mg
	B₆			mg
	B₁₂			μg
	葉酸			μg
	パントテン酸			mg
	ビオチン			μg
	C			mg
アルコール				g
食塩相当量				g

（文献5より引用）

* これらを総称して一般成分とよぶ．

るkcalからkJへの換算は，FAO/WHO（世界保健機関）合同特別専門委員会報告に従い，1 kcal = 4.184 kJを用いてきた．

しかし，FAO/INFOODS[※2]では，kJおよびkcal単位でのエネルギーの算出において，それぞれに適用されるエネルギー換算係数を用いて行うことを推奨している．そのため食品成分表2020では，エネルギーは，

※2 INFOODS : International Network of Food Data Systems

原則としてFAO/INFOODSの推奨する方法に準じて，可食部100 gあたりの**アミノ酸組成によるたんぱく質，脂肪酸のトリアシルグリセロール当量，利用可能炭水化物（単糖当量），糖アルコール，食物繊維総量，有機酸**および**アルコール**の量（g）に各成分の**エネルギー換算係数**（表11）を乗じて，100 gあたりのkJおよびkcalを算出し収載している．エネルギー計算方法は，次のとおりである．

表11 適用したエネルギー換算係数

成分名	換算係数（kJ/g）	換算係数（kcal/g）
アミノ酸組成によるたんぱく質／たんぱく質*	17	4
脂肪酸のトリアシルグリセロール当量／脂質*	37	9
利用可能炭水化物（単糖当量）	16	3.75
差引き法による利用可能炭水化物*	17	4
食物繊維総量（成分値は AOAC.2011.25 法，プロスキー変法またはプロスキー法による食物繊維総量を用いる）	8	2
アルコール	29	7
糖アルコール		
ソルビトール	10.8	2.6
マンニトール	6.7	1.6
マルチトール	8.8	2.1
還元水あめ	12.6	3.0
その他の糖アルコール	10	2.4
有機酸		
酢酸	14.6	3.5
乳酸	15.1	3.6
クエン酸	10.3	2.5
リンゴ酸	10.0	2.4
その他の有機酸	13	3

* アミノ酸組成によるたんぱく質，脂肪酸のトリアシルグリセロール当量，利用可能炭水化物（単糖当量）の成分値がない食品では，それぞれたんぱく質，脂質，差引き法による利用可能炭水化物の成分値を用いてエネルギー計算を行う．利用可能炭水化物（単糖当量）の成分値がある食品でも，水分を除く一般成分等の合計値と 100 g から水分を差引いた乾物値との比が一定の範囲内に入らない食品の場合には，利用可能炭水化物（単糖当量）に代えて，差引き法による利用可能炭水化物を用いてエネルギー計算をする．
（文献5より引用）

例

エネルギー（kcal）

＝アミノ酸組成によるたんぱく質（g）× 4（kcal/g）
　＋脂肪酸のトリアシルグリセロール当量（g）
　× 9（kcal/g）
　＋利用可能炭水化物（単糖当量）（g）× 3.75（kcal/g）
　＋糖アルコール（g）× 2.4（kcal/g）[※3]
　＋食物繊維総量（g）× 2（kcal/g）
　＋有機酸（g）× 3（kcal/g）[※3]
　＋アルコール（g）× 7（kcal/g）

これを用いて食品や食事のエネルギーを算出すると，実際の摂取エネルギーに近似した値となる．しかし，従来の方法で算出したエネルギー値との比較ができな

※3 例では「その他の糖アルコール」，「その他の有機酸」の係数を用いた．糖アルコールおよび有機酸のうち個別のエネルギー換算係数を適用する化合物などはその係数（表11）を用いる．

くなる．

3) 一般成分

一般成分とは，水分，「たんぱく質」に属する成分，「脂質」に属する成分（ただし，コレステロールを除く），「炭水化物」に属する成分，有機酸および灰分を指す．一般成分の測定法の概要を表12に示した．

4) たんぱく質

「たんぱく質」に属する成分としては，**アミノ酸組成によるたんぱく質**および基準窒素量に窒素 - たんぱく質換算係数（**表13**）を乗じて算出した**たんぱく質**の2項目が収載されている．なお，基準窒素とは，たんぱく質に由来する窒素量に近づけるために，全窒素量から，野菜類は硝酸態窒素量を，茶類は硝酸態窒素量およびカフェイン由来の窒素量を，コーヒーはカフェイン由来の窒素量を，ココアおよびチョコレート類はカフェインおよびテオブロミン由来の窒素量を，それぞれ差し引いて求めている．

表12 一般成分の測定法

成分		測定法
水分		• 常圧加熱乾燥法，減圧加熱乾燥法，カールフィッシャー法または蒸留法（試料にあわせて適切な方法を選ぶ） • アルコールまたは酢酸を含む食品は，乾燥減量からアルコール分または酢酸の重量をそれぞれ差し引いて求める
たんぱく質	アミノ酸組成によるたんぱく質	• アミノ酸成分表2020年版の各アミノ酸量に基づき，アミノ酸の脱水縮合物の量（アミノ酸残基の総量）として算出
	たんぱく質	• 改良ケルダール法，サリチル酸添加改良ケルダール法または燃焼法（改良デュマ法）によって定量した窒素量からカフェイン，テオブロミンおよび／あるいは硝酸態窒素に由来する窒素量を差し引いた基準窒素量に，「窒素－たんぱく質換算係数」（表13）を乗じて算出 • 食品とその食品において考慮した窒素含有成分は次のとおりである． コーヒーはカフェインを，ココアおよびチョコレート類はカフェインおよびテオブロミンを，野菜類は硝酸態窒素を，茶類はカフェインおよび硝酸態窒素を考慮
脂質	脂肪酸のトリアシルグリセロール当量	• 脂肪酸成分表2020年版の各脂肪酸量をトリアシルグリセロールに換算した量の総和として算出
	コレステロール	• けん化後，不けん化物を抽出分離後，水素炎イオン化検出－ガスクロマトグラフ法
	脂質	• 溶媒抽出－重量法：ジエチルエーテルによるソックスレー抽出法，酸分解法，液－液抽出法，クロロホルム－メタノール混液抽出法，レーゼ・ゴットリーブ法，酸・アンモニア分解法，ヘキサン－イソプロパノール法またはフォルチ法
炭水化物	利用可能炭水化物（単糖当量）	• 炭水化物成分表2020年版の各利用可能炭水化物量（でんぷん，単糖類，二糖類，80％エタノールに可溶性のマルトデキストリンおよびマルトトリオースなどのオリゴ糖類）を単糖に換算した量の総和として算出 • 単糖当量は，でんぷんおよび80％エタノール可溶性のマルトデキストリンには1.10を，マルトトリオースなどのオリゴ糖類には1.07を，二糖類には1.05をそれぞれの成分値に乗じて換算し，それらと単糖類の量を合計したもの • 魚介類，肉類および卵類の原材料的食品のうち，炭水化物としてアンスロン－硫酸法による全糖の値が収載されているものは，その値を推定値とする
	利用可能炭水化物（質量計）	• 炭水化物成分表2020年版の各利用可能炭水化物量（でんぷん，単糖類，二糖類，80％エタノールに可溶性のマルトデキストリンおよびマルトトリオースなどのオリゴ糖類）の総和として算出 • 魚介類，肉類および卵類の原材料的食品のうち，炭水化物としてアンスロン－硫酸法による全糖の値が収載されているものは，その値に0.9を乗じた値を推定値とする
	差し引き法による利用可能炭水化物	• 100gから，水分，アミノ酸組成によるたんぱく質（この収載値がない場合には，たんぱく質），脂肪酸のトリアシルグリセロール当量として表した脂質（この収載値がない場合には，脂質），食物繊維総量，有機酸，灰分，アルコール，硝酸イオン，ポリフェノール（タンニンを含む），カフェイン，テオブロミン，加熱により発生する二酸化炭素などの合計（g）を差し引いて算出
	食物繊維総量	• 酵素－重量法（プロスキー変法またはプロスキー法），または，酵素－重量法・液体クロマトグラフ法（AOAC.2011.25法）
	糖アルコール	• 高速液体クロマトグラフ法
	炭水化物	• 差引き法〔100gから水分，たんぱく質，脂質および灰分の合計（g）を差し引く〕 • 硝酸イオン，アルコール，酢酸，ポリフェノール（タンニンを含む），カフェインまたはテオブロミンを多く含む食品や，加熱により二酸化炭素などが多量に発生する食品では，これらも差し引いて算出 • 魚介類，肉類および卵類のうち原材料的食品は，アンスロン－硫酸法による全糖
有機酸		• 5％過塩素酸水で抽出，高速液体クロマトグラフ法，酵素法
灰分		• 直接灰化法（550℃）（無機質の総量を反映しているものと考えられている）

（文献5をもとに作成）

アミノ酸組成によるたんぱく質とたんぱく質の両方の収載値がある場合，食品のエネルギー計算には前者の値を用いている．ただし，「日本人の食事摂取基準（2020年版）」は食品成分表2015の「たんぱく質」に沿って策定されているので，食事摂取基準の値と対応させる場合には「たんぱく質」を用いる．

5）脂質

食品成分表2020の本表には，「脂質」に属する成分として，各脂肪酸をトリアシルグリセロール（トリグリセリド）に換算して合計した**脂肪酸のトリアシルグ**

表13 基準窒素量からの計算に用いた窒素-たんぱく質換算係数

食品群	食品名	換算係数
1 穀類	アマランサス	5.30
	えんばく 　オートミール	5.83
	おおむぎ	5.83
	こむぎ	
	玄穀，全粒粉	5.83
	小麦粉，フランスパン，うどん・そうめん類，中華めん類，マカロニ・スパゲティ類，ふ類，小麦たんぱく，ぎょうざの皮，しゅうまいの皮	5.70
	小麦はいが	5.80
	こめ，こめ製品（赤飯を除く）	5.95
	ライ麦	5.83
4 豆類	だいず，だいず製品（豆腐ちくわを除く）	5.71
5 種実類	アーモンド	5.18
	ブラジルナッツ，らっかせい	5.46
	その他のナッツ類	5.30
	あさ，あまに，えごま，かぼちゃ，けし，ごま，すいか，はす，ひし，ひまわり	5.30
6 野菜類	えだまめ，だいずもやし	5.71
	らっかせい（未熟豆）	5.46
10 魚介類	ふかひれ	5.55
11 肉類	ゼラチン，腱（うし），豚足，軟骨（ぶた，にわとり）	5.55
13 乳類	液状乳類，チーズを含む乳製品，その他（シャーベットを除く）	6.38
14 油脂類	バター類，マーガリン類	6.38
17 調味料及び香辛料類	しょうゆ類，みそ類	5.71
前述以外の食品		6.25

（文献5より引用）

リセロール当量，コレステロールおよび有機溶媒可溶物を分析で求めた脂質の3項目が収載されている．なお，従来の成分表の本表に収載されていた脂肪酸総量，飽和脂肪酸，一価および多価不飽和脂肪酸については，脂肪酸成分表編2020年版に収載されている．また，脂肪酸のトリアシルグリセロール当量で表した脂質と脂質の両方の収載値がある食品のエネルギー計算には，脂肪酸のトリアシルグリセロール当量で表した脂質の収載値が用いられている．

それは，脂肪酸のトリアシルグリセロール当量による成分値のほうが実際の摂取量に近いためである．ただし，「日本人の食事摂取基準（2020版）」は食品成分表2015の「脂質」に沿って策定されているので，食事摂取基準の数値と比較する場合には「脂質」の成分値

を利用する．

6）炭水化物

「炭水化物」に属する成分としては，エネルギーとしての利用性に応じて細分化され，次の6つの成分項目が収載されている．すなわち，**利用可能炭水化物（単糖当量），利用可能炭水化物（質量計），差引き法による利用可能炭水化物，食物繊維総量，糖アルコール**および**炭水化物**である．

①利用可能炭水化物（単糖当量）

利用可能炭水化物（単糖当量）は，エネルギー計算に用いることを目的として，でんぷん，グルコース（ブドウ糖），フルクトース（果糖），ガラクトース，スクロース（ショ糖），マルトース（麦芽糖），ラクトース（乳糖），トレハロース，イソマルトース，80％エタ

ノール可溶性のマルトデキストリンおよびマルトトリオースなどのオリゴ糖類などを直接分析または推計した値である．この成分値は，各成分を単純に合計した質量ではなく，でんぷんおよび80％エタノール可溶性のマルトデキストリンには1.10の係数を，マルトトリオースなどのオリゴ糖類には1.07の係数を，二糖類には1.05の係数を乗じて，単糖の質量に換算してから合計した値である．利用可能炭水化物由来のエネルギーの算出において，原則として，この成分値（g）にエネルギー換算係数16 kJ/g（3.75 kcal/g）を乗じている．利用可能炭水化物（単糖当量）の収載値をエネルギーの計算に用いた食品では，その収載値の右に「*」を記している．

②利用可能炭水化物（質量計）

利用可能炭水化物（単糖当量）と同様，でんぷん，グルコース，フルクトース，ガラクトース，スクロース，マルトース，ラクトース，トレハロース，イソマルトース，80％エタノール可溶性のマルトデキストリンおよびマルトトリオースなどのオリゴ糖類などを直接分析または推計した値で，これらの質量の合計である．この値はでんぷん，単糖類，二糖類，80％エタノール可溶性のマルトデキストリンおよびマルトトリオースなどのオリゴ糖類の実際の摂取量となる．なお，利用可能炭水化物（質量計）は，利用可能炭水化物の摂取量の算出に用いている．

③差引き法による利用可能炭水化物

100 gから，水分，アミノ酸組成によるたんぱく質（この収載値がない場合には，たんぱく質），脂肪酸のトリアシルグリセロール当量として表した脂質（この収載値がない場合には，脂質），食物繊維総量，有機酸，灰分，アルコール，硝酸イオン，ポリフェノール（タンニンを含む），カフェイン，テオブロミン，加熱により発生する二酸化炭素などの合計（g）を差し引いて求めている．差引き法による利用可能炭水化物は，利用可能炭水化物（単糖当量，質量計）の収載値がない食品および水分を除く一般成分などの合計値が乾物量に対して一定の範囲にない食品において，利用可能炭水化物に由来するエネルギーを計算するために用いている．その場合のエネルギー換算係数は17 kJ/g（4 kcal/g）である．差引き法による利用可能炭水化物の

収載値をエネルギーの計算に用いた食品では，その収載値の右に「*」を記している．

つまり，エネルギーの計算に用いるのは，利用可能炭水化物（単糖当量）あるいは差引き法による利用可能炭水化物のいずれかであり，収載値の右に「*」を付けて明示されている．

④食物繊維総量

食物繊維は「ヒトの消化酵素で消化されない食品中の難消化性成分の総体」と定義され，AOAC.2011.25法，プロスキー変法またはプロスキー法（表12）により測定した**食物繊維総量**を用いている．食品成分表2020では，エネルギー計算に関する成分として，食物繊維総量のみの数値も「炭水化物」に併記している．食物繊維総量由来のエネルギーは，この成分値（g）にエネルギー換算係数8 kJ/g（2 kcal/g）を乗じて算出している．食物繊維の分析法別の成分値および水溶性食物繊維，不溶性食物繊維などの成分項目については，炭水化物成分表編2020年版別表に記載している．

⑤糖アルコール

新たに「炭水化物」に，エネルギー産生成分として**糖アルコール**を収載している．食品成分表2015では「炭水化物」の項目に含まれていた成分であるが，食品成分表2020では，利用可能炭水化物と分けて収載している．糖アルコール由来のエネルギーは，それぞれ成分値（g）に**表11**に示したエネルギー換算係数を乗じて算出したエネルギーの合計である．

⑥炭水化物

炭水化物は，従来同様いわゆる「**差引き法による炭水化物**」を示し，100 gから，水分，たんぱく質，脂質，灰分などの合計（g）を差し引いた値で示している．ただし，魚介類，肉類および卵類のうち原材料的食品については，一般的に炭水化物が微量であり，差引き法で求めることが適当でないことから，原則として全糖の分析値に基づいた成分値である．なお，炭水化物の算出にあたっては，従来と同様，硝酸イオン，アルコール，酢酸，ポリフェノール（タンニンを含む），カフェインおよびテオブロミンを比較的多く含む食品や，加熱により二酸化炭素などが多量に発生する食品については，これらの含量も差し引いて成分値を求めている．

このような「差引き法による炭水化物」は，簡便で

従来から使われてきたが，各成分の分析誤差などが炭水化物量に影響する．そのため，FAO報告書により推奨された方式に基づき，炭水化物に属するでんぷん，単糖類，二糖類など各成分を直接分析し，食品成分表2015では別冊として「炭水化物成分表編」が策定され，一部の食品に「利用可能炭水化物（単糖当量）」が新規に追加された．食品成分表2020では，現在1,080食品について「利用可能炭水化物（単糖当量）」が収載されている．ただし，「日本人の食事摂取基準（2020版）」では，食品成分表2015の「炭水化物」に沿って策定されているので，食事摂取基準の数値と比較する場合には「炭水化物」の成分値を利用する．なお，「炭水化物」には食物繊維が含まれているが，「利用可能炭水化物」には食物繊維が含まれていないことに留意する．

7) 有機酸

食品成分表2015では，有機酸のうち酢酸のみをエネルギー産生成分と位置づけ，酢酸以外の有機酸は，便宜上差引き法による炭水化物に含めていた．食品成分表2020では，既知のすべての有機酸をエネルギー産生成分とし，炭水化物とは別に**有機酸**を独立して収載している．このなかには従来の酢酸の成分値も含まれている．

8) 灰分

灰分は，一定条件下で灰化して得られる残分で，食品中の無機質の総量を反映していると考えられている．

9) 無機質（ミネラル）

収載された無機質は，すべてヒトにおいて必須であると認められたものであり，ナトリウム，カリウム，カルシウム，マグネシウム，リン，鉄，亜鉛，銅，マンガン，ヨウ素，セレン，クロムおよびモリブデンの13種類である．無機質の測定法は**表14**のとおりである．

10) ビタミン

脂溶性ビタミンとしては，ビタミンA（レチノール，α-およびβ-カロテン，β-クリプトキサンチン，β-カロテン当量およびレチノール活性当量[4]），ビタミンD，ビタミンE（α-，β-，γ-およびδ-トコフェロール）およびビタミンKが収載されている．

また水溶性ビタミンとしては，ビタミンB_1，ビタミンB_2，ナイアシン，ナイアシン当量，ビタミンB_6，ビタミンB_{12}，葉酸，パントテン酸，ビオチンおよびビタ

※4　食品成分表2010では「レチノール当量」と表記していたが，「日本人の食事摂取基準（2015年版）」において「レチノール活性当量」と変更したことを踏まえて，食品成分表2015から名称を変更した．食品成分表2020でもこれを踏襲している．

表14　無機質の測定法

成分	試料調製法	測定法
ナトリウム	希酸抽出法または乾式灰化法	原子吸光光度法または誘導結合プラズマ発光分析法
カリウム	希酸抽出法または乾式灰化法	原子吸光光度法，誘導結合プラズマ発光分析法または誘導結合プラズマ質量分析法
鉄	乾式灰化法	原子吸光光度法，誘導結合プラズマ発光分析法，誘導結合プラズマ質量分析法または1,10-フェナントロンリン吸光光度法
亜鉛	乾式灰化法	原子吸光光度法，キレート抽出-原子吸光光度法，誘導結合プラズマ発光分析法または誘導結合プラズマ質量分析法
マンガン	乾式灰化法	原子吸光光度法，キレート抽出-原子吸光光度法または誘導結合プラズマ発光分析法
銅	乾式灰化法または湿式分解法	原子吸光光度法，キレート抽出-原子吸光光度法，誘導結合プラズマ発光分析法または誘導結合プラズマ質量分析法
カルシウム，マグネシウム	乾式灰化法	原子吸光光度法，誘導結合プラズマ発光分析法または誘導結合プラズマ質量分析法
リン	乾式灰化法	誘導結合プラズマ発光分析法またはバナドモリブデン酸吸光光度法
ヨウ素	アルカリ抽出法またはアルカリ灰化法（魚類，$\geq 20\,\mu g/100\,g$）	誘導結合プラズマ質量分析法
セレン，クロム，モリブデン	マイクロ波による酸分解法	誘導結合プラズマ質量分析法

（文献5より引用）

表15 ビタミンの測定法

成分	試料調製法	測定法
レチノール	けん化後，不けん化物を抽出分離，精製	高速液体クロマトグラフ法
α-カロテン，β-カロテン，β-クリプトキサンチン	ヘキサン-アセトン-エタノール-トルエン混液抽出後，けん化，抽出	高速液体クロマトグラフ法
カルシフェロール（ビタミンD）	けん化後，不けん化物を抽出分離	高速液体クロマトグラフ法
トコフェロール（ビタミンE）	けん化後，不けん化物を抽出分離	高速液体クロマトグラフ法
フィロキノン類，メナキノン類（ビタミンK）	アセトンまたはヘキサン抽出後，精製	高速液体クロマトグラフ法
チアミン（ビタミンB₁）	酸性水溶液で加熱抽出	高速液体クロマトグラフ法
リボフラビン（ビタミンB₂）	酸性水溶液で加熱抽出	高速液体クロマトグラフ法
ナイアシン	酸性水溶液で加圧加熱抽出	微生物学的定量法
ビタミンB₆	酸性水溶液で加圧加熱抽出	微生物学的定量法
ビタミンB₁₂	緩衝液およびシアン化カリウム溶液で加熱抽出	微生物学的定量法
葉酸	緩衝液で加圧加熱抽出後，プロテアーゼ処理，コンジュガーゼ処理	微生物学的定量法
パントテン酸	緩衝液で加圧加熱抽出後，アルカリホスファターゼ，ハト肝臓アミダーゼ処理	微生物学的定量法
ビオチン	酸性水溶液で加圧加熱抽出	微生物学的定量法
アスコルビン酸（ビタミンC）	メタリン酸溶液でホモジナイズ抽出，酸化型とした後，オサゾン生成	高速液体クロマトグラフ法

（文献5をもとに作成）

ミンCが収載されている．ビタミンの測定法を表15に示した．

①ビタミンA

食品成分表のビタミンAはレチノール，カロテンおよびレチノール活性当量（μg）で表示されている．

レチノールは主として動物性食品に脂肪酸エステルの形で含まれており，けん化により遊離型にして定量する．

また，α-カロテン，β-カロテンおよびβ-クリプトキサンチンは，主に野菜類や果実類など植物性食品に含まれているプロビタミンAである．α-カロテンおよびβ-クリプトキサンチンの効力は，化学構造上β-カロテンの$\frac{1}{2}$となることを考慮して，次式によりβ-カロテン当量を求めることができる．

$$\beta\text{-カロテン当量}（\mu g）$$
$$=\beta\text{-カロテン}（\mu g）+ \frac{1}{2}\alpha\text{-カロテン}（\mu g）$$
$$+ \frac{1}{2}\beta\text{-クリプトキサンチン}（\mu g）$$

なお，β-カロテンの生体での吸収率やβ-カロテンからレチノールへの転換効率から，β-カロテンの

ビタミンAとしての生体利用率は$\frac{1}{12}$と考えられている．そこで，食品中のビタミンA含量（レチノール活性当量）は次式より算出できる．

$$\text{レチノール活性当量}（\mu gRAE）$$
$$=\text{レチノール}（\mu g）+ \frac{1}{12}\beta\text{-カロテン当量}（\mu g）$$

②ビタミンD（カルシフェロール）

植物性食品由来のビタミンD_2（エルゴカルシフェロール）と動物性食品由来のD_3（コレカルシフェロール）がある．ヒトに対してほぼ同程度の生理活性を示す．成分値は原則としてビタミンD_2とD_3の合計で示されている．なお，プロビタミンD_2（エルゴステロール）とプロビタミンD_3（7-デヒドロコレステロール）は紫外線照射により皮膚でビタミンDに変換されるが，小腸での変換は行われない．

③ビタミンE（トコフェロール）

食品に含まれるビタミンEは，主としてα-，β-，γ-およびδ-トコフェロールの4種である．ビタミンEの生理活性は，α-トコフェロールを100とすると，β-が40，γ-が10，δ-が1となり，α-が最も高くなる．「日

本人の食事摂取基準（2020年版）」でビタミンEの指標として用いられているのはα-トコフェロールのみである．

④ビタミンK

ビタミンKには，K$_1$（フィロキノン）とK$_2$（メナキノン類）がある．両者の生理活性はほぼ同程度である．成分値は原則としてビタミンK$_1$とK$_2$（メナキノン-4）の合計で示されている．

ただし，糸引き納豆，金山寺みそなどではメナキノン-7を多量に含むため，メナキノン-7含量をメナキノン-4として換算後，ビタミンK含量に合算している．

⑤ビタミンB$_1$（チアミン）

ビタミンB$_1$（チアミン）はアルカリ性では不安定で，酸性では安定であるため，塩酸酸性下で加熱抽出される．そのため成分値はチアミン塩酸塩相当量で示している．

⑥ビタミンB$_2$（リボフラビン）

ビタミンB$_2$（リボフラビン）の多くは誘導体として存在している．酵素処理により遊離型に変換し，高速液体クロマトグラフ法でリボフラビンのもつ蛍光を利用して測定している．

⑦ナイアシン

ナイアシンは，ニコチン酸，ニコチン酸アミド（ニコチンアミド）などの総称であり，これらは体内で同じ作用を有している．成分値はニコチン酸相当量で示されている．

⑧ナイアシン当量

ナイアシンは，食品からの摂取以外に，生体内でトリプトファンから一部生合成され，トリプトファンの活性はナイアシンの$\frac{1}{60}$とされている．このことを表す成分値として，食品成分表2015の「追補2016年」からはナイアシン当量が併記された．食品成分表2020では，成分項目の一つとして独立して収載されている．

ナイアシン当量は次式により算出している．

$$\text{ナイアシン当量（mgNE）} = \text{ナイアシン（mg）} + \frac{1}{60}\text{トリプトファン（mg）}$$

なお，トリプトファン量が未知の場合のナイアシン当量の算出は，たんぱく質の1％をトリプトファンとみなす次式による．

$$\text{ナイアシン当量（mgNE）} = \text{ナイアシン（mg）} + \text{たんぱく質（g）} \times 1000 \times \frac{1}{100} \times \frac{1}{60}\text{（mg）}$$

⑨ビタミンB$_6$

ビタミンB$_6$は，ピリドキシン，ピリドキサール，ピリドキサミンの3つの遊離型とそれぞれのリン酸エステル，さらに配糖体など同様の作用をもつ10種以上の化合物の総称である．成分値はピリドキシン相当量で示している．

⑩ビタミンB$_{12}$

ビタミンB$_{12}$は，動物性食品や発酵食品に多く含まれ，シアノコバラミン，メチルコバラミン，アデノシルコバラミン，ヒドロキソコバラミンなどがあり，同様の生理作用をもつ化合物の総称である．成分値はシアノコバラミン相当量で示している．

⑪葉酸

葉酸は植物性食品に多く含まれ，プテロイルモノグルタミン酸が基本構造であるが，食品にはグルタミン酸残基が約5個結合したγ-ポリグルタミン酸の形で存在している．酵素処理によりモノグルタミン酸の形にして定量している．

⑫パントテン酸

生細胞中のパントテン酸は，コエンザイムA（CoA）の誘導体であるアセチルCoAやアシルCoAとして存在している．酵素処理により遊離型のパントテン酸にして定量している．

⑬ビオチン

食品中のビオチンは，ほとんどがたんぱく質中のリシン（リジン）と共有結合して存在している．まず消化管で加水分解されてビオシチンとして遊離され，さらに加水分解されてビオチンとなり吸収される．ビオチンの相対生体利用率は食品中のビオチンの結合様式に左右される．酵素処理により遊離型のビオチンにして定量している．

⑭ビタミンC

食品中のビタミンCは，L-アスコルビン酸（還元型）とL-デヒドロアスコルビン酸（酸化型）として存在する．その効力値については同等とみなされるので，成

分値は両者の合計で示している.

11) 食塩相当量

食塩相当量は，**ナトリウム量に2.54を乗じて算出した値**が示されている. ナトリウム量には食塩に由来するものだけでなく，原材料となる生物に含まれるナトリウムイオン，グルタミン酸ナトリウム，アスコルビン酸ナトリウム，リン酸ナトリウム，炭酸水素ナトリウムなどに由来するナトリウムも含まれる.

なお，ナトリウム量に乗じる2.54は，食塩（NaCl）を構成するナトリウム（Na）の原子量（22.989770）と塩素（Cl）の原子量（35.453）から次式により算出したものである.

$$\frac{\text{NaCl の式量}}{\text{Na の原子量}} = \frac{(22.989770 + 35.453)}{22.989770} \fallingdotseq 2.54$$

12) アルコール

アルコールは，従来と同様にエネルギー産生成分として位置付けられている. 嗜好飲料および調味料に含まれるエチルアルコールの量が収載されている.

13) 備考

備考欄に記載されているのは以下のとおりである.
① 食品の別名，性状，廃棄部位，あるいは加工食品の材料名，主原材料の配合割合，添加物など
② 硝酸イオン，カフェイン，ポリフェノール，タンニン，テオブロミン，スクロース，調理油などの含量（スクロースは文献値）

C. 数値の表示方法

食品成分表の各成分値は，**可食部100gあたりの数値**で示されている. 成分値の単位，最小表示の位は成分項目により異なっている. 成分値は原則として最小表示桁の1つ下の桁を四捨五入している. ただし，整数で示されている成分項目（エネルギーは除く）では，大きい位から3桁目を四捨五入して有効数字2桁で表されている.

成分値に用いられている0，Tr，（0），（Tr），－，（ ）を付けた数値の意味については**表16**に示した.

D. 食品の調理条件

一般的な小規模調理を想定している. 加熱調理としては，水煮，ゆで，炊き，蒸し，電子レンジ調理，焼き，油いため，ソテー，素揚げ，天ぷら，フライおよびグラッセなどを収載している. また，非加熱調理としては，水さらし，水戻し，塩漬けおよびぬかみそ漬けなどを収載している.

調理は調味料を添加するのが通常であるが，調味料の種類，量を確定するのが困難なため，マカロニ・スパゲッティのゆで，にんじんのグラッセ，塩漬けおよびぬかみそ漬けを除き調味料は添加されていない.

また，ゆでは調理の下ごしらえとして行い，ゆで汁は廃棄する. 伝統的な和食の調理では，個々の野菜に応じゆでた後の処理を行っている. その処理も含めて成分表ではゆでとしている. 各野菜のゆでおよび各調理の調理過程の詳細については，各食品の**調理方法の**

表16 食品成分表2020の記号

0	・最小記載量の1/10[*1]未満，あるいは検出されない場合
Tr	・最小記載量の1/10[*1]以上含まれているが，5/10未満である場合
（0）	・文献などにより含まれていないと推定される場合
（Tr）	・微量に含まれていると推定される場合
―	・測定されていない場合 ・成分表[*2]に未収載の場合
（ ）付き数値	・諸外国の成分表の収載値や原材料配合割合レシピなどをもとに推計した場合 ・類似食品の収載値から推計や計算により求めた場合

Tr : Trace（トレース，微量）
*1 ヨウ素，セレン，クロム，モリブデンは3/10，ビオチンは4/10
　　ただし，食塩相当量の0は，算出値が最小記載量（0.1 g）の5/10未満であることを示す.
*2 アミノ酸成分表2020年版，脂肪酸成分表2020年版，炭水化物成分表2020年版
（文献5をもとに作成）

概要および重量変化率表が示されている（表17）.

調理に関する計算式を以下に示した.

1）重量変化率

調理では，水さらしや加熱により食品中の成分の溶出や変化が起こる他，水や油の吸着により食品重量の増減が生じているので，次式により**重量変化率**を求める.

重量変化率（%）
= 調理後の同一試料の質量
÷ 調理前の試料の質量 × 100

2）調理による成分変化率および調理した食品可食部100 gあたりの成分値

調理した食品の成分値は，調理前の食品の成分値との整合性を考慮し，原則として次式により**調理による成分変化率**を求める.

調理による成分変化率（%）
= 調理した食品の成分値（g/100 g EP[※5]）
× 重量変化率（%）
÷ 調理前の食品の成分値（g/100 g EP）

この調理による成分変化率を用いて，**調理した食品の成分値**を次式により算出できる.

調理した食品の成分値（g/100 g EP）
= 調理前の食品の成分値（g/100 g EP）
× 調理による成分変化率（%）
÷ 重量変化率（%）

3）調理した食品全質量に対する成分量

調理した食品全質量に対する成分量は次式により算

※5　EP：可食部（edible portion）

表17 調理方法の概要および重量変化率（例）

食品番号	食品名	調理法	調理過程 下ごしらえ廃棄部位	調理過程 重要変化に関する工程	調理過程 調理後廃棄部位	調理形態	調理に用いた水，植物油，食塩などの量および用いた衣の素材など	重量変化率（%）
01064	マカロニ・スパゲッティ ゆで	ゆで	−	ゆで→湯切り	−	そのまま	20倍（1.5％食塩水）	220
01088	精白米，うるち米	炊き	−	洗米（5回撹拌）×3回→炊飯（IHジャー炊飯器）→冷却	−	そのまま	洗米：5倍炊き：1.4倍	210
02046	さつまいも 塊根，皮つき，蒸し	蒸し	−	蒸し	両端	2分割（100 g程度）	−	99
02065	じゃがいも 塊茎，皮つき，フライドポテト（生を揚げたもの）	素揚げ	芽	油揚げ→油切り→油揚げ→油切り	−	くしがた（1.5 cm×1.5 cm×5.0 cm）	2倍	71
06268	ほうれんそう 葉，通年平均，ゆで	ゆで	−	ゆで→湯切り→水冷→手搾り	株元	そのまま	5倍	70
09041	乾燥わかめ 素干し，水戻し	水戻し	−	浸漬（8分）→水切り	−	そのまま	100倍	590
10394	まるあじ 焼き	焼き	内臓など	焼き（電気ロースター）	頭部，骨，ひれなど	全体	−	72
11222	にわとり もも 皮つき，焼き	焼き	−	焼き（電気ロースター）	−	4分割（70 g程度）	−	61

（文献5より引用）

表18　緑黄色野菜

あさつき	（たいさい類）	パセリ
あしたば	つまみな	（ピーマン類）
アスパラガス	たいさい	青ピーマン
いんげんまめ（さやいんげん）	たかな	赤ピーマン
エンダイブ	たらのめ	トマピー
（えんどう類）	チンゲンサイ	ひのな
トウミョウ（茎葉，芽ばえ）	つくし	ひろしまな
さやえんどう	つるな	ふだんそう
おおさかしろな	つるむらさき	ブロッコリー（花序，芽ばえ）
おかひじき	とうがらし（葉，果実）	ほうれんそう
オクラ	（トマト類）	みずかけな
かぶ（葉）	トマト	（みつば類）
（かぼちゃ類）	ミニトマト	切りみつば
日本かぼちゃ	とんぶり	根みつば
西洋かぼちゃ	ながさきはくさい	糸みつば
からしな	なずな	芽キャベツ
ぎょうじゃにんにく	（なばな類）	めたで
みずな	和種なばな	モロヘイヤ
キンサイ	洋種なばな	ようさい
クレソン	（にら類）	よめな
ケール	にら	よもぎ
こごみ	花にら	（レタス類）
こまつな	（にんじん類）	サラダな
さんとうさい	葉にんじん	リーフレタス
ししとう	にんじん	サニーレタス
しそ（葉，実）	きんとき	レタス（水耕栽培）
じゅうろくささげ	ミニキャロット	サンチュ
しゅんぎく	茎にんにく	ルッコラ
すぐきな（菜）	（ねぎ類）	わけぎ
せり	葉ねぎ	（たまねぎ類）
タアサイ	こねぎ	葉たまねぎ
（だいこん類）	のざわな	みぶな
かいわれだいこん	のびる	
葉だいこん	パクチョイ	
だいこん（葉）	バジル	

（文献6より引用）

出できる．

$$
\text{調理した食品全質量に対する成分量（g）} \\
= \text{調理した食品の成分値（g/100 g EP）} \times \\
\frac{\text{調理前の可食部質量（g）}}{100\text{（g）}} \times \frac{\text{重量変化率（\%）}}{100}
$$

4）購入量

廃棄部を含めた原材料質量（購入量）は次式により算出できる．

$$
\text{廃棄部を含めた原材料質量（g）} \\
= \frac{\text{調理前の可食部質量（g）} \times 100}{100 - \text{廃棄率（\%）}}
$$

E. 食品成分表利用上の注意点 [6]

食品成分表2015公表後に，厚生労働省より成分表を活用する際の留意点が通知された．食品成分表2020でも内容の共通する部分を改変し以下に紹介する．ただし，食品成分表2020の内容と相違している点は除外している．食品成分表2020を利用する際にも留意されたい．

① 食品成分表2020では，287食品増加し，2,478食品となっている．また，別冊として，食品成分表2020アミノ酸成分表編，同脂肪酸成分表編および同炭水化物成分表編が作成されており，利用目的に応じた活用を図る．

② 成分値は原則として，「年間を通じてふつうに摂取する場合の全国的な平均値」であり，「1食品1標準成分値」である．動植物や菌類の品種，成育（生育）環境，加工および調理方法などによってその値に変動が生じることに注意する．旬のある食品（例えば，ほうれんそうやかつおなど）は，季節による違いを記載しているので季節変動に注意して活用する．

③ 新たに収載された食品や聞き慣れない食品については，各食品の品種や性状などを「食品群別留意点（食品成分表2020 第3章資料1）」で確認して活用する．

④ 調理による食品の重量変化率が示され，調理による栄養成分表の変化量を算出することができるので，調理方法の概要および重量変化率表（食品成分表2020 第1章表12）を参照して活用する．

⑤ 栄養指導における野菜の取り扱いは，特に「緑黄色野菜」として摂取の指導が行われている．「緑黄色野菜」は，可食部100 gあたりカロテン含量が600 μg以上のものと，カロテン含量が600 μg未満でも摂取量や利用頻度を考慮して緑黄色野菜とされるもの（例：トマト，さやいんげん，ピーマンなど）を合わせて一覧表で示している（表18）．

⑥ 正誤表や追加情報が文部科学省のホームページに公表され，修正された成分表が掲載されている．また，新たに収載が決定した食品の成分値は，追補として毎年度ごとにデータが公表される．

食べ物の分類って複雑！

食育の一環として，食品とそのはたらきを簡単に伝えるために，3色食品群，6つの基礎食品群や4つの基礎食品群などを利用することがある．しかし，食品群の種類によって，分類法が異なる食品がある．例えば，海藻類は，3色食品群や6つの基礎食品群では無機質を多く含むことに重点がおかれ，「主に体をつくるもとになる食品」とされているが，4つの食品群では，「体の調子を整える食品」となっている．また，いも類の扱いも異なっている．教育現場や病院などで指導をする立場になったとき，何の分類法を使用して教えるかによって，間違えないようにしなければならない．

また，食品成分表では，成熟段階で分類が変わることにも注意しなければならない．例えば，未熟な枝豆は「野菜類」だが，完熟・乾燥した大豆は「豆類」となる．とうもろこしでも甘味種で未熟なスイートコーンは「野菜類」として，また完熟・乾燥したものは「穀類」として扱われる．では，ポップコーンとコーンスターチはどこに分類されているだろうか．ポップコーンは「穀類」に，コーンスターチは「いも及びでんぷん類」となっている．

食品の分類はさまざまな視点でなされているが，わかりにくく論争の種となったものがある．例えば，トマトは果物か野菜かと聞かれれば，野菜だと一般的には思うだろう．19世紀末，アメリカではトマトが野菜か果物かで裁判になったという[7]．当時，果物を輸入するときには税金がかからず，野菜には税金がか

かったので，輸入業者はトマトを税金のかからない果物と主張した．一方，農務省は野菜だと主張し，両者は裁判で争うこととなった．最高裁判所での判決では，「トマトはきゅうりやかぼちゃと同じように野菜畑で育てられている野菜である．また，食事中に出されるが，デザートにはならない」とされ，野菜と決着した．現代ではフルーツトマトという甘いトマトもあり，トマトを用いたデザートもあるので，この判決は必ずしも当てはまらなくなってしまった．

では，いちご，メロン，すいかはどうだろうか．これらは一般的には果物と答えるだろう．しかし，日本の農林水産省[8]では，生産分野での一般的な野菜とは，田畑に栽培され，副食物で，加工を前提とせず，草本性であることとしている．これからすると，一年生草本植物である，いちご，メロン，すいかは野菜に分類されることとなる．ただ，果実的な利用をすることから果実的野菜として扱われている．また，おおむね2年以上栽培する草本植物および木本植物であって，果実を食用とするものを「果樹」として取り扱っている．一般的には果物とはよばれていないと思われるくりなども，果樹とされている．野菜と果物についてははっきりした定義はなく，国によっても違う．日本でも生産，流通，消費の分野での分類のしかたが異なっている．

食べ物の立場にたてば，分類なんてそんなにお堅いことばかりいわないでほしいと思っているかもしれない．

文　献

1）「「食事バランスガイド」について」（農林水産省）（https://www.maff.go.jp/j/balance_guide）
2）「国民健康・栄養調査86-1，食品群別摂取量の平均値の年次推移」（政府統計の総合窓口（e-Stat））（https://www.e-stat.go.jp/dbview?sid=0003224923）
3）「令和元年国民健康・栄養調査，第1部 栄養素等摂取状況調査の結果」（厚生労働省）（https://www.mhlw.go.jp/content/000711006.pdf）
4）「食料需給表の概要」（農林水産省）（https://www.maff.go.jp/j/tokei/kouhyou/zyukyu/gaiyou/）
5）「日本食品標準成分表2020年版（八訂）」（文部科学省）（https://www.mext.go.jp/a_menu/syokuhinseibun/mext_01110.html），2020
6）「「日本食品標準成分表2015年版（七訂）」の取扱いについて」（厚生労働省）（https://www.mhlw.go.jp/web/t_doc?dataId=00tc1755&dataType=1&pageNo=1），2016
7）「トマト本（エイムック）」，エイ出版社，2008
8）「資料7 野菜の定義について」（農畜産業振興機構）（https://www.alic.go.jp/content/000093223.pdf）
9）「日本食品標準成分表2015年版（七訂）分析マニュアル」（文部科学省）（https://www.mext.go.jp/a_menu/syokuhinseibun/1368931.htm），2016
10）「八訂 食品成分表2021」（香川明夫/監），女子栄養大学出版部，2021

第1章 チェック問題

問題

□□ **Q1** 主な栄養素により食品を分類した食品群にはどのような種類があるか，3つあげよ

□□ **Q2** 食習慣による分類で，主食・主菜・副菜に含まれる主な栄養素をそれぞれあげよ

□□ **Q3** 日本食品標準成分表2020年版（八訂）で示されている食品の標準成分値とはどのように定義づけられているか，答えよ

□□ **Q4** 日本食品標準成分表2020年版（八訂）では，エネルギーの算出方法は原則としてどのようになされているか，答えよ

□□ **Q5** 日本食品標準成分表2020年版（八訂）でのビタミンAの収載成分項目をすべてあげよ

解答&解説

A1 「3色食品群」，「6つの基礎食品群」，「4つの食品群」

A2 主食は炭水化物，主菜はたんぱく質，脂質，副菜はビタミン，無機質（ミネラル）および食物繊維が主な栄養素である

A3 標準成分値とは，「年間を通じてふつうに摂取する場合の全国的な平均値」として示されている．実際の食品の成分値は品種，生産環境などさまざまな条件により変動するが，基礎的な資料として活用されることを想定しているので，統一した値であることが必要となる

A4 エネルギーは，原則としてFAO/INFOODSの推奨する方法に準じて，可食部100gあたりのアミノ酸組成によるたんぱく質，脂肪酸のトリアシルグリセロール当量，利用可能炭水化物（単糖当量），糖アルコール，食物繊維総量，有機酸およびアルコールの量（g）に各成分のエネルギー換算係数（表11）を乗じて，100gあたりのkJおよびkcalを算出している．

A5 レチノール，α-カロテン，β-カロテン，β-クリプトキサンチン，β-カロテン当量，レチノール活性当量の6項目である

植物性食品の分類と成分

Point

1 植物性食品は利用部位や植物学的特徴に基づいて分類されていることを理解する

2 植物性食品にはさまざまな特徴成分が含まれることを理解する

3 特徴成分には，栄養成分，色素成分，香味成分，三次機能成分などがあることを理解する

4 一部の果実は追熟という現象を示すことを理解する

概略図 植物性食品の分類と特徴

	主な食品	特徴成分	利用と加工
穀類	米　小麦　そば　とうもろこし	でんぷん　たんぱく質	ご飯　めん類　パン　米粉　小麦粉　加工用でんぷん
いも類	じゃがいも　さつまいも　キャッサバ	でんぷん	加熱調理　加工用でんぷん
砂糖甘味料	さとうきび　てんさい	スクロース（ショ糖）	砂糖
豆類	大豆　小豆	たんぱく質　脂質　でんぷん	大豆油　豆腐　納豆　みそ　しょうゆ　あん
種実類	ごま　アーモンド　くり	脂質　たんぱく質　でんぷん	ごま油　製菓材料
野菜類	葉菜類　果菜類　茎菜類　根菜類	食物繊維　でんぷん　カロテノイド　ポリフェノール	生食　加熱調理
果実類	仁果類　準仁果類　核果類　漿果類	糖　有機酸　カロテノイド　ポリフェノール	生食　飲料　缶詰
きのこ類	しいたけ　えのきたけ	食物繊維　ビタミンD　アミノ酸	加熱調理
藻類	こんぶ　わかめ	食物繊維　アミノ酸	加熱調理　ゲル化剤

1 穀類

A. 穀類の種類と性質

穀類は，人間にとって重要な食料であり，家畜・家禽にとっても重要な飼料である．利用される主な穀類には，イネ科植物の米，小麦，大麦，とうもろこし，タデ科のそば，ヒユ科のアマランサスなどがある．このうち，米，小麦，とうもろこしは世界生産量の約89％を占め，**三大穀類**といわれる．日本食品標準成分表2020年版（八訂）（以下，食品成分表2020）には，穀類として205食品が収載されている．

穀類の特徴としては，大規模栽培が容易なので生産性が高く，収穫後の水分含量が少ないため，貯蔵性もよい．また，物理的衝撃にも強いため輸送性にも優れる．穀類は，世界の耕地面積の約半分で栽培されている．

B. 穀類の成分

穀類の栄養成分は炭水化物が約70％と多く，そのほとんどが**でんぷん**であるため，**エネルギー源**として主食に利用される．たんぱく質は10％程度含まれ，動物性食品と比べて多くはないが，摂取量が多いためよい供給源となる．脂質は胚（胚芽）に多く含まれる．ミネラル（無機質）はリン，カリウムが多く，カルシウムはアマランサスを除いて少ない．ビタミン類では，A，D，Cはほとんど含まれないが，胚芽にはB_1，ナイアシン，Eなどが比較的多く含まれる（表1）．

C. 米

1）米の種類と性状

米は籾米として収穫されるが，籾殻を除去した**玄米**の状態で流通，貯蔵される．玄米は外側から果皮，種皮に覆われ，その内側に糊粉層が存在する．これらをまとめて**ぬか**という．玄米からぬかと胚芽を取り除き，残った胚乳が**精白米**である（図1）．

玄米を精白米にする加工操作を**搗精**，**精米**または**精白**とよぶ．通常，玄米には5～6％のぬかと2～3％の胚芽が含まれ，これらをすべて取り除いたのが完全精米で，搗精歩留まり[※1]は約90～92％である．ぬかと

※1　歩留まり：はじめの原料に対して，最終的に得られるものの量的な割合．

表1　**主な穀類の成分**（可食部100 gあたり）

	水分	たんぱく質[*1]	脂質[*2]	炭水化物[*3]	カリウム	カルシウム	リン	ビタミンB_1	ビタミンB_2	ナイアシン	ビタミンE[*4]
	g	g	g	g	mg	mg	mg	mg	mg	mg	mg
玄米	14.9	6.8	2.7	74.3	230	9	290	0.41	0.04	6.3	1.2
精白米	14.9	6.1	0.9	77.6	89	5	95	0.08	0.02	1.2	0.1
小麦玄穀（国産）	12.5	10.8	3.1	72.1	440	26	350	0.41	0.09	6.3	1.2
小麦粉（薄力粉1等）	14.0	8.3	1.5	75.8	110	20	60	0.11	0.03	0.6	0.3
小麦粉（中力粉1等）	14.0	9.0	1.6	75.1	100	17	64	0.10	0.03	0.6	0.3
小麦粉（強力粉1等）	14.5	11.8	1.5	71.7	89	17	64	0.09	0.04	0.8	0.3
大麦（押麦　乾）	12.7	6.7	1.5	78.3	210	21	160	0.11	0.03	3.4	0.1
とうもろこし玄穀	14.5	8.6	5.0	70.6	290	5	270	0.30	0.10	2.0	1.0
コーングリッツ	14.0	8.2	1.0	76.4	160	2	50	0.06	0.05	0.7	0.2
コーンフラワー	14.0	6.6	2.8	76.1	200	3	90	0.14	0.06	1.3	0.2
そば粉（全層粉）	13.5	12.0	3.1	69.6	410	17	400	0.46	0.11	4.5	0.2
そば粉（内層粉）	14.0	6.0	1.6	77.6	190	10	130	0.16	0.07	2.2	0.1
アマランサス玄穀	13.5	12.7	6.0	64.9	600	160	540	0.04	0.14	1.0	1.3

*1　基準窒素量に基づく値．
*2　有機溶媒可溶物を分析で求めた値．
*3　差引き法により求めた値．
*4　ビタミンEとして，α-トコフェロールの値を記載した．
（文献1をもとに作成）

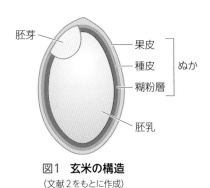

図1 玄米の構造
(文献2をもとに作成)

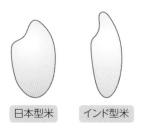

日本型米 | インド型米

図2 日本型米とインド型米
(文献3をもとに作成)

胚芽の50％を削ったものを**半つき米**，70％削ったものを**七分つき米**という．**胚芽米**は玄米からぬかを削り，胚芽と胚乳を残した米で，胚芽保有率は80％以上と規定されている．

米は形状，栽培方法，でんぷんの特性の違いによって種類がある．

①日本型米とインド型米

日本型米は丸みを帯びた円粒で，砕米になりにくく，炊飯すると粘りがありやわらかい．インド型米は長粒で，砕けやすく，炊飯すると粘りが少なくパサパサする（図2）．

②水稲米と陸稲米

水田で栽培される米が水稲米，畑で栽培される米が陸稲米である．日本で栽培される米の97％は水稲米であり，単位面積あたりの収量も高い．たんぱく質含量は陸稲米のほうが高いが，一般的にたんぱく質含量が高い米は食味評価が低いとされている．

③うるち米ともち米

でんぷんのアミロースとアミロペクチン※2の割合の違いから，うるち米ともち米に分類される．うるち米は日常の炊飯に用いられ，米粒に透明感があり，**アミロース20〜30％，アミロペクチン70〜80％**である．もち米はもちや赤飯に用いられ，白く不透明で，**アミロペクチン100％**からなる．食品成分表2020にはうるち米ともち米のそれぞれの成分値に加え，うるち米製品，もち米製品の成分値が収載されている．

2）米の成分（栄養成分）

米の主成分は炭水化物であり，精白米では77.6％含まれ，そのほとんどがでんぷんである．

たんぱく質は6.1％で小麦より少ない．たんぱく質はでんぷん粒中にプロテインボディという顆粒で分散して存在している．このうち約80％がグルテリン※3に属する**オリゼニン**である．リシン（リジン）が**第一制限アミノ酸**[2]で，アミノ酸価（アミノ酸スコア）（1985年FAO/WHO/UNUアミノ酸評点パターン，以下同様）は**玄米が100，精白米が95**である．

米の脂質は玄米に2.7％，精白米中には0.9％と非常に少ない．しかし，胚芽，ぬか中には脂質が多く，こめ油の原料となる．こめ油の構成脂肪酸はオレイン酸が約42％，リノール酸が約36％で，抗酸化物質の**γ-オリザノール**が含まれている（第4章2-J参照）．長期間貯蔵された米では古米臭が生じる．これは脂質の分解から遊離脂肪酸が生成し，それが酸化されてできた**ヘキサナール**などのアルデヒドが原因である．

米のミネラルは，玄米，精白米ともにリンが多く，次いでカリウムの順で，カルシウムの含量は非常に少ない．ビタミンは玄米に比較的多く，B群がぬかと胚芽に局在している．そのため，精白によって著しく減少し，精白米のビタミンB_1は玄米の約20％となる．ミネラルや食物繊維も精白によって同様に減少する（表2）．また，ビタミンB群は水溶性のため，洗米するとさらに減少する．

※2 アミロースとアミロペクチン：でんぷんには，グルコースがα-1,4グリコシド結合で連なった直鎖状のアミロースと，α-1,4グリコシド結合鎖からα-1,6グリコシド結合で分岐し，房状構造になったアミロペクチンがある（「食品学I 改訂第2版」第2章図20参照）．アミロペクチンの分子量は10^7〜10^8で，アミロースの分子量10^4〜10^5と比較してかなり大きい．
※3 グルテリン：水，中性塩溶液，アルコールには不溶だが，希酸，希アルカリには可溶なたんぱく質．

表2 精白による米の成分変化（可食部100gあたり）

	ビタミンB$_1$	ナイアシン	灰分	カリウム	リン	食物繊維総量	備考（搗精歩留り）
	mg	mg	g	mg	mg	g	
玄米	0.41	6.3	1.2	230	290	3.0	
半つき米	0.30	3.5	0.8	150	210	1.4	95～96%
七分つき米	0.24	1.7	0.6	120	180	0.9	92～94%
精白米	0.08	1.2	0.4	89	95	0.5	90～91%
胚芽精米	0.23	3.1	0.7	150	150	1.3	91～93%

（文献1をもとに作成）

表3 米の用途

種類	米飯類	穀粉類	菓子類	発酵食品類	その他
うるち米	アルファ化米[4]，レトルト米[5]，無洗米[6]，強化米[7]	上新粉	せんべい	清酒，焼酎，酢，みそ	ビーフン[8]
もち米	赤飯，包装もち	白玉粉，道明寺粉，寒梅粉	あられ，おかき	みりん	

3）米の加工と利用

　米の用途は，炊飯用に約90%と多く利用されている．加工用としては米飯類，穀粉類，菓子類，発酵食品類などにも利用されており，うるち米ともち米で用途が異なる（表3）．

　穀粉類は精白米を粉砕したもので，そのまま製粉したものとでんぷんを糊化させてから製粉したものがある．**上新粉**はうるち米を，**白玉粉**はもち米を原料とし，浸漬させた後，粉砕し乾燥させてつくる．上新粉は柏もちに使われ，白玉粉は白玉団子などの材料に用いられる．道明寺粉は蒸したもち米を乾燥させ，粗く粉砕したもの，寒梅粉は細かく粉砕したものである．桜もちなどの和菓子や豆菓子の材料として用いられる．

D. 小麦

1）小麦の生産

　小麦の世界生産量は7.5億トン（FAO統計，2017年）である．中国，インド，ロシア，アメリカ，フランス，カナダの順に生産量が多く，小麦は比較的寒冷で乾燥した地帯で栽培される．

　日本の収穫量は104万トン（農林水産統計，2019年）で，そのうち約65%が北海道であり，次いで九州地方，関東地方となっている．しかし，小麦の自給率は16%と低く，アメリカ，カナダ，オーストラリアから多くの小麦を輸入している．

2）小麦の種類と性状

　小麦の栽培種には，**普通小麦**（パン小麦），**デュラム小麦**（マカロニ小麦），**クラブ小麦**がある．世界の市場に出回っているほとんどは普通小麦で，パン，めん，菓子原料として広く用いられる．デュラム小麦はたんぱく質含量が多く硬質であるが，パンには加工特性が不適であるためスパゲッティなどのパスタに用いられる．クラブ小麦はたんぱく質含量が少なく軟質で，菓子用の原料として用いられる．

　小麦の構造は，外皮部（果皮，種皮，糊粉層）と胚乳，胚芽からなる．玄米と異なり，粒の背部に縦溝（粒溝）が存在している（図3）．小麦の外皮部は**ふすま**とよばれ，12～14%と多いため製粉歩留まりが低くなる．

　普通小麦は栽培される時期により，**冬小麦**と**春小麦**

※4　アルファ化米：米を糊化後に乾燥したもので，湯を加えたり，水を加えて加熱したりすると飯になるものである．
※5　レトルト米：一種のアルファ化米で，炊いた飯をほぐしてフィルム容器に入れて密閉，加熱，殺菌したもので，沸騰水中で温めて食する．
※6　無洗米：精白米の表面のぬかがきれいに取り除いてあり，とぎ洗い

操作が不必要なため環境に優しい．
※7　強化米：精白米に不足しがちなビタミンB$_1$，B$_2$，カルシウムなどの栄養素を添加して栄養を増強させた米．
※8　ビーフン：うるち米を粉砕して蒸した後，細い穴からめん状に押し出し，熱湯でゆで，冷水中で冷ましてから天日乾燥させてつくる．

に分類される．冬小麦は秋まきして夏収穫し，春小麦は春まきして夏から秋に収穫する．日本も含め世界のほとんどの小麦は冬小麦である．また，外皮の色により，褐色の**赤色小麦**と黄色の**白色小麦**に分けられる．さらに粒のかたさにより**硬質小麦**，**中間質小麦**，**軟質小麦**に分けられる．硬質小麦は，粒が半透明なガラス質でかたく，軟質小麦は粒が不透明，粉状質でやわらかい．中間質小麦は両者の中間的な性質である．

3）小麦の製粉

小麦は，穀粒を粉状にして利用される．これは，小麦の外皮部（ふすま）が強く容易にはがれないことと，胚乳がやわらかく形状を維持できないためである．小麦の製粉工程では搗精をせず，小麦を破砕し胚乳を粉にし，これをふるいに通してふすまと胚芽を分離し，小麦粉を得る．

小麦粉の性質は，原料小麦によって大きく異なり，粒がかたい原料小麦ほどたんぱく質含量が多くなる．硬質小麦からたんぱく質含量の多い**強力粉**，中間質小麦から**準強力粉**や**中力粉**，軟質小麦からたんぱく質含量の少ない**薄力粉**が得られ，それぞれ用途が異なる（表4）．

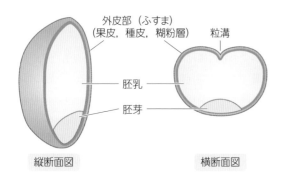

外皮部（ふすま）
（果皮，種皮，糊粉層）

粒溝

胚乳

胚芽

縦断面図　　　　横断面図

図3　小麦の構造
（文献2をもとに作成）

小麦粉の**等級**は，含まれる**灰分**含量によって区分され，ふすまの混入の度合いがわかる．特等粉は灰分が約0.35％，1等粉は約0.4％と少なく，色も白くきれいであるのに対して，2等粉，3等粉になるにつれて灰分が多くなり，色も灰色を帯びてくる．

4）小麦の成分

小麦の主成分は炭水化物で，次いでたんぱく質が多い（表1）．炭水化物の大部分はでんぷんで，アミロース約25％，アミロペクチン約75％からなる．アミロースの割合は米より若干多い．たんぱく質はプロラミン[※9]に属する**グリアジン**とグルテリンに属する**グルテニン**が全たんぱく質の約80％を占める．

小麦粉に水を加えてこねると，弾力のある生地（ドウ）ができる．これは，グリアジンとグルテニンがジスルフィド結合（S–S結合）[※10]などによって網目構造になり，その構造のなかにでんぷんが包み込まれたものである．この網目構造を**グルテン**という．グリアジンは粘着性や伸展性が高く，グルテニンは弾力性が高いので，これらが適切に絡み合うと粘弾性や結着性が生じる．グルテン形成は小麦特有の性質である（図4）．

小麦たんぱく質は，リシンが第一制限アミノ酸であり，**アミノ酸価は50〜59**と低い．小麦の脂質含量は約3％で，胚芽やふすまに局在しているため，胚乳には少なく小麦粉1等粉には1.5％程度しか含まれない．構成脂肪酸はリノール酸が多い．

小麦のミネラルは灰分値として1.6％含まれているが，ふすまに多く胚乳に少ないため，製粉によって減

※9　プロラミン：水，中性塩溶液には不溶だが，希酸，希アルカリ，70〜90％のエタノールに可溶なたんぱく質．
※10　ジスルフィド結合：たんぱく質中のシステイン残基のスルフヒドリル基（SH基）が酸化されてS–S架橋が形成される反応である．ジスルフィド結合はたんぱく質の立体構造形成にかかわるため，食品の物性に大きく影響する．

表4　小麦粉の分類と用途

種類	たんぱく質含量	グルテン		粒度	主な用途
		量	性質		
強力粉	12％程度	非常に多い	強靭	粗い	食パン，麩（ふ）
準強力粉	11％程度	多い	強い	やや粗い	菓子パン，中華めん
中力粉	9％程度	中くらい	ややややわらか	やや細かい	うどん，そうめん
薄力粉	8％程度	少ない	粗弱	非常に細かい	菓子，てんぷらの衣
デュラム粉	11〜14％	多い	やわらか	非常に粗い	マカロニ，スパゲッティ

（文献3をもとに作成）

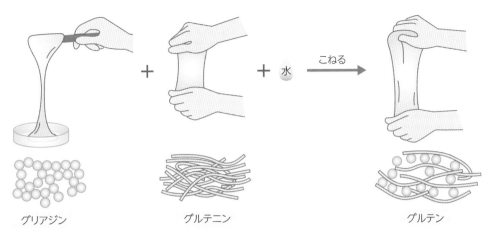

図4　グルテンの成分とその模式図
(文献4をもとに作成)

少する．カリウムとリンが多く含まれているが，カルシウムは少ない．ビタミンはB₁，B₂，ナイアシンなどのB群がふすまや胚芽に多く含まれるが，胚乳には少ない．また，カロテノイドが小麦全粒中に存在し，小麦粉の色に関係している．

5）小麦の加工と利用

①パン

パンの基本材料は，小麦粉，水，食塩，イーストである．これらに砂糖，油脂（バターやショートニング），乳製品などを加え混捏※11する．その後，**イースト（酵母）**のアルコール発酵や**膨張剤**から**炭酸ガス**を生成させ，パン生地を膨らませて，焼いたものである．小麦粉の混捏によるグルテン形成が，パン生地にガス包蔵性を与え，多孔質できめの細かいパンができる．

食パン，菓子パン，フランスパン，クロワッサン，デニッシュペストリー，ライ麦パン，ハンバーガーバ

ンズ，パン粉など多くの種類がある（第6章2-B-3も参照）．

②めん類

めん類は，小麦粉に食塩水を加え，よくこね合わせた後，細長く線状に成形したものである．成形方法には，**細切り式（線切り式）**（うどん類，中華めん類），**押し出し式**（マカロニ類），**撚り延べ式**（手延べそうめん）がある．また，生めん，ゆでめん，乾めん，冷凍めん，即席めんなどに分類される（第6章2-B-4も参照）．

うどん類は中力粉に食塩水を加えてよくこねてから，圧延してめん帯をつくり線状に切断したもので，手打ちと機械製めんがある．

中華めん類は，準強力粉を用い，アルカリ性のかん水※12を使用して製めんする．小麦粉中の**トリシン**というフラボノイド色素は**アルカリ性で濃黄色**を呈するため，中華めんは黄色くなる．

※11　混捏：混ぜ合わせこね上げること．
※12　かん水：元来，天然産を使用していたが，現在，日本で使用され

るかん水は，食品衛生法で定められた化学合成品である．主成分は炭酸ナトリウムと炭酸カリウムで，リン酸塩類も一部配合される．

Column

実は多彩な食パン

食パンは日本で最も多くつくられ，食べられているパンである．食パンの定義は「長方形の箱型で焼いたパン」で，多くはふたをするため四角形であるが，イギリスパンのようにふたをせず焼いた山形のものもある．使用材料については

きまりがないため，砂糖，脱脂粉乳，油脂類，卵などさまざまな材料が用いられ，味も多彩である．なぜ「食パン」とよばれるかは定かでなく，主食パンや本食パン（パンは西洋料理の『もと』になる食べ物であることから）など諸説ある．

マカロニ類は，デュラム小麦のセモリナに水を加えてこね，生地をシリンダーに押し込み，高圧で孔から押し出して成形される．日本農林規格（JAS規格）では，マカロニ類を管状の太さによりマカロニ，スパゲッティ，バーミセリ，ヌードルに分類している．

③麩類

小麦粉に水，食塩を加えてこね，ドウを形成させてから水洗してでんぷんなどを取り除くと**生麩**が得られる．**焼麩**は，生麩に小麦粉，膨張剤などを加え練り合わせて，焼いたものである．

④その他

小麦はしょうゆやみそなどの原料および飼料としても用いられる．胚芽にはビタミンEが多く含まれているので，一部は胚芽油として健康食品の原料になっている．

E. 大麦

1) 大麦の種類と性状

大麦には，**六条大麦**と**二条大麦**があり，穂の形態（条性）が異なる（図5）．六条大麦の穂は，各節に3つの小穂が実り，交互につくため，上からみると6列となる．二条大麦は1つの小穂しか実らず，上からみると2列である．

二条大麦は，六条大麦より粒径が大きくなり，でんぷん量が多くなるため，ビールなどのアルコール飲料の原料として用いられる．六条大麦には，皮が穀粒に密着して離れにくい**皮麦**と離れやすい**裸麦**とがある．

2) 大麦の成分

大麦は炭水化物が多く（表1），主成分はでんぷんが大部分で，アミロース25％，アミロペクチン75％前後である．

たんぱく質はプロラミンに属する**ホルデイン**とグルテリンに属するホルデニンがそれぞれ40％程度と大部分を占める．大麦のたんぱく質は，小麦と異なりグルテンを形成しないので，製粉してパンやめんをつくるには適さない．米と同じく精白し，丸麦[※13]にして食用とする．アミノ酸価71（押麦）で，第一制限アミノ酸はリシンである．脂質の構成脂肪酸はオレイン酸，リノール酸が多い．

ミネラルやビタミンの分布は小麦に似ており，カリウムやリン，ビタミンB群が多い．大麦は，他の穀類より食物繊維が多く，不溶性食物繊維よりも**β-グルカン**などの水溶性食物繊維が多い特徴がある．

3) 大麦の加工と利用

二条大麦は主に醸造用原料として，六条大麦は主に食用として利用される．

二条大麦をわずかに発芽させて乾燥した麦芽は，α-アミラーゼ活性が高く，でんぷんの糖化がよく進むため，ビール製造に用いられる．六条大麦は精白し，丸麦としたのち，蒸し工程を経てから圧偏[※14]して**押麦**とする．押麦は米に10〜20％混ぜて炊飯し，麦飯として利用する．六条大麦の玄麦をいって粉にしたものを麦焦がしといい，湯で練って食べたり，菓子類の原料として用いられる．

その他，麦みそや麦焼酎，麦茶などにも大麦が原料として利用される．

F. とうもろこし

1) とうもろこしの種類と性状

世界の総生産量はおよそ10.4億トンで，アメリカが最も生産量が多く，3分の1を占める．日本は飼料としての利用が多く，そのほとんどを輸入に頼っており世界一の輸入量である．

とうもろこしはイネ科に属する一年生草本で，粒色によって白色種，黄色種などとよばれ，黄色種が最も

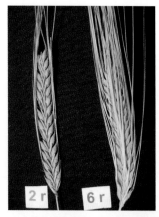

図5　二条大麦（左）と六条大麦（右）

※13　丸麦：大麦の外皮を取り除いただけで，押しつぶしていない丸い麦．

※14　圧偏：蒸気で加熱した後，ローラーで平たく押しつぶすこと．

| 馬歯種
（デント種） | 硬粒種
（フリント種） | 軟粒種
（ソフト種） | 甘味種
（スイート種） | 爆裂種
（ポップ種） | もち種
（ワキシー種） |

▨ 角質でんぷん　▨ 粉質でんぷん　▨ もち性でんぷん　◯ 胚芽

図6　とうもろこしの種類と粒質
（文献5をもとに作成）

多く栽培されている．胚乳のでんぷんには，たんぱく質を含む角質でんぷん，たんぱく質を含まない粉質でんぷん，もち性でんぷんなどがある．その分布の違いなどによってとうもろこしは6つに分類されている（図6）．

馬歯種（デント種）は，粒頂部が馬の歯のようにくぼんでいる．世界で最も生産量が多く，飼料用やでんぷん原料に用いられる．**硬粒種**（フリント種）は角質でんぷんが外側を完全に覆っており，粒頂部は丸みを帯びている．**軟粒種**（ソフト種）は，粒のほとんどが粉質でんぷんである．**甘味種**（スイート種）は糖含量が高く甘味が強い．未成熟のものが野菜類として取り扱われ，生食や缶詰などに用いられる．**爆裂種**（ポップ種）は粒が小さく，ほとんどが角質でんぷんであるため，加熱すると膨張した水分によって，粒全体が爆裂し胚乳内部が白く露出する．爆裂種はポップコーンの原料に利用される．**もち種**（ワキシー種）は，でんぷんがアミロペクチン100％である．

2）とうもろこしの成分

とうもろこし玄穀の炭水化物は70.6％で（表1），大部分はでんぷんである．たんぱく質は8.6％含まれ，そのうちの約半分はプロラミンに属する**ツェイン**（**ゼイン**）である．アミノ酸組成では，ロイシンに富むが，リシンやトリプトファンが少ない．リシンが第一制限アミノ酸で，**アミノ酸価は45**（コーングリッツ）と穀類中で最も低値である．

脂質は5.0％で，そのほとんどが胚芽に含まれる．胚芽は全粒中の約12％の割合を占めており，とうもろこし油の原料とされている．脂肪酸の組成は，リノール酸が約50％と多く，次いでオレイン酸である．

ミネラルはほとんどが胚芽中に存在し，カリウムとリンが多い．ビタミンについては，胚芽にビタミンEが比較的多く含まれる．しかし，ナイアシンは利用されにくい形で存在し，トリプトファンも少ないため，とうもろこしを主食とする地域ではナイアシン欠乏症の**ペラグラ**[※15]にかかりやすい．黄色種は，クリプトキサンチンやゼアキサンチンなどのカロテノイド色素を含有している．

3）とうもろこしの加工と利用

とうもろこしの未熟粒は野菜として利用され，完熟粒は加工品として広く食品工業に利用されている（表5）．また，近年は食用としてだけでなく，バイオエタノールの生産原料としても利用が増えている．

G. そば

1）そばの種類と性状

そばは，タデ科の一年生草本である．やせ地や寒冷地にもよく生育し，生育期間も50〜70日と短く，肥料もあまり要しないため，救荒作物[※16]として利用されてきた．

そばには**普通種**，韃靼種，蒙古そばなどの種類があるが，国産のそばは普通そばが多い．また，収穫時期により，春まきを行い夏に収穫する夏そばと夏まきを行い秋に収穫する**秋そば**がある．

そばの穀粒は，三角錐で基底が丸く，果皮の色は黒褐色である．果皮の内側に種皮があり，胚芽はS字状

※15　ペラグラ：ナイアシンは不可欠（必須）アミノ酸のトリプトファンを原料に体内でも生合成される．しかし，とうもろこしにはトリプトファンが少ないため，主食とする中南米やアフリカの人たちにペラグラが発症しやすい．主な症状は皮膚炎，下痢，神経障害などである．
※16　救荒作物：凶作時にもある程度の収量が得られ，主食の代用として栽培される作物．

表5　とうもろこしの加工品と用途

種類	製造方法	用途
コーンミール	乾燥させたとうもろこしを粉砕し，少し粗い粉にしたもの．脱胚芽したものが多い	製菓，パン原料
コーングリッツ	胚乳をひき割りした，粒度の大きいもの	ビール・ウイスキーの原料，スナック食品
コーンフラワー	コーングリッツを細かく粉にしたもの	製菓，水産練り製品
コーンフレーク	コーングリッツに水あめ，麦芽，食塩などを加えて，加熱・圧偏して焼き上げたもの	朝食用シリアル
コーンスターチ	でんぷんのみを沈殿させ，分離精製したもの	糖化原料，製菓，水産練り製品

（文献4をもとに作成）

の形をしており，そのまわりを胚乳が包み込んでいる（図7）．

2）そばの成分

そばの主成分は炭水化物（でんぷん）で，次いでたんぱく質である（表1）．玄そば※17をそのまま製粉した全層粉のたんぱく質含量は12％である．他の穀類と異なり，主要たんぱく質は**グロブリン**である．また，アミノ酸も他の穀類では第一制限アミノ酸のリシンやトリプトファンが多く含まれ，**アミノ酸価は100**（全層粉）である．そばは穀類のなかでもアミノ酸バランスがよく，植物性たんぱく質として栄養価が高い．そばのたんぱく質はグルテンを形成しないので，そばをつくる場合（そば切り）は，小麦粉や卵白，やまのいもなどのつなぎを必要とする．

ミネラルはマグネシウム，カリウム，リンが多く，ビタミンは，B₁，B₂，ナイアシンなどのB群を多く含む．また，そばはフラボノイド系色素の**ルチン**を多く含んでおり，そば粉100 g中にルチンは約15 mg含まれる．ルチンはビタミン様物質※18で，血管強化作用を有する．ルチンは水溶性で，ゆでるとゆで汁に溶け出してしまうため，古くからそば湯が飲まれている．

3）そばの加工と利用

そばは，主にそば粉にして，そば切り，そばがき，菓子，そば焼酎などに利用される．そば粉は，玄そばの果皮を除いたものを石臼でひき，ふるい分けを繰り返して，内層粉，中層粉，表層粉に分ける．全層粉はふるい分けをしない粉である．これらを用途に応じて配合し，そば切りなどの加工用に利用する．

※17　玄そば：殻のついたままのそばの実．
※18　ビタミン様物質：体内で合成することができ，ビタミンのはたらきに類似した作用を人体に及ぼす物質．

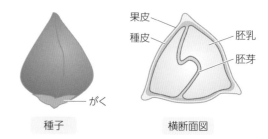

図7　そばの構造
（文献6をもとに作成）

種子　　果皮　種皮　胚乳　胚芽　がく　横断面図

H. その他

1）ライ麦

ライ麦は寒冷や乾燥に耐性があるため，小麦や大麦のできない寒冷地や荒廃地などで広く栽培されている．わが国では，北海道でわずかに生産されているだけで，ほとんどが輸入されている．ライ麦は，製粉してライ麦パン（**黒パン**）の原料として用いられる．

主成分はでんぷんであるが，たんぱく質含量は全粒粉で12.7％，食物繊維総量も13.3％と多い．ライ麦は，小麦粉と同じプロラミンとグルテニンに属するたんぱく質を含むが，グルテンは形成されない．そのため，乳酸菌を使用し，生成する乳酸の酸性の作用でたんぱく質に粘着性をもたせパン生地をつくる．

小麦粉と異なり，膨れが悪くずっしりとしたかたいパンとなるが，特有の風味を有する．日本では製パン性を改良するため，半分程度の小麦粉を混入することもある．ライ麦は，ウイスキーやウオッカなどの酒類原料としても利用される．

2）えんばく

えんばくは，からす麦ともよばれ，英語ではオーツ

（oat）という．寒冷地で栽培され，一部は**オートミー**
ルとして食されるが，主に飼料に利用されている．

　穀類のなかではたんぱく質含量が13.7%，脂質含量
が5.7%と多い．オートミールは，えんばくを精白後，
いってひき割りにしたものである．水や牛乳で煮てかゆ
状にして食し，朝食用シリアルとして利用されている．

3）アマランサス

　アマランサスはヒユ科ヒユ属植物の総称で，観賞用，
野菜用，穀粒用など多くの種類がある．穀粒用は種子
を利用するもので，米に混ぜて炊飯したり，製粉して
パンや菓子などに用いられている．

　主成分は炭水化物（でんぷん）で（表1），ほとんど
がもち種である．たんぱく質含量は12.7%，リシンや
メチオニンが多く含まれる．穀類のなかでも**カルシウ**
ムや鉄がきわめて多く，玄米と比べてそれぞれ17倍，
4倍と多く含まれている．近年は，小麦などの**アレル**
ギー代用食品として注目されている．

2　いもおよびでんぷん類

A. いも類の種類と性質

　いも類は，植物の地下茎や根の部分にでんぷんやそ
の他の多糖類が貯蔵されて肥大したものである．じゃ

がいもは塊茎，さといもは球茎であり，地下茎が肥大
したもの，さつまいも，やまのいも，キャッサバは塊
根であり，根が肥大したものである（表6）．一般に，
いも類は穀類よりも比較的栽培が容易で，単位面積あ
たりのエネルギー生産量が高く，世界の国々では穀類
と並んで主食として供されている．一方，穀類よりも
水分含量が高い（さつまいも66%～さといも84%）こ
とから貯蔵性，保存性，輸送性が低い．

　世界および日本における主ないも類の生産量を表7
に示す．世界での生産量は，じゃがいもが約3億7千
万トン，キャッサバが約3億トン，さつまいも（かん
しょ）が約1億トンであり（2019年，FAO），過去10
年で，やまのいも，キャッサバは増加傾向がみられる．

表6　いも類における可食部の部位と主な貯蔵物

部位		種類	主な貯蔵物
茎	塊茎	じゃがいも	でんぷん
		きくいも	イヌリン
		アピオス（ほどいも）	でんぷん
	塊茎（球茎）	さといも	でんぷん
		こんにゃくいも	こんにゃくマンナン
根	塊根	さつまいも	でんぷん
		やまのいも	でんぷん（＋粘質物）
		キャッサバ	でんぷん
		ヤーコン	フラクトオリゴ糖

表7　世界と日本におけるいも類の生産量

		じゃがいも	さつまいも（かんしょ）	やまのいも	さといも	キャッサバ
世界生産量（千トン）	2019年[*1]	370,000 (112%)	100,000 (109%)	74,322 (156%)	10,500 (109%)	304,000 (130%)
	2009年	331,000	91,800	47,730	9,610	234,000
主要生産国[*2]	1位	中国 (25%)	中国 (57%)	ナイジェリア (67%)	ナイジェリア (27%)	ナイジェリア (19%)
	2位	インド (14%)	マラウイ (6%)	ガーナ (11%)	中国 (19%)	コンゴ民主共和国 (13%)
	3位	ロシア (6%)	ナイジェリア (5%)	コートジボアール (10%)	カメルーン (18%)	タイ (10%)
日本生産量（千トン）	2019年[*1]	2,399 (98%)	749 (79%)	173 (103%)	140 (77%)	－
	2009年	2,459	1,026	167	182	－
主要生産都道府県[*2]	1位	北海道 (79%)	鹿児島 (35%)	北海道 (43%)	埼玉 (13%)	－
	2位	鹿児島 (4%)	茨城 (22%)	青森 (33%)	千葉 (9%)	－
	3位	長崎 (4%)	千葉 (13%)	長野 (4%)	宮崎 (9%)	－

*1　カッコ内は10年前の生産量に対する比率．　*2　カッコ内は全体に占める比率．　*3　2018年の春植え，秋植えの合計値．
（文献1, 2をもとに作成）

じゃがいも，さつまいもともに中国での生産量が最多であり，特にさつまいもは全生産量の6割が中国で生産されている．やまのいも，さといも，キャッサバはいずれもアフリカ最多の人口をもつナイジェリアでの生産量が多い．キャッサバはアフリカのコンゴ民主共和国，アジアのタイでも多く生産されている．

日本国内での生産量は，じゃがいもが約240万トン（2019年度，農林水産省），さつまいもが約75万トン（2019年度，農林水産省）である．じゃがいもの約8割は北海道にて春植え栽培で生産されており，秋植え栽培は九州（長崎，鹿児島）で多く生産されている．

じゃがいもは食用，でんぷん用，加工原料として，さつまいもは食用の他に焼酎の原料，でんぷん用などとして利用されている．日本では，さといも，やまのいもは古くから食用として利用されてきた．じゃがいも，さつまいもの伝来は江戸時代であり，比較的新しい．

B. でんぷん類の種類と性質

食用となるでんぷん類には，じゃがいもでんぷん（かたくり粉），さつまいもでんぷん，コーンスターチ，こめでんぷんなどがあり，いずれも元来，植物の貯蔵組織に存在している．でんぷん粒の形状は起源植物によって異なっており[3]，組成は**アミロース**と**アミロペクチン**の2つの多糖からなる．もち種のでんぷんはアミロースをほとんど含まず，アミロペクチンのみにより構成されている[4]．

でんぷんを調理する際には水とともに加熱して糊化（α化）して用いられ，濃度を変えることでゲル状（一定の形を保つ）もしくはゾル状（流動性のある）にする．また，揚げ物の衣に用いることで，水分の吸収とうまみの保持の役割がある．

C. いもおよびでんぷん類の成分

いもおよびでんぷん類の成分を表8に示す．いも類では水分が多く（66〜84％），水分を除くと炭水化物が最も多い．食物繊維を多く含んでおり，ミネラルではカリウム，カルシウムが比較的多く含まれ，アルカリ性食品である．じゃがいも，さつまいもにはビタミンCが比較的多く含まれており，これらのビタミンCはでんぷんに囲まれていることから調理損失が少ないという特徴がある．

いも類のたんぱく質含量は1.2〜4.5％である．じゃがいも，さつまいも，さといも，やまのいものアミノ酸価はそれぞれ，73，83，86，53であり，じゃがいもの第1制限アミノ酸はロイシン，他の3つはいずれもリシンである．脂質の含量は0.1〜0.7％と少ない．

でんぷん類は約10〜18％の水分を含み，それ以外はほとんど炭水化物からなる．

D. じゃがいも

1）起源

じゃがいもは，なすやトマトと同じナス科ナス属に属する．原産地は南アメリカ大陸アンデス山脈中央高原地帯とされており，少なくとも7000年前から栽培されていたと推定される．16世紀半ばにヨーロッパに伝わり，17世紀初頭にはジャワ島を経由してオランダ船により長崎に伝来したとされている．

2）生産，消費

食用五大農作物[※19]の一つである．世界での1人1年あたりの平均消費量は約34 kgであり，ロシアを含むヨーロッパ地域では約80 kgと多く，日本では約18 kgである[6]．

食生活の外部化進行を背景として，フライドポテトなどの冷凍加工品や乾燥マッシュポテト（ポテトフレーク）などの冷凍調製品の輸入が拡大しており，令和元（2019）年度のじゃがいもの輸入量は約110万トン（生いも換算値）と年々増加している[6]．

3）品種

日本では現在60種を超える品種が栽培されており，その生産量は年間220万〜250万トンである．用途は生食用（青果用）が約20％，加工食品用が24％，でんぷん加工用[※20]が33％であり，加工食品用の3分の2がポテトチップスの原料となっている（2019年）．

生食用としては，男爵薯（だんしゃくいも），メークイン，ニシユタカ，キタアカリ，デジマ，加工食品用（ポテトチップス，

※19　食用五大農作物：小麦，水稲，大麦，とうもろこし，じゃがいも．
※20　でんぷん加工用：糖化用（水あめ，グルコースなど），かたくり粉用，

水産練り製品（かまぼこ，ちくわ，魚肉ソーセージなど），化工でんぷん（加工食品素材，増粘剤など）の多岐な用途に使用されている．

表8 いも類およびでんぷん類の成分 (可食部100 gあたり)

	エネルギー	水分	たんぱく質*1	脂質*2	炭水化物*3	灰分	ナトリウム	鉄	食物繊維総量	カリウム
	kcal	g	g	g	g	g	mg	mg	g	mg
じゃがいも	51	81.1	1.8	0.1	15.9	1.0	1	1.0	9.8	420
さつまいも(皮なし)	126	65.6	1.2	0.2	31.9	1.0	11	0.6	2.2	480
やまのいも										
ながいも	64	82.6	2.2	0.3	13.9	1.0	3	0.4	1.0	430
いちょういも	108	71.1	4.5	0.5	22.6	1.3	5	0.6	1.4	590
やまといも	119	66.7	4.5	0.2	27.1	1.5	12	0.5	2.5	590
じねんじょ	118	68.8	2.8	0.7	26.7	1.0	6	0.8	2.0	550
だいじょ	102	71.2	2.6	0.1	25.0	1.1	20	0.7	2.2	490
さといも	53	84.1	1.5	0.1	13.1	1.2	Tr	0.5	2.3	640
きくいも	66	81.7	1.9	0.4	14.7	1.3	1	0.3	1.9	610
じゃがいもでんぷん	338	18.0	0.1	0.1	81.6	0.2	2	0.6	(0)	34

	カルシウム	マグネシウム	リン	レチノール活性当量	α-トコフェロール	ビタミンB$_1$	ビタミンB$_2$	葉酸	ビタミンC
	mg	mg	mg	μg	mg	mg	mg	μg	mg
じゃがいも	4	19	46	0	Tr	0.08	0.03	20	28
さつまいも(皮なし)	36	24	47	2	1.5	0.11	0.04	49	29
やまのいも									
ながいも	17	17	27	(0)	0.2	0.10	0.02	8	6
いちょういも	12	19	65	Tr	0.3	0.15	0.05	13	7
やまといも	16	28	72	1	0.2	0.13	0.02	6	5
じねんじょ	10	21	31	Tr	4.1	0.11	0.04	29	15
だいじょ	14	18	57	Tr	0.4	0.10	0.02	24	17
さといも	10	19	55	Tr	0.6	0.07	0.02	30	6
きくいも	14	16	66	0	0.2	0.08	0.04	20	10
じゃがいもでんぷん	10	6	40	0	-	0	0	(0)	0

-：未測定　Tr：微量，トレース　（ ）：推計値
*1　基準窒素量に基づく値.
*2　有機溶媒可溶物を分析で求めた値.
*3　差引き法により求めた値.
（文献5をもとに作成）

フライドポテトなど）ではトヨシロ，でんぷん用としてはコナフブキ，紅丸が主要な品種である．生食用の男爵薯はでんぷん含有量が15％前後，粉質でほくほく感が強く，マッシュポテトやコロッケなどに用いる場合に適している．メークインはでんぷん含有量が男爵薯よりもやや低く，粘質で緻密な肉質で煮崩れしにくいので，煮物に適している（図8）.

4）栄養的特性

じゃがいもの主成分は炭水化物であり，そのなかでもでんぷんが多い．収穫直後では還元糖（グルコース，

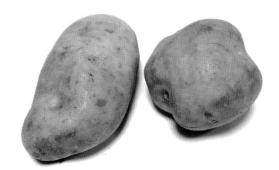

図8　じゃがいもの主要品種であるメークイン（左）と男爵薯（右）

フルクトース，スクロースなど）の含有量は0.1〜0.5％と少ないが，収穫後の低温貯蔵により増加（0.5〜2.5％）する．たんぱく質はグロブリンが主体であり，一般に肉色が黄白色のもののほうがたんぱく質の含有量が多い．淡白な食味であるため主食として，また他の食材と合わせて利用できる．

5）調理的特性

じゃがいもには**有毒配糖体**（ステロイド系グリコアルカロイド）である**ソラニン**，**チャコニン**が含まれ，部位によりその含量が異なる．特に発芽した芽の部分や，日光に当たってクロロフィルの生じた緑色部分には多く含まれるため，調理の際には取り除く必要がある．また，ソラニン，チャコニンは水に溶けるのでゆでこぼすとある程度除くことができる．じゃがいもは日光の当たらない冷暗所に保存するとよい．また，わが国では，じゃがいもの**発芽防止**のために**放射線照射**（コバルト60を線源とするγ線処理）が許可されている．

じゃがいもを切ってそのまま放置すると，切り口が褐変する．これは，じゃがいもに含まれるポリフェノール物質がポリフェノールオキシダーゼなどによって酸化型のキノン類に変わるためである．アミノ酸のチロシンがチロシナーゼによりメラニンとなるのも褐変の原因となる．

じゃがいもを切って水につけておくことで褐変を防げる．しかし，長時間水にさらすと細胞膜のペクチンが水中のカルシウムイオン（Ca^{2+}）やマグネシウムイオン（Mg^{2+}）などと結合して不溶化し，細胞内のでんぷんの吸水が妨げられ，水とともに加熱しても煮えにくくなる．

6）じゃがいもを用いた料理，加工品など

日本ではじゃがいもは副菜として食されており，肉じゃが，ポテトサラダ，コロッケ，みそ汁や煮物の具材などに用いられる．間食としてポテトチップスが食されている．

「かたくり粉」は元来，ユリ科の植物「カタクリ」の鱗茎（りんけい）でんぷんであったが，現在市販されているものは，主として精製されたじゃがいもでんぷんである．また，春雨（はるさめ）は，中国では緑豆でんぷんが用いられるが，日本ではじゃがいもでんぷんなど[※21]を主原料としている場合が多い．

イタリア料理のパスタの一種であるニョッキは，ゆでたじゃがいもと小麦粉を練ってつくったものであり，北欧やドイツでは，じゃがいもの蒸留酒であるアクアビットが製造されている．じゃがいもの原産地アンデス地域では加工品として，パパセカ[※22]，チューニョブランコ[※23]などがある．

[※21]　じゃがいもでんぷんとさつまいもでんぷんを原料としている．
[※22]　パパセカ：ひも状に切ったじゃがいもを乾燥させ，粉にしてスープのトッピングなどに使用する．
[※23]　チューニョブランコ：自然凍結したものを解凍時に水にさらして漂白して干したもの．ソラニンを除くことができる．

学校で栽培したじゃがいもでの食中毒にご注意[7]！

じゃがいもは，通常100 g中に2〜13 mg（0.002〜0.013％）の有毒配糖体（ソラニンなど）を含むが，緑色皮部には約10倍の0.03〜0.05％，発芽部では約100倍の0.5％にも及ぶことがある．その含有量には品種間・部位間の差異があり，光・温度・障害などのストレスにより増加，その感受性や蓄積量にも品種間差異がみられる．

一般に，ソラニンが15 mg/100 g（0.015％）以上含まれるいもを摂取すると，多くの人が苦味やえぐ味を感じることから，成人が中毒量である200〜400 mgを摂取するには多量のいもを摂取することになり，その可能性は低い．

しかし，小児のソラニンなどに対する感受性は成人に比べてはるかに高く，10分の1以下の量でも中毒の可能性がある．小学校などで教材として栽培したじゃがいもを摂食したことによる集団食中毒が，毎年のように（2001〜2010年で14件）発生している．学校での不十分な栽培管理によるいもの緑化や収穫後の不適切な保管により，ソラニンが増加した可能性が考えられる．

芽や緑化した部分を取り除いて調理しても，ソラニンが外皮部に多く存在することから，小型のいもを子どもが皮ごと多量に摂取するとソラニンによる食中毒を起こす場合があるので，注意しなければならない．

E. さつまいも

さつまいもは日本人にとってなじみの深い食材であり，学校での食育教材としての栽培や摂食，秋から冬の季節を感じさせる焼きいもなどとして親しまれている．現代人に不足しがちなビタミン類や食物繊維を多く含み，栄養的にも優れた機能性を有する食材である．

1）起源

さつまいもは，ヒルガオ科サツマイモ属に属する植物であり，原産地はメキシコからペルーに至る中南米である．紀元前3000年頃には熱帯アメリカで栽培されており，複数の経路を経て世界中に伝播したと考えられている．わが国へは17世紀頃に中国や沖縄からさまざまな経路を経て導入された．干ばつに強く，また単位面積あたりの太陽エネルギー固定率が高く，わが国に多い火山灰性の土壌にも適しているため，江戸時代には救荒作物として全国的に広がった．1950年代半ばには年間700万トン以上生産されていた．

2）生産，用途

日本国内では現在，年間約75万トン生産されており（2019年），鹿児島県での生産量が全体の35％を占めている．

用途は生食用（青果用）が49％，アルコール用が23％，でんぷん用が13％，加工食品用が11％[6]であり，関東や南九州の畑作地帯においては地場産業を担う基幹作物となっている．宮崎県・鹿児島県ではアルコール用（醸造用），鹿児島県ではでんぷん用に利用している比率が高いが，他の主要な生産地では生食用を多く生産している（図9）．

3）品種

生食用としては，粉質系の品種ベニアズマ，高系14号（鳴門金時，土佐紅，ベニサツマ，宮崎紅などを含む）の生産高が多いが，近年，安納いもに代表される粘質系で甘味が高い品種の人気が高まってきている．

でんぷん原料用としては，シロユタカ，シロサツマ，アルコール用（醸造用原料など）としてはコガネセンガンが主要な品種である．紫や橙肉色のさつまいも[※24]は，一般的な黄肉色[※25]のものに含まれるビタミンCやEに加えて，アントシアニンやβ-カロテンなどの抗酸化活性の高い成分を豊富に含んでおり，加工用に用いられている．

4）貯蔵

さつまいもの収穫後には，腐敗の進行を防止し，傷口

※24 アントシアニンを含む紫系のアヤムラサキやβ-カロテンを含むオレンジ系のベニハヤトなどがある．

※25 黄肉色のさつまいもの黄色の色素はカロテノイド（β-カロテン）であり，皮の紫色はアントシアニンである．

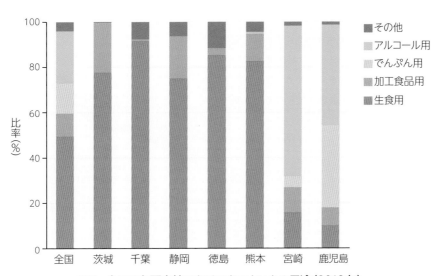

図9 全国の主要産地におけるさつまいもの用途（2019年）
（文献6をもとに作成）

部のコルク層形成を速めるために**キュアリング処理**[※26]を行う. 保存は12〜15℃, 湿度90〜95％で行い, 10℃以下の保存は低温障害（p.70 本章6-A-3②参照）が起こるので適さない.

5）栄養的特性

さつまいもは他のいも類に比べて水分含量が少ない（表8）. 水分を除く主な成分は炭水化物であり, でんぷんが多く含まれている. じゃがいもに比べて還元糖を多く含むため（2〜5％）甘みがある. ミネラルとしてはカリウム, カルシウムを含み, 食物繊維やビタミンCを多く含む. ビタミンCは加熱に対して比較的安定している.

さつまいもを切断すると切り口から出る粘性のある乳液は, 樹脂配糖体の**ヤラピン**で, 豊富な食物繊維と相まって便通改善効果がある.

6）調理的特性

さつまいもにはβ-アミラーゼが含まれ, 調理の際に60℃付近まで緩やかに加熱すると, 還元糖が増加して甘味を増す. 石焼きいもや蒸しいものほうが電子レンジで加熱したさつまいもよりも甘味が強いのはそのためである.

さつまいもを水とともに加熱する場合に**みょうばん**を加えると, いもの黄色が保たれ, また, みょうばんの成分であるアルミニウムが細胞膜のペクチンと結合して煮くずれを防ぐ効果がある.

7）さつまいもを原料とした加工品, 伝統食品など

さつまいもはその甘味から, 間食に用いられることが多い. 日本では加工食品として古くから干しいも（蒸し切干し）がつくられており, 茨城県, 静岡県での生産高が多い（図9参照）. 品種はタマユタカが多く, 蒸した後に皮をむき, 裁断して乾燥させたもので, 表面は白い粉（マルトース）に覆われている. 食べるときには火であぶるとおいしい. この他, いもようかん, いもかりんとうなどにも用いられる.

市販のわらびもち粉にはさつまいもでんぷんが使用

されていることが多い. また, 鹿児島県や宮崎県ではさつまいもを原料としていも焼酎が生産される.

F. やまのいも

1）起源, 種類

やまのいもは, ヤマノイモ科ヤマノイモ属の総称であり, この種に属するヤムイモはアフリカ地域で多く生産（表7）されており, 主食として供されている. 日本では, 副食や製菓材料として利用されており, じねんじょ[※27]（図10）, ながいも[※28], いちょういも[※29], やまといも（つくねいも, いせいも）[※30]（図11）, だいじょ[※31] などがある.

葉の付け根付近の茎が肥大してできる「むかご」は, 離脱後新たな植物体となる. むかごをゆでたり, 米と一緒に炊いた「むかごご飯」として供される.

2）栄養的・調理的特性

主成分は, でんぷんと粘質物である. ながいもではでんぷんが多く粘質物が少ないので, 粘りが弱い. じねんじょ, いちょういも, やまといもは粘質物が多く含まれ, 粘りが強いのが特徴である. ミネラルではカリウムが多く含まれている（表8）.

いもが空気に触れると褐変するが, これはポリフェノールがポリフェノールオキシダーゼにより酸化され

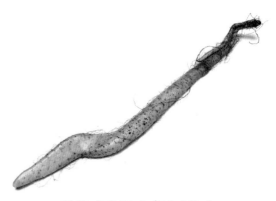

図10 やまのいも（じねんじょ）

Yamともよばれる. 円柱状のいもで水分が多く, 粘りは他のやまのいもの仲間よりも少ない.

※26 **キュアリング処理**：高温（31〜33℃）, 高湿度（100％）下に7日間おき, さつまいもの傷口部にコルク層をつくる. 処理後は12〜24時間以内に13℃前後まで放熱する. キュアリング処理は病原菌を死滅させるものではない.

※27 **じねんじょ**：元来, 山野に自生する野生種であったが, 現在ではむかごの状態から畑で栽培されているものが多く流通している. 栽培には長い円筒パイプなどが用いられている. 日本が原産である.

※28 **ながいも**：中国原産で, 日本へは17世紀以前に伝わった. Chinese

※29 **いちょういも**：いもは扁形で, 下に広がった部分はイチョウの葉の形に似ている. 関東地域では「大和いも」とよばれている.

※30 **やまといも**：いもは団塊状か球形であり, 肉質は緻密で粘りが強い.

※31 **だいじょ**：アフリカ地域などで多く栽培されているものと同じ栽培種である. 日本では奄美大島で古くから栽培されており, 沖縄や南九州でも栽培されている.

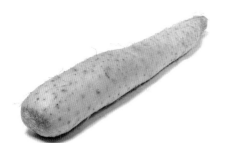
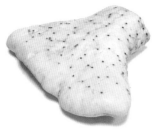
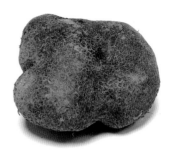

図11　やまのいも

(左から順に)ながいも，いちょういも，やまといも

るためである．皮をむいたときに薄い食酢液につけると防ぐことができる．

　やまのいもにはアミラーゼ，オキシダーゼ，ポリフェノールオキシダーゼが強く，**アミラーゼ**はとろろ飯[32]などいもを生食する際にでんぷんの消化を助けるといわれている．やまのいもにはさといもと同様に**シュウ酸カルシウム**が含まれるため，皮膚につくとかゆくなることがある．

3) やまのいもを原料とした加工品，伝統食品など

　和菓子では，鹿児島名産の「かるかん」やまんじゅう（薯蕷饅頭）の皮や練り切りのつなぎとして用いられる．また，はんぺんの材料としても使用されている．やまのいもの粉末は日本そばのつなぎに用いられたり，市販のお好み焼き粉にも添加されたりしている．

G. さといも

1) 起源，品種

　さといもはサトイモ科サトイモ属の植物であり，熱帯アジアのインド，スリランカ，スマトラ島，マレー半島の原産である．日本には縄文時代に南中国から伝わったと考えられており，元来は多年生草本であるが，日本では一年生作物として栽培されている．今日の世界では，アフリカ地域，中国，パプアニューギニアなどでもタロイモとして栽培されており，主食として供している国もある．

　いもは塊茎にでんぷんが蓄積されて肥大したもので，植え付けた種いもの頂芽が伸長してその基部が親いも

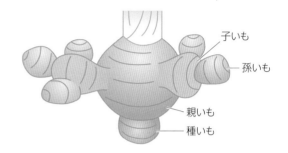

図12　さといもの形状

になり，親いもの表面に子いもが，子いもの表面に孫いもが着生して肥大する（図12）．さといもの葉柄はズイキとして食される．

　さといもの品種は子いも用の石川早生やえぐいも，京料理の「いもぼう」に使う唐芋（えびいも[33]），親いもが大きいたけのこいも（京いも），親いも用の大吉（セレベス）などがある．近年，中国より冷凍品が多く輸入され，国内での生産量が低下傾向にある．

2) 栄養的・調理的特性

　さといもの固形物のなかでは炭水化物（主にでんぷん）が大部分を占める．でんぷん以外の炭水化物として，ペントザン，ガラクタン，デキストリン，スクロースなども含まれる．さといものぬめりは多糖類の**ガラクタン**とたんぱく質が結合したものである．

　ぬめりを除くためには，皮をむいたものを煮る前に塩もみする，または塩を入れて下ゆでするとよい．

　さといものえぐ味は，微量に含まれる**ホモゲンチジ**

※32　とろろ飯：すりおろしたやまのいもを調味しただし汁でのばしてとろろ汁をつくり，これを麦飯にかけて食べる．

※33　えびいも：唐芋の子いもを4～5個に制限し，1個400g前後のえび形になるように栽培されたもの．

ン酸とシュウ酸カルシウムによる．このシュウ酸カルシウムにより，肌に触れるとかゆみを起こすことがある．5℃以下で保存すると腐敗するので注意する．

さといも（子いも）を皮付きのままゆでたもの（または蒸したもの）を「きぬかつぎ」といい，お月見の料理として供される．

H. キャッサバ

キャッサバ（図13）はトウダイグサ科イモノキ属の植物であり，いもは**タピオカでんぷん**の原料となる．アフリカ，東南アジア，南米で栽培され，世界での生産量は約3億トン（**表7**）であり，増加傾向にある．

苦味種と甘味種があり，苦味種は**シアン化合物（青酸配糖体）**のリナマリンを外皮に多く含んでいるが，加工処理することででんぷん原材料となる．甘味種は，毒のある外皮を取り除き食用にされる．

タピオカでんぷんを球状に加工したタピオカパールなどが日本では食用として供されている．また，タピオカでんぷんは年間約16万トン輸入されている．

I. その他のいも類

アピオス（ホドイモ）はマメ科ホドイモ属の塊茎であり，加熱して食される．

きくいもは，キク科ヒマワリ属の多年草の塊茎であり，主成分は**イヌリン**（13〜14％）である．貯蔵するとイヌラーゼの作用によりフルクトースが生成して，甘味が出る．

ヤーコンはキク科スマランサス属の植物であり，塊根にフラクトオリゴ糖を蓄積する．貯蔵すると甘味が増す．

こんにゃくいもは，地下茎にこんにゃくマンナンを蓄積し，こんにゃくの原料となる．糊化したこんにゃくマンナンに**水酸化カルシウム水溶液**を加えて凝固させ，独特の食感をもつこんにゃくをつくる．

J. でんぷん類

1）分類

でんぷん類には，塊茎や塊根にでんぷんを貯蔵する植物由来の，じゃがいも・さつまいも・やまのいも・キャッサバ・くずなどのでんぷん（「地下でんぷん」と

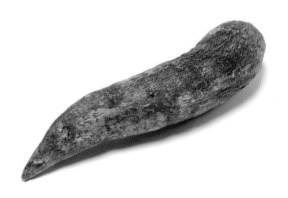

図13 キャッサバ

よばれることがある）と，種子にでんぷんを貯蔵する植物由来の，とうもろこし・小麦・米などのでんぷん（「地上でんぷん」とよばれることがある）に分けることができる．

2）利用特性

でんぷんは白色の無味・無臭の粉末であり，水に不溶であるが，加水して加熱すると**糊化（α化）**する．糊化でんぷん（αでんぷん）は放置しておくと水に不溶性の状態に変化（老化）し，かたく，もろくなる．老化は温度，水分，pH，共存物質，分子の形態などによって影響を受ける．糊化したでんぷんの老化は，温度0〜4℃付近，水分含量50〜60％，pH4〜5で最も起こりやすく，砂糖やマルトース，モノグリセリドやシュガーエステルなどの界面活性剤の共存によって起こりにくくなる．でんぷんの植物起源によっても老化しやすさが異なり，一般的に地下でんぷんは地上でんぷんよりも老化しにくく，また，アミロペクチンからなるもち種のでんぷんはうるち種のものに比べて老化しにくい[8]．

各種でんぷんの食用における利用特性などを表9に示す．

3 甘味料

A. 甘味料の特徴と性質

甘味料とは，食品に甘味をつけるために使われる調

表9 各種でんぷんの特徴と利用特性

種類	じゃがいも	さつまいも	くず	キャッサバ（タピオカ）	とうもろこし（コーンスターチ）	米
粒径と粒の形状	・平均粒径30〜40μm ・楕円球形	・平均粒径18〜20μm ・ツリガネ形・球形・小多角形など	・粒径3〜20μm ・多角形・偏円形	・粒径2〜40μm ・多角形・半球形	・平均粒径約15μm ・多角形	・粒径2〜5μm ・多面角の複粒
利用特性など	・糊化温度が低く，透明で粘着性が高い糊液，練り製品，調理・製菓用 ・「かたくり粉」として家庭用 ・長時間加熱で粘度安定性が低下	・糊化原料，春雨，ラムネ菓子 ・粒状品はわらびもち粉として利用	・奈良・京都などで生産 ・糊の透明度が高く，独特のなめらかさがある ・和菓子として利用	・糊液は透明性大，安定性大，加工でんぷんの原料 ・粒状製品*（タピオカパール）はデザートなどに利用	・糊化原料，加工でんぷん原料として用いられる	・白玉粉（粗こめでんぷん）は和菓子に利用

* でんぷんを湿潤状態で加熱・半糊化したもの.
（文献9，10をもとに作成）

味料である. 甘味料は，天然甘味料と合成甘味料に大別される. 各種糖質の**甘味度**を表10にまとめた. スクロース（ショ糖：砂糖の主成分）は，非還元糖でアノマー構造※34をとらないため，甘味度が温度によりほとんど変化しない. このため甘味の基準となっており，甘味度は，スクロースの甘味度を100として相対値で表されている※35.

甘味は多くの人に好まれるため，天然由来にとどまらず，化学合成，酵素合成を含め多様な甘味料が見出されている. したがって，甘味の質や強度だけでなく，さまざまな性質をもつものがある. 例えば，スクロース分子中には多くの水酸基が存在するので，高い保水性を示す. 食品にスクロースを添加すると，食品中の自由水を結合し，細菌やカビなどの微生物が利用できなくなり，**静菌効果**が発揮される※37. また，添加量に応じて粘度が上昇し，食品に**ボディ感**※38を付与することができる. 一方で，高甘味度の甘味料は，使用量が少量ですむため，物性などには影響せず，主として甘味の付与に用いられる.

還元性をもつ糖質とアミノ化合物（アミノ酸，ペプチドおよびたんぱく質）を加熱すると，**アミノ・カルボニル反応**※39が起こる. この反応は，非酵素的に起こり，食品の着色（焼き色など），香気成分の生成，抗酸化性成分（**メラノイジン**※40）の生成などにかかわるので，食品の加工や貯蔵において非常に重要である.

B. 天然甘味料

天然甘味料は，単糖類，二糖類をはじめとするオリゴ糖類，糖アルコール，配糖体などに分類できる（表10）.

1）単糖類

単糖類の甘味度は，その立体構造により変わる. α-D-グルコースは，β-D-グルコースより1.5倍甘い. また，β-D-フルクトースは，α-D-フルクトースより3倍甘い. マンノースは，α型は甘いが，β型は苦い.

※34 アノマー構造：単糖は化学的安定性から，通常，環状構造をとる. このとき，1位の炭素（アノマー炭素）が不斉炭素（キラル炭素）になることで2種類の立体異性体（アノマー）が発生する. 例えば，グルコースでは，α型とβ型が生成する（図14参照）.
※35 甘味の強さを客観的に表す甘味度は，官能評価（姉妹書「食品学I 改訂第2版」第3章5参照）によって測定される. スクロースが標準物質として使用され，任意の濃度のスクロースと同等の甘味強度を示す濃度との比較，あるいは同条件で求めたスクロースの閾値（※36）との比較から判定される. ただし，甘味と濃度は常に直線関係とは限らないため，基準とするスクロースの濃度が違えば甘味度は異なったものとなる. また，試験溶液の容量や温度，pH，パネリストの人数や習熟度などのさまざまな実験条件が甘味度に影響しうることも念頭においておく必要がある.
※36 閾値：ある感覚や反応を起こさせるのに必要な最小の強度や刺激

などの量（例：甘味を引き起こすための最小濃度）.
※37 スクロースや食塩（塩化ナトリウム）を食品などに添加すると，水分の存在形態を変化させて（結合水を増加させ，自由水を減少させて，微生物による利用を妨げる），食品の保存性を高めることができる. 結合水に対して自由水の比率が多いと水分活性は高く，少ないと水分活性は低い（姉妹書「食品学I 改訂第2版」第2章8も参照）.
※38 ボディ感：試料のもつ風味の豊かさ，または口内の触覚器官への刺激で検出される試料の流動特性に対する感覚.
※39 メイラード反応ともいう. 非酵素的に起こる褐変反応（褐色物質を生成する）である（姉妹書「食品学I 改訂第2版」第5章6-Aも参照）.
※40 メラノイジンの抗酸化のメカニズム：メラノイジンが，活性酸素消去能をもつことおよび油脂などの酸化を促進する金属を結合することなどにより，抗酸化作用を発揮するといわれている[1][2].

表10　各種甘味料とその甘味度

甘味料	甘味度	甘味料	甘味度	甘味料	甘味度
単糖類		オリゴ糖類（二糖類を除く）		たんぱく質	
D-グルコース	64〜74	ラフィノース	23	モネリン	150,000〜250,000
α-D-グルコース	74	マルトトリオース	30	ソーマチン	250,000〜300,000
β-D-グルコース	48	マルトテトラオース	20	複素環系化合物	
α-D-ガラクトース	32	マルトペンタオース	10	サッカリン	20,000〜70,000
β-D-ガラクトース	21	糖アルコール		アセスルファムカリウム	20,000
α-D-マンノース	32	エリスリトール	75	合成ペプチド	
β-D-マンノース	0（苦味）	キシリトール	100	アスパルテーム	18,000〜20,000
D-フルクトース	115〜173	マンニトール	60	カルコン類	
α-D-フルクトース	60	ソルビトール	60	ネオヘスペリジンジヒドロカルコン	200,000
β-D-フルクトース	180	マルチトール	75		
L-ラムノース	32	ラクチトール	35	スクロース誘導体	
α-L-ラムノース	40	パラチニット	45	スクラロース	60,000
β-L-ラムノース	100	配糖体			
キシロース	40	グリチルリチン	15,000		
二糖類		ステビオシド	20,000〜30,000		
スクロース	100	アミノ酸			
マルトース	40	D-アラニン	300		
ラクトース	16	L-アラニン	100		
トレハロース	45	D-トリプトファン	3,500		
パラチノース	42				

分類上の網掛け：ピンク色は天然甘味料，青色は合成甘味料を表す.

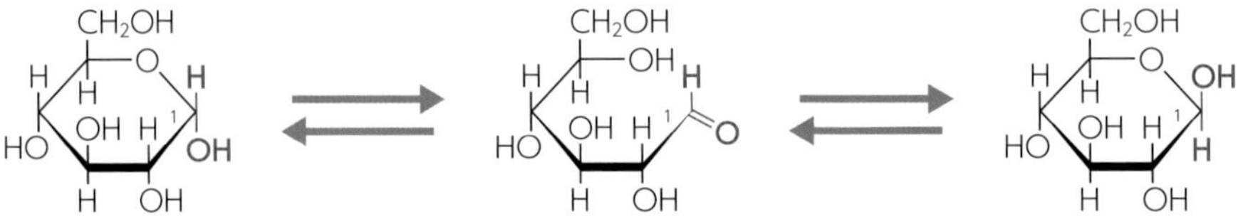

図14　水溶液中のグルコース

（α-D-グルコース　　β-D-グルコース）

　水溶液中で，単糖類はα型とβ型のアノマー構造をとり，その存在比が温度によって変化するため，ピラノース※41（例：グルコース）やフラノース※41（例：フルクトース）では，ヘミアセタール（ヘミケタール）※42結合を生成したり，結合が開裂したりすることで，環状構造と鎖状構造との間で平衡が存在する. アノマーは環状構造をとったときに，ヘミアセタールを形成する1位の炭素が**不斉炭素**になることで発生する立体異性体で，α-D-グルコースとβ-D-グルコースは，アノマーの関係にある（図14）. α，βアノマーが存在する単糖類は，温度によって甘味度が変化する. 例えば，グルコースは温度が高くなると，α型が増加するので甘くなる. 一方，フルクトースは温度が低くなると，β型が増加し甘くなる. したがって，フルクトー

※41　ピラノース，フラノース：単糖の環状構造が6員環（6炭糖の場合，1位と5位の炭素間で酸素を含んで環状構造を形成）であればピラノース，5員環であればフラノースという.
※42　ヘミアセタール，ヘミケタール：ヘミアセタールおよびヘミケタール

は，化学式 $R_1R_2C(OH)OR_3$ で表される化合物である. アルデヒドとアルコールから形成するのがヘミアセタール，ケトンとアルコールから形成するのがヘミケタールである.

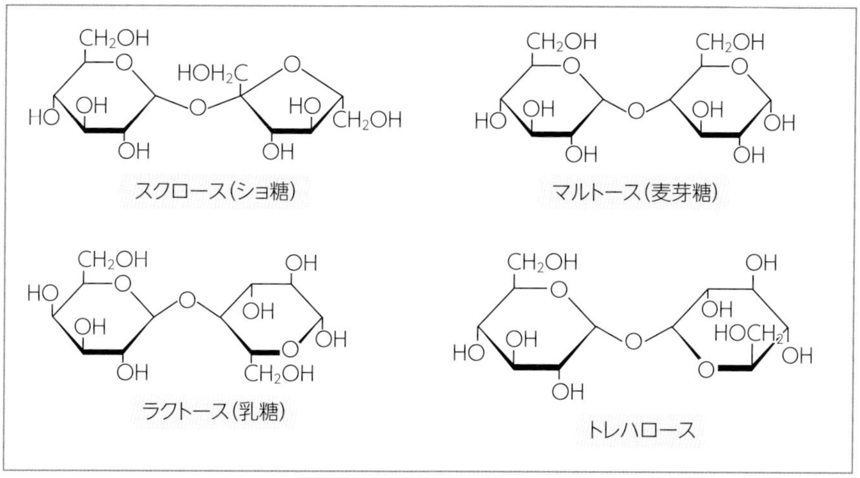

図15　二糖類

（構造式図中のラベル）
スクロース（ショ糖）　　マルトース（麦芽糖）
ラクトース（乳糖）　　トレハロース

スを多く含む果物は，冷やして食べると，甘さを強く感じる.

2）二糖類

オリゴ糖類（少糖類）は，単糖類がグリコシド結合によって2～10分子程度結合した化合物である[43]．天然のオリゴ糖類の多くは，マルトース，スクロース，ラクトース，トレハロースなどの**二糖類**である（図15）．

二糖類のなかで代表的なものはスクロースであり，砂糖の主成分である.

①砂糖の分類

砂糖は，甘蔗（さとうきび）やてんさい（さとうだいこん）を搾汁し，濃縮後，結晶化して得られる粗糖から精製される．また，さとうかえでやソルガムからも製造される．砂糖は，原料，精製の程度，結晶の大きさなどで分類されているが，まず，含蜜糖と分蜜糖に大別される（図16）．

②含蜜糖

含蜜糖は，粗糖から不純物を取り除いた後，スクロースの結晶と糖蜜（砂糖を精製するときに発生する糖分以外の成分も含んだ液体）を分離せず，結晶化したもので，ミネラルやビタミン類も含有し，原料独特の風味を残している．黒砂糖（黒糖）は，さとうきびの搾り汁をそのまま濃縮したもので，濃厚な甘さと強い風味が特徴である．和三盆糖は，日本の伝統的な製法で

つくる淡黄色の砂糖である．結晶の大きさが非常に小さく，独特の風味をもつので，和菓子の原料として珍重される.

③分蜜糖

分蜜糖は，粗糖から不純物を取り除いた後，スクロースを結晶化させて，糖蜜を分離したもので，多くの砂糖は分蜜糖である．分蜜糖は，スクロース含量がほぼ100％のざらめ糖，結晶がざらめ糖より微細で，ビスコとよばれる転化糖を表面にまぶしてあるため水分がやや多くしっとりしている車糖，スクロースをさらに加工した加工糖，精製したスクロースを再結晶化せず液状のまま利用する液糖の4つに分類できる.

④ざらめ糖

ざらめ糖に分類されるグラニュー糖は，上白糖（後述）よりも結晶が大きくサラサラとして，クセのない淡泊な甘さをもつので，甘味料として広く用いられている．白ざら糖は，分蜜糖液を結晶化させて製造する．結晶がグラニュー糖より大きく，高級な菓子や飲料に多く用いられている．中ざら糖は，白ざら糖と同様に製造するが，工程中にカラメルを添加するため独特の風味をもち，煮物などに用いられる.

⑤車糖

車糖に分類される上白糖（白砂糖）は，最も一般的に使用されており，結晶が細かく，しっとりとしたソフトな風味である．中白糖は，上白糖に比べやや純度

※43　本節では二糖類もオリゴ糖類に含めて解説する.

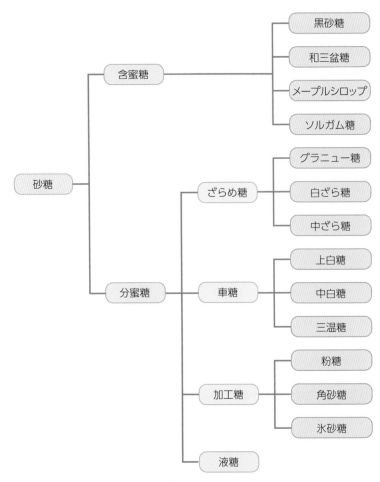

図16 砂糖の分類

が低く，明るい淡黄色を呈する．三温糖は，黄褐色で，上白糖やグラニュー糖に比べて特有の風味を持ち，調理に使うと強い甘さとコクが出るため，煮物や佃煮などに使われることが多い．製糖工程では純度の高い製品が最初に得られるので，上白糖，中白糖，三温糖の順に製造される．

⑥加工糖

加工糖に分類される粉糖は，グラニュー糖などを粉末状にすり潰したもので，製菓材料としてデコレーションなどに用いられる．角砂糖は，グラニュー糖を立方体状に成形したものである．氷砂糖は，上白糖やグラニュー糖を再結晶させて製造した大きな結晶のもので，果実酒などの製造に用いられる．

3）オリゴ糖類（二糖類を除く）

三糖類ではラフィノース（グルコース，フルクトース，ガラクトースからなる），パノース，ゲンチアノースなど，四糖類ではスタキオース（グルコース，フルクトース，2分子のガラクトースからなる）などが知られている．

また，でんぷんの加水分解物であるマルトトリオース，マルトテトラオースなどはマルトオリゴ糖とよばれている．高分子量のでんぷんは甘くないが，これらは分子量が小さくなるほど（でんぷんの分解度が高くなるほど），甘味度は高くなる．つまり，でんぷんを酸やアミラーゼなどの酵素により加水分解して低分子化すれば，甘味を引き出せるのである．なお，糖質は分

表11　機能性を有する糖質

名称	製造法	原料	甘味度	生理作用*
【消化性】				
グルコシルスクロース（カップリングシュガー）	酵素；糖転移	スクロース，でんぷん		抗う蝕
イソマルチュロース（パラチノース）	酵素；糖転移	スクロース		抗う蝕
イソマルトオリゴ糖（一部非消化性）	酵素；糖転移	でんぷん	40～50	ビフィズス菌増殖促進
【難（非）消化性】				
フラクトオリゴ糖	酵素；糖転移	スクロース	30～60	ビフィズス菌増殖促進
ガラクトオリゴ糖	酵素；糖転移	ラクトース	25～35	ビフィズス菌増殖促進，カルシウムの吸収促進
ラクトスクロース（乳果オリゴ糖）	酵素；糖転移	スクロース，ラクトース	50～80	ビフィズス菌増殖促進，カルシウムの吸収促進
キシロオリゴ糖	酵素；部分加水分解	もみがら，稲わら抽出キシラン	40～50	ビフィズス菌増殖促進
マンノビオース（マンノオリゴ糖）	熱加水分解，抽出	コーヒー豆		ビフィズス菌増殖促進，体脂肪低下
ラフィノース，スタキオース（大豆オリゴ糖）	抽出	大豆ホエー	50～70	ビフィズス菌増殖促進

＊　特定保健用食品として表示が許可されている生理活性.

子量が大きくなると，粘度が増し，物性が変化する．したがって，分子量の違うマルトオリゴ糖は，甘味と物性に変化をもたらし，さまざまな食品に利用することが可能である．

4）その他

　日本ではアミラーゼなど糖質に作用する酵素の研究が盛んで，その加水分解反応，糖転移反応※44 などを用いて，転化糖や異性化糖およびさまざまな**機能性オリゴ糖**が製造されている．

　転化糖は，酸または酵素（インベルダーゼ）を用いて，スクロースをフルクトースおよびグルコースに加水分解した甘味料である．フルクトースの甘味度は115～173であり，グルコースのそれは64～74であるため，転化糖の甘味度は，スクロースよりも高くなる．また，吸湿性があるため，車糖に利用ししっとり感を出したり，菓子などでスクロースの結晶化を抑制し，しっとりとした物性を与えている．

　異性化糖は，とうもろこしやじゃがいものでんぷんを α-アミラーゼとグルコアミラーゼなどの酵素で加

水分解し生成したグルコースに，グルコースイソメラーゼまたはアルカリを用いて，その一部をフルクトースに変換した甘味料である．一般には，フルクトース55％，グルコース42％に調製したものが，多く用いられている．フルクトースは低温では甘味度が増加するので，この異性化糖は，清涼飲料やアイスクリームの甘味料として用いられている．

　機能性オリゴ糖としては，低カロリー，抗う蝕性（虫歯の発生を抑える性質），血糖値上昇抑制，難消化性，ビフィズス菌増殖促進（ビフィズス因子）などをもつものが知られている．表11には，**特定保健用食品**で関与成分として機能性の表示が認められているものをまとめた．

5）糖アルコール

　糖アルコールは，糖のカルボニル基が還元された多価アルコールである．エリスリトール，キシリトール，ソルビトール，マンニトール，マルチトール，パラチニットなどがある（図17）．一般に，糖アルコールはカルボニル基をもたないので，アミノ・カルボニル反応が起こりにくく，安定性が高い．甘味度はスクロースと比較してやや低く（表10），小腸から吸収されに

※44　糖転移反応：ある糖質の糖残基が酵素により切断され，他の糖質に供与される反応.

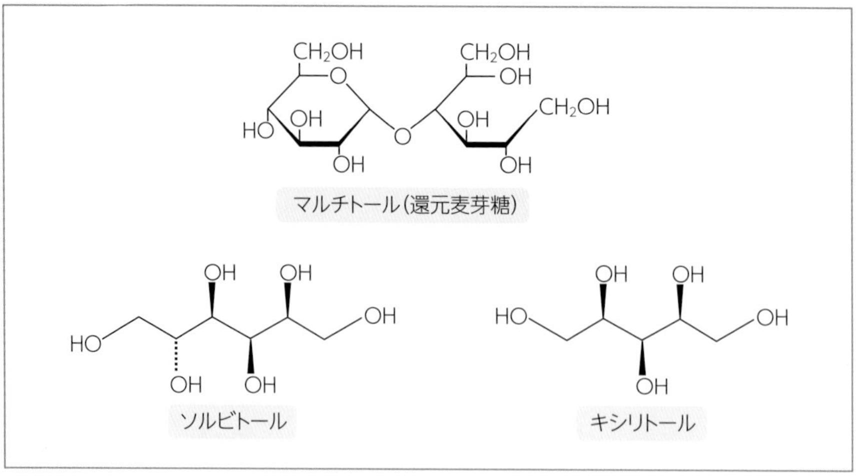

図17　糖アルコール

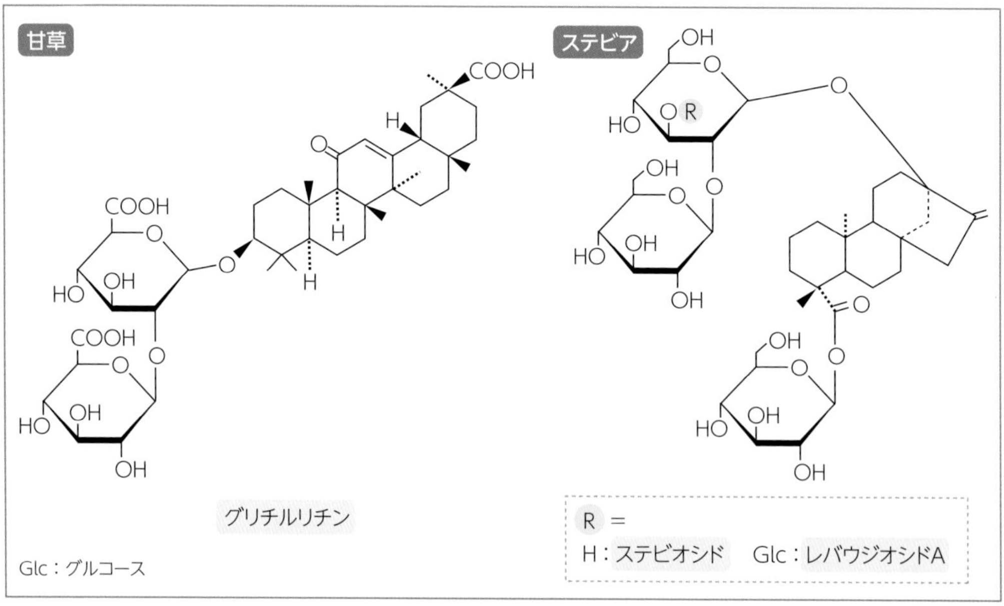

図18　テルペン配糖体
（文献3より引用）

くいため，低カロリーの甘味料として利用されている．
一方で，多量に摂取すると下痢を起こすことがある．
また，非う蝕性（虫歯を誘発させない性質）である．

6）配糖体[※45]

　テルペン配糖体である**グリチルリチン**（およびその
アグリコンであるグリチルリチン酸）は甘草の根に含

まれる（図18左）．グリチルリチンの甘味度は高いが，
後味にやや苦味があるので，砂糖の代替とするには不
向きである．**塩なれ効果**（塩味をまるくする効果）が
あるので，しょうゆやつくだ煮などの食品に利用され

※45　配糖体：糖のヘミアセタール性ヒドロキシ基に非糖質成分であるア
グリコンが結合した化合物．

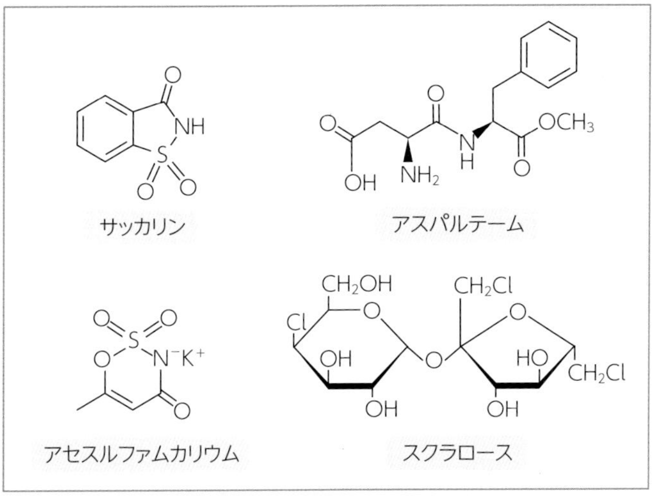

図19 合成甘味料

ている.

ステビアは,南アメリカ原産のキク科ステビア属の多年草で,甘味成分として,**ステビオシドやレバウジオシドA**などのテルペン配糖体を含んでいる（**図18右**）.ステビオシドはやや苦味を伴うので,酵素処理により味質を改善している.これらは,非う蝕性で,高甘味度であるため（**表10**）,低カロリー甘味料として菓子や冷菓に用いられている.

7) アミノ酸,たんぱく質

一般に,L-アミノ酸では,グルタミン酸,アラニン,プロリンは甘味を呈するが,その他のアミノ酸は苦味を呈する.これに対して,D-アミノ酸では,アスパラギン酸,グルタミン酸,プロリンは無味あるいは苦味を呈するが,それ以外のアミノ酸は,総じて甘味を呈する.特に,**D-トリプトファン**は,スクロースの35倍の甘味をもつ（**表10**）.また,たこ,いか,はまぐり,えびなどの水産無脊椎動物やてんさいに含有される**ベタイン**（トリメチルグリシン）（第5章図3参照）も甘味を呈する.

天然のたんぱく質にも甘味をもつものが存在する.**モネリン**は,西アフリカ原産のツヅラフジ科のつる植物である*Dioscoreophyllum volkensii*の果実から発見された分子量10,700のたんぱく質である.モネリンは親水性のたんぱく質であるため,一部の食品や飲料の甘味料として有用である.しかし,高温で変性するため,

加工食品への用途は限られる.**ソーマチン**は,西アフリカ原産のクズウコン科の植物*Thaumatococcus daniellii*の種子に多く含有されるたんぱく質で,水によく溶けて,しかも苦味や不快味がない.また,食品の苦味や渋味,金属臭などをマスキングする機能やフレーバー増強作用をもっている.

C. 合成甘味料

サッカリン（**図19**）はスクロースの200倍以上の甘味をもつもの（**表10**）として開発されたが,発がんなど安全性の懸念から,現在の日本の加工食品では以下に示した甘味料にほぼ取って代わられている.

アスパルテーム（L-アスパルチル-L-フェニルアラニンメチルエステル）は,フェニルアラニンとアスパラギン酸からなるジペプチドのメチルエステルである（**図19**）.主に低カロリー,ノンカロリーの飲料または食品に利用されている.

アセスルファムカリウム（**図19**）は,甘味の立ち上がりが速いためすっきりとしており,後引きが少なくキレがよい.非う蝕性であり,アスパルテームと異なり,熱や酸（pH3〜7）に対し安定である.アスパルテームとアセスルファムカリウムを1:1で併用すると甘味度が40%強化され,甘味の立ち上がりがスクロースに近くなる.また,スクロースなどの糖質甘味料とアセスルファムカリウムの併用で甘味度が15〜30%

強化される.

スクラロース（図19）は，消化，吸収されないため，カロリーはゼロである. 非う蝕性で，熱安定性が高く，水溶液中でも優れた耐酸性・耐熱性を示すので，食品加工に利用しやすい.

ネオヘスペリジンジヒドロカルコンは，かんきつ類の果皮中に含まれる苦味物質であるネオヘスペリジンのフラバノン骨格の開環により生成する高甘味度甘味料である. 後味を引く甘味が特徴である. 欧州連合（EU）においては，香料の他に甘味料としても使用が認められているが，日本では着香の目的のみで使用が許可されている.

配糖体や合成甘味料は，高甘味度の化合物が多く，少量の使用で満足感が得られるため，低カロリーの甘味料として利用されることが多い. 糖尿病患者や肥満の人だけでなく，一般の食品での利用も広がっている.

4 豆類

A. 豆類の種類と性質

豆類とは，マメ科に属する一年生・多年生植物の種子を食用とする作物の総称である. 食品成分表2020に掲載されているマメ科作物のうち，未熟な種子（えだまめやそらまめなど）や，もやし（大豆もやし，緑豆もやしなど），さやごと食べるもの（さやえんどう，さやいんげんなど）は野菜類（p.68 本章6参照）に分類され，豆類には分類されない. また，乾燥させた落花生（別名：ピーナッツ，南京豆）は脂質含有量が他の豆より多い[※46]ことから種実類（p.64 本章5参照）に分類されている. 豆類に分類されているのは完熟した種子とその加工品であり，可食部は子葉部分である.

豆類の特徴として，
①水分が15％前後までに抑えられている乾物であること
②種皮がかたく害虫などにも食われにくいために常温で保存できること
③輸送性に優れていること

[※46] 食品成分表2020における落花生の平均脂質含有量は48.8%である.

の3点があげられる. 保存条件にもよるが，一般的に豆類の賞味期限は2年程度といわれていることが多い.

小豆やささげを使った赤飯がお祝いのときにふるまわれるように，日本では豆類を昔から大事に扱ってきた. 日本書紀において，五穀（米，麦，あわ，ひえ，豆）の一つにあげられたことからも日本人は豆類を重視したことが推察できる.

B. 豆類の生産と消費

食用として用いられる豆類は約70〜80種類あり，日本では，大豆や小豆，いんげんまめ，そらまめ，えんどう，ささげ，紅花いんげんの7種類を主に栽培している. 世界的にはそれらに加えてひよこまめ（ガルバンゾー）やレンズまめ，緑豆もよく栽培される. 2019年食料需給表[1]における，豆類の国内消費仕向量（概算値）404万3,000トンのうち，大豆が367万トン（90.8％）を占めたことからもわかるように，国内で消費される豆類の約90％は大豆である. そこで，大豆以外の豆類（小豆やいんげんまめなど）をまとめて**雑豆類**とよぶ.

表12に示した主要国における大豆需給見通しより，世界的にみると，各国の生産量の合計（世界合計：3億6,100万トン）のうち，89.3％が加工用（大豆油＋大豆かす）になっている. 大豆かす（脱脂加工大豆）は主に家畜の飼料用であるが，日本の場合はしょうゆの原料や養殖魚の飼料としても用いられる.

C. 豆類の栄養成分と消化酵素阻害物質

1）豆類の栄養成分

表13に主な豆類の栄養素等含有量を示した. 豆類の栄養素等含有量を考える場合には，豆の状態によって重量が異なる. 参考までに，大豆と小豆はゆでたもの〔重量変化率（p.27 第1章2-D-1参照）〕の栄養素等含有量を併記し，えだまめ（未熟大豆）と大豆もやしも併記した.

脂質含有量は雑豆類が平均1.6％であるのに対して，大豆は19.7％である. また，炭水化物含有量に関しては雑豆類が平均49.1％であるのに対し，大豆の炭水化物は29.5％であることがわかる（表13）. つまり，大豆と雑豆類では脂質や炭水化物の含有量が異なるので，

表12 **主要国の大豆需給見通し**（2021年2月予測値）

	大豆			
	生産量	輸入量	輸出量	加工用の消費量*
アメリカ	112,549		61,235	59,874
アルゼンチン	48,000	4,500	7,000	39,000
中国	19,600	100,000		99,000
インド	10,500			9,500
ブラジル	133,000		85,000	45,500
パラグアイ	10,250		6,300	3,750
EU連合		15,150		16,850
メキシコ		6,200		6,400
日本		3,410		2,520
エジプト		4,150		4,500
タイ		3,890		2,700
バングラデシュ		2,800		3,000
その他	27,180	26,855	10,153	29,383
世界合計	361,079	166,955	169,688	321,977

* 大豆油＋大豆かすとして用いられる量 （単位：千トン）
（文献2をもとに作成）

栄養バランスを考える場合も大豆と雑豆類に分類したほうが考えやすい．先に述べたように，豆類の可食部は子葉部，つまり穀類でいうと胚芽に相当する部分であるから，炭水化物はでんぷんに偏らないのが特徴である．

なお，豆類は鉄や亜鉛，カリウム，リンといったミネラルやビタミンB群，ナイアシンの摂取源としても重要であるが，完熟した豆を収穫後に乾燥させてから保存するため，ビタミンCはほとんど含まれていない．

たんぱく質に関しては豆の種類によって含有量に開きがあり，17.2～33.8％含まれている（**表13**）．特に大豆はたんぱく質が最も多い．豆類のたんぱく質は塩類溶液に可溶なグロブリンが多く，アルブミンは少ない．たんぱく質の構成要素であるアミノ酸の組成を穀類（**表14**では精白米を参照）と比べると，豆類のたんぱく質はリシンが多い．そこで，食事の際には，リシンが制限アミノ酸である穀類と豆類を取り合わせて摂取するように配慮するとよい（**アミノ酸の補足効果**）．和食では，白飯にみそ汁や豆腐・納豆などを取り合わせ，赤飯や大豆飯のように直接豆を炊きこんだ主食もつくられる．つまり，和食はアミノ酸の補足効果をうまく活用した食事スタイルになっているのである．さらに，豆類に含まれるたんぱく質のアミノ酸組成は植物性食品のなかでもバランスがよく，豆類はたんぱく質摂取源としても優れている．

2）豆類に含まれる消化酵素阻害物質と有毒物質

マメ科植物には，トリプシンの活性を阻害する**トリプシンインヒビター**をはじめとするプロテアーゼインヒビター（たんぱく質分解酵素阻害物質）や後述するレクチンが含まれている．プロテアーゼインヒビターとしては，他にα-アミラーゼインヒビター（いんげんまめ）[6]やキモトリプシンインヒビター（いんげんまめ，らいまめ）[7]があげられる．

レクチンとは糖鎖を特異的に認識し結合するたんぱく質の総称であり，マメ科植物のレクチンには，**コンカナバリンA**（なたまめ）[8]のように赤血球凝集活性を示すレクチンもある．消化酵素に対して高い耐性をもつものが多く，一部が未消化のまま小腸に到達して小腸上皮細胞に結合することにより，消化管機能に悪影響を及ぼすことがある．2006年には，テレビ情報番組で白いんげんまめには痩身効果がみられると紹介されたことを受けて，加熱不十分，もしくは未加熱の白いんげんまめを摂取したことによる食中毒が発生した[9]．これは白いんげんまめレクチンであるフィトヘマグルチ

表13 主な豆類の栄養素等含有量 (可食部100 gあたり)

食品名	エネルギー	水分	たんぱく質[*1]	脂質		炭水化物		ミネラル（無機質）			
				飽和脂肪酸	脂質[*2]	食物繊維総量	炭水化物[*3]	ナトリウム	カリウム	カルシウム	マグネシウム
	kcal	g	g	g	g	g	g	mg	mg	mg	mg
小豆（乾）	304	14.2	20.8	0.24	2.0	24.8	59.6	1	1300	70	130
小豆（ゆで）	122	63.9	8.6	(0.10)	0.8	12.1	25.6	1	430	27	43
いんげんまめ（乾）[*4]	280	15.3	22.1	0.28	2.5	19.6	56.4	Tr	1400	140	150
青えんどう（乾）	310	13.4	21.7	0.27	2.3	17.4	60.4	1	870	65	120
ささげ（乾）	280	15.5	23.9	0.43	2.0	18.4	55.0	1	1400	75	170
そらまめ（乾）	323	13.3	26.0	0.24	2.0	9.3	55.9	1	1100	100	120
黄大豆（国産 乾）	372	12.4	33.8	2.59	19.7	21.5	29.5	1	1900	180	220
黄大豆（国産 ゆで）	163	65.4	14.8	(1.28)	9.8	8.5	8.4	1	530	79	100
ひよこまめ（乾）	336	10.4	20.0	0.56	5.2	16.3	61.5	17	1200	100	140
紅花いんげん（乾）	273	15.4	17.2	0.21	1.7	26.7	61.2	1	1700	78	190
えだまめ（未熟大豆）（生）	125	71.7	11.7	0.84	6.2	5.0	8.8	1	590	58	62
大豆もやし（生）	29	92.0	3.7	0.2	1.5	2.3	2.3	3	160	23	23

食品名	ミネラル（無機質）			ビタミンA		ビタミンE	ビタミンB₁	ビタミンB₂	ナイアシン当量	ビタミンC
	リン	鉄	亜鉛	β-カロテン当量	レチノール活性当量	α-トコフェロール	ビタミンB₁	ビタミンB₂	ナイアシン当量	ビタミンC
	mg	mg	mg	μg	μg	mg	mg	mg	mg	mg
小豆（乾）	350	5.5	2.4	9	1	0.1	0.46	0.16	2.2	2
小豆（ゆで）	95	1.6	0.9	4	Tr	0.1	0.15	0.04	0.5	Tr
いんげんまめ（乾）[*4]	370	5.9	2.5	6	Tr	0.1	0.64	0.16	2.0	Tr
青えんどう（乾）	360	5.0	4.1	92	8	0.1	0.72	0.15	2.5	Tr
ささげ（乾）	400	5.6	4.9	19	2	Tr	0.50	0.10	2.5	Tr
そらまめ（乾）	440	5.7	4.6	5	Tr	0.7	0.50	0.20	2.5	Tr
黄大豆（国産 乾）	490	6.8	3.1	7	1	2.3	0.71	0.26	2.0	3
黄大豆（国産 ゆで）	190	2.2	1.9	3	0	1.6	0.17	0.08	0.4	Tr
ひよこまめ（乾）	270	2.6	3.2	19	2	2.5	0.37	0.15	1.5	Tr
紅花いんげん（乾）	430	5.4	3.4	4	Tr	0.1	0.67	0.15	2.5	Tr
えだまめ（未熟大豆）（生）	170	2.7	1.4	260	22	0.8	0.31	0.15	1.6	27
大豆もやし（生）	51	0.5	0.4	(Tr)	(0)	0.5	0.09	0.07	0.4	5

Tr：微量，トレース （ ）：推計値
乾：乾燥豆，ゆで：重量に対して3倍の水に12～16時間浸漬した後，水戻した豆重量の2倍の水でやわらかくなるまでゆでた豆.
＊1 基準窒素量に基づく値.
＊2 有機溶媒可溶物を分析で求めた値.
＊3 差引き法により求めた値.
＊4 いんげんまめには金時類や白金時類，手亡（てぼう）類，うずら類，大福，とら豆を含む.
（文献3, 4をもとに作成）

ニンによるものといわれている.

その他の豆類に含まれている有毒物質として，青酸配糖体の**リナマリン**（らいまめ）[8)]，糖アルカロイドの**ビシン，コンビシン**（そらまめ）などが知られている.

プロテアーゼインヒビターやレクチンなどを除去するためには十分な加熱が必要であり，有毒物質の排除のためには，十分にゆで加熱を行った後にゆで汁を捨てるようにする（この作業を「ゆでこぼす」という）.

表14 主な豆類に含まれるアミノ酸の内訳

不可欠（必須）アミノ酸組成（アミノ酸組成によるたんぱく質1gあたりのmg）とアミノ酸価

食品名	たんぱく質[*1]	アミノ酸組成によるたんぱく質[*1]	イソロイシン	ロイシン	リシン	含硫アミノ酸合計[*2]
小豆（乾）	20.8	17.8	51	93	90	33
いんげんまめ（乾）	22.1	17.7	58	98	82	32
青えんどう（乾）	21.7	17.8	49	85	89	31
ささげ（乾）	23.9	19.6	54	93	82	38
そらまめ（乾）	26.0	20.5	50	90	80	24
黄大豆（国産　乾）	33.8	32.9	53	87	72	34
緑豆（乾）	25.1	20.7	51	95	84	25
水稲穀粒（精白米　うるち）	6.1	5.3	47	96	42	55
小麦（玄穀[*4]　国産）	10.8	9.5	41	80	34	48
そば（そば粉　全層粉）	12.0	10.2	44	78	69	53

食品名	芳香族アミノ酸合計[*3]	トレオニン	トリプトファン	バリン	ヒスチジン	アミノ酸価
小豆（乾）	100	47	13	63	39	100
いんげんまめ（乾）	110	53	14	67	38	100
青えんどう（乾）	94	50	11	58	31	100
ささげ（乾）	110	48	14	63	40	100
そらまめ（乾）	89	48	11	57	33	100
黄大豆（国産　乾）	100	50	15	55	31	100
緑豆（乾）	110	42	12	64	35	100
水稲穀粒（精白米　うるち）	110	44	16	69	31	95
小麦（玄穀[*4]　国産）	90	38	16	53	30	77
そば（そば粉　全層粉）	84	48	19	61	31	100

＊1　たんぱく質は可食部100gあたりのたんぱく質（g）とアミノ酸組成によるたんぱく質（g）の値を記載した.
＊2　含硫アミノ酸合計：メチオニンとシスチンの合計値，シスチンは不可欠アミノ酸でない.
＊3　芳香族アミノ酸合計：フェニルアラニンとチロシンの合計値，チロシンは不可欠アミノ酸でない.
＊4　玄穀：実の部分だけを集めたもの. 米の玄穀は玄米である.
（文献5をもとに作成）

D. 大豆

1）大豆の種類

　日本で生産される大豆の品種は400種程度である. 種皮の色（黄色，緑色，黒色）や粒の大きさで分類されている. 黒大豆（別名：黒豆）はおせち料理に欠かせない大豆であるし，小粒大豆は納豆の原料に用いられることが多い. 近年では大豆の青臭さや大豆臭を生成するリポキシゲナーゼを欠損させた大豆（エルスター），イソフラボン含有量が通常より多い大豆（ゆきぴりか）も栽培されている[10]. 大豆の収穫は夏から秋にかけてであり，秋に収穫される大豆の量が最も多い. 国内における主要な大豆の生産地は北海道である.

　また，国内では生産されていないが，世界的には遺伝子組換えが行われた大豆も生産されている. 遺伝子組換え大豆は家畜の飼料や大豆油の原料などとして用いられている（2019年8月現在）[11].

2）大豆の栄養成分

　大豆に含まれるたんぱく質はグロブリンが多く，子葉細胞内にプロテインボディとして存在する. 主成分は**グリシニン**（11Sグロブリン）と**β-コングリシニン**（7Sグロブリンの大部分）である. グロブリンは，超遠心分離法における沈降定数（S値）の小さい順から2S・7S・11S・15Sとよばれているが，最近では免疫学的な分類法でグリシニン，β-コングリシニンな

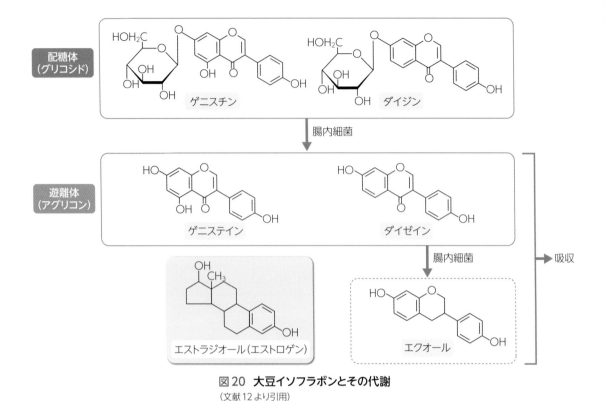

図 20 大豆イソフラボンとその代謝
（文献 12 より引用）

配糖体（グリコシド）
ゲニスチン　ダイジン

腸内細菌

遊離体（アグリコン）
ゲニステイン　ダイゼイン

腸内細菌

エストラジオール（エストロゲン）　エクオール

吸収

どとよばれることが多い．大豆たんぱく質は保水性・凝集性・ゲル形成能など多彩な加工特性を有するので，粉末状，粒状，繊維状大豆たんぱく質，濃縮大豆たんぱく質などに加工されている．

大豆に含まれる脂質の大部分はトリグリセリド（トリアシルグリセロール）と中性脂肪で，**半乾性油**[※47]である．脂肪酸組成は不飽和脂肪酸であるリノール酸が脂質の44.7％，オレイン酸が22.8％である他，パルミチン酸やα-リノレン酸などを含む[4]．また，大豆にはリン脂質の一種である**ホスファチジルコリン（レシチン）**が比較的多く，乳化剤として菓子類やドレッシングなどに使用されたり，でんぷんの老化を遅らせる品質改良剤として菓子類などに用いたりする．

大豆に含まれる炭水化物は29.5％で，でんぷんは完熟種子にはほとんど含まれていない．炭水化物の約70％は食物繊維，残りはスクロースのような二糖類と，**ラフィノース**（三糖類），**スタキオース**（四糖類）と

いった整腸作用のあるオリゴ糖である．

3）大豆の機能性成分

大豆に含まれる機能性成分では，**ゲニステインとダイゼイン**を主とする**イソフラボン**が著名である．図20に示したように，ゲニステインやダイゼインは食品中において配糖体のゲニスチン，ダイジンとして存在するが，体内の腸内細菌によって糖とアグリコンに加水分解され，さらにエクオールになって代謝される．大豆に含まれるイソフラボンの骨格はエストロゲン（女性ホルモン）の一種エストラジオールと類似しているため，エストロゲンレセプターに結合することがある（図21）．その結果，体内で女性ホルモン様作用を発揮することができるといわれている．

実際に，大豆に含まれるイソフラボンの食品機能として，日本の疫学調査から，納豆の摂取が閉経後の中高年女性における骨粗しょう症の予防に有用であることが明らかにされた[13]．さらに肺がんの予防[14]にも有用であるといわれており，大豆を常食する和食の良さが再認識される．

※47　半乾性油：空気中で完全に固まらないが放置すると流動性は低下する油．ヨウ素価100〜130．

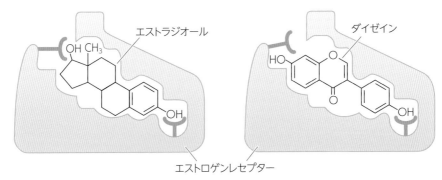

エストラジオール

ダイゼイン

エストロゲンレセプター

図21 大豆イソフラボンとエストロゲンレセプター
（文献12より引用）

なお，大豆に含まれるイソフラボンをサプリメントで摂取する場合，1日75 mg以下[15]にするよう食品安全委員会からコメントが出されている．一般的な食品からの摂取に関しては，今のところ摂取上限などが決められていない．

その他，大豆に含まれるレクチンには，消化管ホルモンの一種であるコレシストキニン（CCK）の分泌増大や膵臓の肥大，腸内細菌の増殖促進，病原微生物などからの生体防御といった食品機能が期待されている[16]．また，生大豆に含まれるトリプシンインヒビターには膵臓肥大作用があるため有害視されてきたが，膵臓のランゲルハンス島β細胞を増殖させてインスリン合成を促進させる作用もあることから，糖尿病の治療や予防に効果がある可能性が示唆されている[16]．オリゴ糖を含めて，サポニンやステロール，フィチン酸など大豆に含まれる機能性成分は多彩である．

4）大豆の加工食品

大豆の加工食品には，大豆をそのまま利用したものと大豆を絞った後の大豆かす（脱脂大豆や大豆たんぱく質）を利用したもの，大豆油を利用したもの，の3つに分類できる．大豆をそのまま利用したものには発酵食品も含まれる．たんぱく質も脂質も，大豆加工食品の消化吸収率は90％以上であるものが大半である．主な大豆加工食品を図22にまとめた．

豆腐は大豆の用途の70％近くを占める主要な加工食品である．木綿豆腐と絹ごし豆腐では凝固剤と凝固方法が異なる（表15）．また，豆腐を凍結変性させると，キセロゲルとよばれる海綿（スポンジ）状組織になる．

これを乾燥（凍結乾燥）させたものを凍り豆腐（別名：高野豆腐）とよぶ．高野豆腐は高野山でこの豆腐が盛んにつくられたことに由来する名称である．湯葉は，豆乳を加熱した際に表面が変性してできる皮膜をすくいあげたもので，主成分は大豆たんぱく質である．

豆腐や凍り豆腐などは伝統的な大豆加工食品であるが，近年では，健康ブームにより大豆に含まれるイソフラボンの関心が高まり，豆乳や，大豆かすからつくられる大豆たんぱく質も，食品素材として利用されている．豆乳は，リポキシゲナーゼ欠損大豆の開発により大豆臭の少ない豆乳が製造可能になったことが消費量の増大に影響していると考えられる．

大豆発酵食品には，麹カビを利用したもの（しょうゆ，みそなど），納豆菌を利用したもの（納豆）があるが，インドネシアには蒸し煮にした大豆やおからを原料とし，クモノスカビを増殖させた「テンペ」とよばれる伝統的な無塩発酵大豆食品が，沖縄には豆腐を紅麹や泡盛，食塩などで漬けこんで熟成させた「豆腐よう」とよばれる伝統食品がある．

E. 雑豆類

雑豆類は大豆と異なり，脂質が少なく炭水化物が多い．また，炭水化物にはでんぷんが含まれている．そのため，あんやきんとん，甘納豆などとして消費されることも多い．

1）小豆

小豆はその赤い色に魔除けなどの力があると信じられており，3～8世紀ごろから栽培されている．現在，

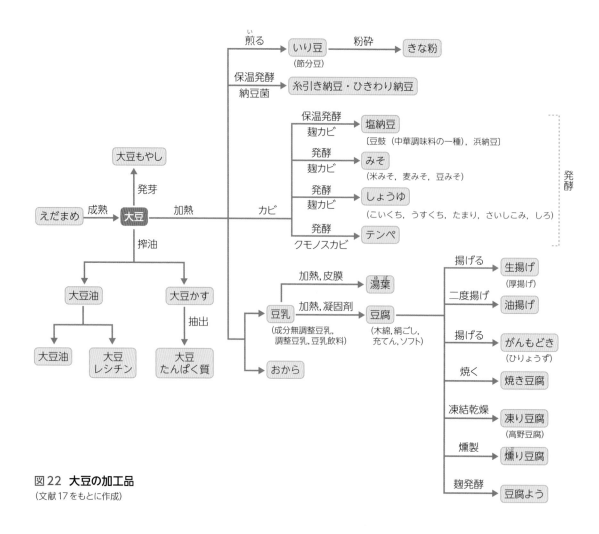

図22 大豆の加工品
（文献17をもとに作成）

表15 豆腐の種類

豆腐の種類	主な凝固剤	凝固のしくみなど	
木綿豆腐	• $CaSO_4 \cdot CaCl_2 \cdot MgCl_2$* • 天然にがり	塩凝固	カルシウムイオンやマグネシウムイオンを介したたんぱく質間の架橋による凝固
絹ごし豆腐, 充填豆腐, ソフト豆腐	• グルコノ－δ－ラクトン	酸凝固 （等電点沈殿）	グルコノ－δ－ラクトン $\xrightarrow[\text{加熱}]{}$ グルコン酸

* 天然にがり（海水に含まれる $MgCl_2$ を主成分とする食品添加物）を合わせて用いることもある.

国内生産量の80％は北海道で栽培され，大半が赤小豆であるが，近年では白小豆も栽培されている．小豆の大半は和菓子や赤飯，あん，甘納豆として消費される．なお，小豆は漢方薬などで「しょうず」と読む場合もある．

小豆は炭水化物を59.6％，たんぱく質を20.8％含む（表13）．炭水化物の70％がでんぷんである点が大豆と異なる[18]．雑豆類のなかでもでんぷん粒子が大きく，アミロース含有量は約30％程度である[19]．でんぷん粒子はグロブリンを主体とするたんぱく質で囲まれているので吸水しにくく，あらかじめ水に浸漬せずに煮始めてもやわらかくなる．

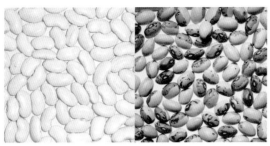

図23　いんげんまめ　左：大福豆（白いんげん），右：とら豆

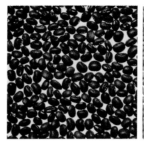

図24　ささげ

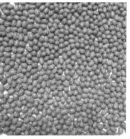

図25　緑豆

なお，小豆には起泡性のあるサポニンと若干の苦味や渋味があるため，ゆでこぼす（p.58参照）ことにより除去することもある．この苦味や渋味は，サポニンやカテキン，エピカテキン，フラボノイドといった健康維持に関する機能性をもつポリフェノールによると考えられる[20]．

2）いんげんまめ

いんげんまめは，日本には17世紀に中国から隠元禅師が持ち込んだといわれている．世界には1,000種類以上の品種があり，手亡豆（手芒豆とも書く），金時豆，白金時豆，うずら豆，大福豆，とら豆など，種皮の色も大きさも多種多様である（図23）．

いんげんまめの栄養成分は，炭水化物が56.4％，たんぱく質が22.1％，脂質が2.5％で，小豆と類似している（表13）．たんぱく質はグロブリン系のたんぱく質が約70％を占める．でんぷん含有量は炭水化物の63.3％であり[18]，小豆に比べるとスクロースやスタキオースなどのオリゴ糖が多い．種皮がやわらかく，煮豆や甘納豆，あん（白あん），きんとんなどの材料として，また，サラダやカレーなどの煮込み料理にも用いられる．

3）その他

①えんどう

えんどうには青えんどうと赤えんどうがある．完熟・乾燥させた青えんどうはフライビーンズやいり豆，あん（うぐいすあん※48）などに用いる他，赤えんどうをゆでたものは，みつ豆※49や豆かん※49のような和菓子

にも用いられる．

炭水化物は60.4％で，このうちでんぷんが61.3％を占め，五炭糖（ベルバスコース）も2.8％含まれている[21]．たんぱく質は21.7％で，グロブリン系のレグニンやビシリンが含まれている．また，脂質は2.3％で，レシチンを含む．

②そらまめ

そらまめは16〜17世紀に伝来し，莢が上（空）を向くので「そらまめ」といわれたようである[22]．完熟したそらまめはフライビーンズなどの菓子類やあんの材料になる．

栄養成分は炭水化物が55.9％，このうちでんぷんは58.0％を占める[18]．たんぱく質は26.0％で，グロブリンが60％を占めるが，グルテリンやプロラミンも含まれる．

③ささげ（図24）

ささげは炭水化物を55.0％，たんぱく質を23.9％含む．でんぷんは炭水化物の64.0％である[18]．形態は小豆に似ているが，小豆よりもたんぱく質がやや多く，グロブリンが多い点でいんげんまめに準じている．加熱しても種皮が割れにくいことから，昔は切腹をイメージさせない豆として小豆の代わりに用いられていたようである[22]．主に関東地区で赤飯や菓子材料などに用いられる．

④緑豆（図25）

緑豆は，一般的にはもやし（緑豆もやし）に加工される．日本ではほとんど栽培されず，中国やタイ，ミャ

※48　うぐいすあん：緑色をしていて抹茶味ではないあんを指す．
※49　みつ豆と豆かん：「みつ豆」は小さな立方体に切った寒天，求肥（きゅうひ）（もちに砂糖を加えて練ったもの），ゆでた赤えんどう，果物など

を盛り合わせ，砂糖を煮詰めてつくった蜜（シロップ）をかけた和菓子であり，冷やして食べることが多い．特に寒天とゆでた赤えんどうに蜜をかけたものを「豆かん」，小豆あんをのせたものを「あんみつ」という．

ンマーから輸入されている.

東南アジアでは，緑豆からでんぷんを採取して春雨の原料として用いることが多いが，日本では春雨を製造するのにじゃがいもなどいも系でんぷんを用いることが多い（本章2-D-6参照）. 炭水化物を59.1%含むが，そのうち67.5%がでんぷんである[18]. 緑豆でんぷんを使った春雨は加熱しても溶けにくいといわれる.

5 種実類

A. 種実類の種類と性質

種実類には**堅果（ナッツ）類**と**種子類**がある（図26）. 堅果類は果実の外果皮がかたくなったもので，その種子中の肥大した仁（胚および胚乳）を食用とする. 日本古来のものではとちの実，しいの実，はしばみ，外国種のものではアーモンド，カシューナッツなどがある. また，くるみのように本来は核果[※50]であるものも利用上では堅果類に含めている（本章7-A参

※50 核果：薄い外果皮，その内側の中果皮の中心にあるかたい核のことであり，その中に種子がある. 石果（せっか）ともいう. ももやあんずの種子も核果である.

照）. 種子類は果実以外の植物の種子（野菜類の種子や油糧種子など）であり，ごま，落花生などがある.

堅果類は農耕文化以前の食生活において重要な食材であった. 現在は，製菓材料，料理のアクセントとしての利用が多い. 種子類はおつまみや製菓材料，料理の副材料として用いられているが，油をとる材料としても利用されている.

世界における主要な種実類の生産量，主要生産国と日本国内の生産量を表16に示す.

B. 種実類の成分

種実類の栄養成分を表17に示す. 種実であるため，一般的に水分は少ないものが多い. 炭水化物が多く，脂質が少ないものとして，はすの実，しいの実，ひしの実，ぎんなん，くり，とちの実がある（表17の上段6種）. これらに含まれる炭水化物は主としてでんぷんである. 種実類には脂質含量が高いもの（表17の7段目以降のものは脂質を43〜77%含む）が多く，マカダミアナッツ，ペカン，ヘーゼルナッツ，ブラジルナッツ，くるみ，まつの実は全体の3分の2以上が脂質である. たんぱく質も比較的多く含むものがあり，特に野菜の種であるすいかの種，かぼちゃの種，ひまわりの種および落花生のたんぱく質含有量は20%以上

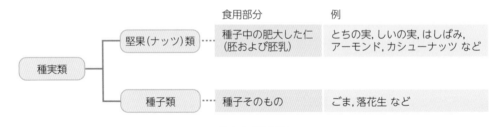

図26 種実類

種実類		食用部分	例
	堅果（ナッツ）類	種子中の肥大した仁（胚および胚乳）	とちの実, しいの実, はしばみ, アーモンド, カシューナッツ など
	種子類	種子そのもの	ごま, 落花生 など

表16 世界における種実類の生産量（2019年）

		ごま	アーモンド（殻付き）	くり	落花生（殻付き）	くるみ（殻付き）
世界生産量（トン）		6,550,000	3,500,000	2,410,000	48,800,000	308,555
日本生産量（トン）		47[*1]	−	15,700	12,400	−
主要生産国[*2]	1位	スーダン（18%）	アメリカ（55%）	中国（43%）	中国（13%）	中国（56%）
	2位	ミャンマー（11%）	スペイン（10%）	スペイン（33%）	インド（9%）	アメリカ（13%）
	3位	インド（11%）	イラン（5%）	ボリビア（4%）	ナイジェリア（9%）	イラン（7%）

*1 国内のごま生産量：文献1より引用（2018年）. *2 カッコ内は全体に占める比率.
（文献2をもとに作成）

表17 種実類の成分 (可食部100 gあたり)

	エネルギー	水分	たんぱく質[*1]	脂質[*2]	炭水化物[*3]	灰分	カリウム	カルシウム	マグネシウム	リン	鉄	食物繊維総量
	kcal	g	g	g	g	g	mg	mg	mg	mg	mg	g
はす（成熟 乾）	327	11.2	18.3	2.3	64.3	3.9	1300	110	200	690	2.9	10.3
しいの実	244	37.3	3.2	0.8	57.6	1.1	390	62	82	76	0.9	3.3
ひしの実	183	51.8	5.8	0.5	40.6	1.3	430	45	84	150	1.1	2.9
ぎんなん	168	57.4	4.7	1.6	34.8	1.5	710	5	48	120	1.0	1.6
日本ぐり	147	58.8	2.8	0.5	36.9	1.0	420	23	40	70	0.8	4.2
とちの実（蒸し）	148	58.0	1.7	1.9	34.2	4.2	1900	180	17	27	0.4	6.6
マカダミアナッツ（いり 味付け）	751	1.3	8.3	76.7	12.2	1.5	300	47	94	140	1.3	6.2
ペカン（フライ 味付け）	716	1.9	9.6	73.4	13.3	1.8	370	60	120	270	2.7	7.1
ヘーゼルナッツ（フライ 味付け）	701	1.0	13.6	69.3	13.9	2.2	610	130	160	320	3.0	7.4
ブラジルナッツ（フライ 味付け）	703	2.8	14.9	69.1	9.6	3.6	620	200	370	680	2.6	7.2
くるみ（いり）	713	3.1	14.6	68.8	11.7	1.8	540	85	150	280	2.6	7.5
まつの実	645	2.5	15.8	68.2	10.6	2.9	730	14	290	680	5.6	4.1
かやの実（いり）	629	1.2	8.7	64.9	22.6	2.6	470	58	200	300	3.3	18.2
ひまわり（フライ 味付け）	587	2.6	20.1	56.3	17.2	3.8	750	81	390	830	3.6	6.9
ピスタチオ（いり 味付け）	617	2.2	17.4	56.1	20.9	3.4	970	120	120	440	3.0	9.2
アーモンド（乾）	609	4.7	19.6	51.8	20.9	3.0	760	250	290	460	3.6	10.1
アーモンド（フライ 味付け）	626	1.8	21.3	55.7	17.9	3.2	760	240	270	490	3.5	10.1
ごま（乾）	604	4.7	19.8	53.8	16.5	5.2	400	1200	370	540	9.6	10.8
かぼちゃ（いり 味付け）	590	4.5	26.5	51.8	12.0	5.2	840	44	530	1100	6.5	7.3
けしの実（乾）	555	3.0	19.3	49.1	21.8	6.8	700	1700	350	820	23.0	16.5
カシューナッツ（フライ 味付け）	591	3.2	19.8	47.6	26.7	2.7	590	38	240	490	4.8	6.7
落花生（大粒種 乾）	572	6.0	25.2	47.0	19.4	2.3	740	49	170	380	1.6	8.5
すいか（いり 味付け）	528	5.9	29.6	46.4	13.4	4.7	640	70	410	620	5.3	7.1
えごま（乾）	523	5.6	17.7	43.4	29.4	3.9	590	390	230	550	16.0	20.8

赤字：各値上位3種, 青字：下位3種, 二重線より下は脂質が多く含まれている種実. なお, カッコ書きがないものは生での成分を表す.
*1 基準窒素量に基づく値.
*2 有機溶媒可溶物を分析で求めた値.
*3 差引き法により求めた値.
（文献3をもとに作成）

である.

ミネラルも多く含まれ，とちの実，はすの実，ピスタチオではカリウム含量が高く，けしの実，ごま，えごまではカルシウムと鉄の含量が高い．食物繊維も比較的多く含まれ，えごま，かやの実，けしの実，アーモンド，はすの実，ごまでは10％以上含まれている．

種実類のうち，水分，炭水化物を多く含むものは，果実類などと同様に冷暗所に保存する．脂質の多いものは，空気に触れていると油脂が酸化して風味が悪くなるので，密閉容器に入れて長期保存は避ける.

C. ごま

1）起源，生産

ごまはゴマ科ゴマ属の一年草であり，南アジア，特にインドが起源地[※51]で，少なくとも4000年以上前から栽培されていたとされている．古くからギリシャ，ローマ，インドで栽培されており，日本にはインドからインドシナ，中国を経て伝えられ，奈良時代には重要な作物とされていた.

世界におけるごまの生産量は年間約655万トンであり，スーダン，ミャンマー，インドが主要な生産国である（表16）．日本では鹿児島県[※52]などで栽培されているが，消費のほとんどを輸入に頼っている[※53]．ごまは花が咲いた後の蒴果のなかに種子として形成される．その色によって，白ごま，黒ごま，黄ごま，茶ごまなどに分けられる.

2）栄養的特性

白ごま，黒ごまがよく用いられるが，栄養成分に大きな違いはない[※54]．100gあたり，脂質[※55]が53.8％，たんぱく質[※56]が19.8％含まれる（表17）．種皮にはミネラルも多く含まれ，特にカルシウム（1,200 mg/100g）と鉄（9.6 mg/100g）を多く含んでいる．また，ビタミン類のトコフェロールとしてはγ-トコフェロールが含まれている.

成分であるゴマリグナンには，脂質代謝改善作用をもつセサミン，抗酸化前駆体であるセサモリン[※57]が含まれている.

ごまは製油原料として重要であり，主として白ごまおよび茶ごまが用いられる．ごま油にはごまを焙煎してから圧搾するもの（褐色のごま油）と焙煎せずに圧搾するもの（ごまサラダ油）とがある．ごま油にはセサモリンから生成したセサモール，セサミノールによる抗酸化作用がある（第4章2-E参照）.

3）利用法

ごまの利用は，①粒食，②粉食，③ペースト（ごまダレ）食，④油利用，⑤その他の利用の5つに分けられるといわれている．ごまは生ではなく，いって利用される．いってそのまま食す粒食の他には，刻んだり，手でひねったり，すり鉢とすりこぎですったりしてすりごま（粉食）として用いる．外皮がかたいため，すりごまやペースト状で摂取すると消化吸収率が高くなるとともに香りも強調される.

ごまは抗酸化物質を多く含むため酸化しにくいが，新鮮なものほど香りがよい．密封容器に入れて湿気の少ない冷暗所に保存するのがよい．冷凍庫で保存することで長期保存が可能である.

日本料理においてごま和え，ごま豆腐，ごまみそ，揚げ物の衣として用いたり，ごま塩やふりかけとしてご飯や赤飯と一緒に供される．また，和菓子や中華菓子（ごま団子など）の材料として利用される.

D. アーモンド

アーモンドは，地中海沿岸が原産と考えられているバラ科サクラ属の植物であり，その果実の果肉と種子の殻を除いた核内の仁を利用する．仁を食用にする甘仁種（sweet almond）と製油に用いられる苦仁種（bitter almond）がある．世界では年間約350万トンが生産され，アメリカカリフォルニア州，スペインなどが主要な生産地（表16）であり，日本のアーモンドはアメリカカリフォルニア州からの輸入に依存している.

乾燥品の主成分は脂質[※58]51.8％であり，たんぱく質

※51　アフリカのサバンナ地域原産という説もある.
※52　喜界島，徳之島などにて栽培されており，日本の生産量全体の77％が鹿児島県で栽培されている.
※53　年間約186,000トン（採油用）輸入している（2019年）.
※54　黒ごまの種皮の黒い色素はアントシアニンである.
※55　ごま油の脂肪酸組成は，リノール酸（41.0％），オレイン酸（37.0％），

パルミチン酸（8.8％），ステアリン酸（5.4％）が主なものである.
※56　トリプトファン，メチオニンを含み，植物性食品のなかでは栄養的に優れている.
※57　セサモリン：熱加水分解でセサモールを，熱転移反応でセサミノールを生成し，これらの成分は抗酸化性を示す.
※58　脂質の脂肪酸組成は，オレイン酸33.0％，リノール酸12.0％がある.

は19.6％である．カリウム，カルシウム，鉄などのミネラルも比較的多く含まれている．

おつまみなどとして食用とする場合には，焙煎および味付けをして用いる．製菓用に用いる場合は味付けをせず，スライス，粗刻み，粉末にして用いる．ケーキやクッキーに加えて，風味や味のコク，食感や歯触りを添える材料として多用されている．その他，料理に添えて香味や食感を楽しむ場合もある．

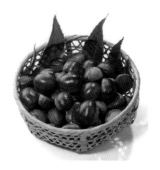

図27　くり

E. くり（図27）

1）起源，生産

くりは，ブナ科クリ属の植物であり，子葉の肥大した部分を食用とする堅果類である．日本では，古くからくりが野生で分布しており，縄文時代から食用とされていた．

日本での生産量は年間約1万6千トン，世界で第9位である．主要品種は筑波(つくば)，丹沢(たんざわ)，銀寄(ぎんよせ)，石鎚(いしづち)，国見(くにみ)などであり，茨城県（3,000トン），熊本県（2,800トン），愛媛県（1,400トン）で多く生産されている[※59]．

2）栄養的特性

可食部の子葉の主成分は水分と炭水化物（でんぷん）であり，遊離の糖分は1.5～2.0％と少なく，0.3％のペクチンを含んでいる．ミネラルは種実類のなかでは少なく，ビタミンCが33mgと比較的多い．黄色の色素はカロテノイド色素であり，β-カロテンは少なく，カロテノイドの75％をルテインが占めている．渋皮と果肉にはタンニンが多く，褐変の原因となる．

※59　2019年産収穫量，農林水産省統計部調べ．

3）利用法

秋が旬であり，くりご飯や焼きぐり，ゆでぐりなどで季節感を楽しむことができる．西洋料理や中華料理では，鶏肉と合わせることが多い．菓子材料としても多用され，和菓子ではくりきんとん，くりようかん，含め煮，ぜんざい，洋菓子ではマロングラッセやピューレ（ケーキのモンブラン）に供される．

くりの煮くずれ防止のために，さつまいもと同様に**焼みょうばん**を加えることがある．また，くりの甘露煮の黄色を鮮やかにするためにはくちなしの実を入れるとよい．

F. 落花生（図28）

1）起源，生産

落花生（別名 ピーナッツ）は，南アメリカ原産のマメ科ラッカセイ属の植物の実である．受粉後に子房の基部（子房柄(しぼうへい)）が伸びて地中に入り，そこに殻に入った実を結ぶため，その名前「落花生」がついた．日本には18世紀初頭に中国から伝えられたが，栽培されるには

くりの種類と焼ぐり

世界で栽培されているくりには数種の亜種があり，そのうち日本で生産されているニホングリ，中国で生産されているチュウゴクグリ，ヨーロッパで生産されているヨーロッパグリが主要な食用となるものである．

ニホングリは日本と朝鮮半島で栽培されており，チュウゴクグリは中国特産で甘ぐり（焼きぐり）として日本に輸入されており，駅の売店などで「天津甘栗」として販売されてい

る．ヨーロッパグリはトルコ，フランス，イタリア，スペインなどで栽培されていて，料理，ピューレ，菓子，マロングラッセなどに適している．トルコではヨーロッパグリが栽培されており，その生産量は世界第4位である．トルコの首都イスタンブールの観光地では，冬になると屋台が多く出て，焼きたてのくりの計り売りをしている．

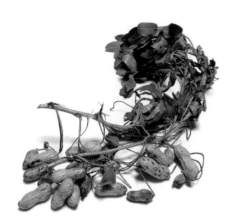

図28 落花生

至らなかった．その後1874年に，内務省によりアメリカから品種を導入して以降，栽培されるようになった．

落花生（殻付き）は，世界では年間約4千万トン栽培されており，中国，インド，ナイジェリアで多く栽培されている（表16）．日本では千葉県の八街市で多く栽培されている．

2）成分，利用法

落花生の成分は，表17に示すように，脂質，たんぱく質を多く含み，また，カリウム，ビタミンB_1，ナイアシンの含量も多い．

落花生は殻のまま，または殻をとっていって食用とする．また，若採りした未熟果を殻のままゆでて食べることもある．ごまやくるみなどと同様に，和え物にも利用されている．加工品としてバターピーナッツ[60]やピーナッツバター[61]，沖縄の郷土料理「ジーマーミ豆腐[62]」などがある．製菓の材料として，和・洋・中いずれにも利用されている．

3）アレルギー表示

落花生を摂食した際にアレルギー症状を示し，その症状が重篤な場合があることから，**特定原材料**として指定されている．落花生を材料としている食品・加工品には，その特定原材料を含む旨の表示が義務付けられている．

G. ぎんなん

ぎんなんは，イチョウ科イチョウ属の内種皮の仁で，堅果類である[63]．主成分は炭水化物であり，そのなかではでんぷんが多い．β-カロテンが他の種実類に比べて多く含まれている．ぎんなんは煮たり，いったりして食用としている．

ぎんなんには，ビタミンB_6の生理作用を阻害する4-メトキシピリドキシンが含まれるため，食べ過ぎると中毒を起こす危険性がある．中毒は子ども（5歳未満）にみられることが多く，1回の摂食量は10個以下とするほうがよい．

ぎんなんは殻を割って実を取り出し，薄皮を除いて食用とする．茶碗蒸しの具材や，ようじや松葉にさして日本料理の前菜などに用いる．

H. その他

その他の種実類の成分を表17に示す．主として，おつまみや製菓用に利用されることが多い．

なお食品のアレルギー表示制度において，前述したように特定原材料（表示義務）として「落花生」があるが，特定原材料に準ずるもの（表示することが推奨）として「アーモンド」，「カシューナッツ」，「くるみ」，「ごま」があげられている．

6 野菜類

A. 野菜類の種類と性質

1）野菜の定義

野菜類は，副食として利用される草本性植物の総称として定義されている．

以前は自生する野草を山菜，栽培によって生産されるものを野菜や蔬菜とよんでいたが，現在はこれらを区別することなく野菜と総称している．また国内で収穫される野菜を日本野菜，海外から輸入されるものを西洋野菜とよんでいた時期もあるが，現在ではこのよ

※60　バターピーナッツ：ヤシ油で揚げた落花生をマーガリンと食塩で味付けしたもの．
※61　ピーナッツバター：いったピーナッツをペースト状にしたもの．スプレッド類．

※62　ジーマーミ豆腐：落花生の絞り汁にいもくず（さつまいもでんぷん）を加えてつくる．
※63　外側の種肉は強い臭気があり，皮膚に触れるとかぶれる場合がある．

うな分類もあまり利用されていない.

2) 野菜の種類と分類

　野菜にはさまざまな種類のものがあり，それらを分類するにはいくつかの方法が用いられる．日常よく耳にする分類としては，例えば緑黄色野菜，伝統野菜，輸入野菜，有機野菜などがある．これらは特定のグループの野菜の総称として使われている.

　一方，すべての野菜を網羅する分類には，

- 植物の遺伝的特性に基づいた自然分類
- 植物のどの部分を利用しているかに基づく利用部位による分類
- これらを合わせた，自然分類を加味した利用部位による分類

などが用いられている．本書では，利用部位による分類（図29）を用いて解説を進めることとする.

　この方法においては，葉の部分を利用する野菜を**葉菜**，根の部分を利用する野菜を**根菜**，果実の部分を利用する野菜を**果菜**，茎の部分を利用する野菜を**茎菜**，そして花の部分を利用する野菜を**花菜**，という5つに分類している．表18に，それぞれの分類に含まれる主な野菜を示す．なお，これら5つ以外でその他に分類されているものはいずれもマメ科に属し，未熟でやわらかいさやなどがそのまま野菜として利用されている.

3) 野菜の性質

　野菜は植物であり，収穫前は地中から栄養素を取り込みながら呼吸や蒸散といった生命活動を行っている．収穫することによって栄養素の供給は絶たれるが，野菜の細胞はまだ生命活動を続けており，それによって徐々に品質が変化する．したがって，収穫後の野菜を保存する際は，野菜の生理現象を制御することが重要である.

①呼吸

　野菜の呼吸は収穫の前後で大きく変化する．収穫前の野菜は，通常の植物の生理現象と同じく二酸化炭素を吸収し，酸素を排出している．ところが収穫後は動物と同じように，酸素を吸収して二酸化炭素を排出するようになる．これは，野菜自身が，貯蔵している栄養成分を消費して生命活動を行っているからである.

　したがって，酸素を消費する呼吸の割合が多くなる

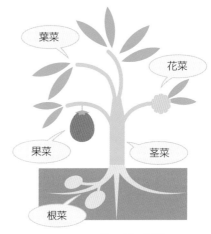

図29　野菜の利用部位

表18　利用部位による分類と主な野菜

分類	主な野菜名
葉菜	あぶらな，キャベツ，こまつな，チンゲンサイ，ニラ，ねぎ，野沢菜，はくさい，ほうれんそう，水菜，レタスなど
根菜	ごぼう，ビート，にんじん，だいこん，かぶ，れんこん，しょうが など
果菜	トマト，なす，ピーマン，ししとう，きゅうり，うり，かぼちゃ，オクラ など
茎菜	あさつき，アスパラガス，うど，ザーサイ，たけのこ，にんにく，わけぎ，たまねぎ，もやし，ゆりね，ふき など
花菜	アーティチョーク，ブロッコリー，カリフラワー，食用菊，ふきのとう，みょうが など
その他	いんげんまめ，さやえんどう，もやし，えだまめ など

ほど野菜中の栄養成分が消費され，品質の劣化につながる．つまり収穫後の野菜の品質を保つためには，酸素を消費する呼吸を抑制することが重要である.

　野菜の呼吸量は，野菜1 kgが1時間に排出する二酸化炭素量（mg）で表される．表19に一部の野菜の呼吸量およびグルコース消費量を示している．1℃で保存した場合と比較して，15〜20℃で保存すると呼吸量およびグルコースの消費量が約2〜6倍に増加していることがわかる．すなわち温度が高いほど野菜が貯蔵しているグルコースが消費され，より多くの二酸化炭素が排出されていると考えられる.

　このことから，野菜は低温で保存することにより呼吸が抑制され，劣化を遅らせることができる.

表19　野菜の呼吸量とグルコース消費量

野菜名	温度(℃)	呼吸量		グルコース消費量(mg/kg/時)
		CO₂排泄量(mg/kg/時)	1℃の呼吸に対する比率(%)	
セロリ	1	13.9	100	9.5
	20	54.9	395	37.3
パセリ	1	33.0	100	22.4
	20	202.9	615	138.0
さやえんどう	1	18.8	100	12.8
	5	27.9	148	19.0
	10	33.7	179	22.9
	15	50.3	268	34.2

②低温障害

前述のように，野菜は低温で保存することにより品質の劣化を遅らせることができる．しかし，野菜によって保存に適した温度は異なっている．図30に示すように，キャベツ，はくさい，ほうれんそうなどは氷結前の0℃前後が適温である．トマト，なす，じゃがいも，きゅうりでは7〜10℃が適温となり，さつまいもやしょうがでは13〜15℃が適した温度である．

一部の野菜においては，適温よりも低い温度で保存した場合，**低温障害**を示すことが知られている．例えば，なすやきゅうりを0℃近くで保存すると，1週間くらいで果肉のやけや軟化といった変化が現れる．あるいはさつまいもを5℃で保存すると，褐変や腐敗が起こることが知られている．これは低温によって野菜の代謝異常が起こり，障害となって現れるためといわれている．

したがって野菜を低温で保存する場合は，それぞれに適した温度を設定することが重要である．

③蒸散

蒸散とは，野菜から水分が蒸発することである．植物は気孔を通して呼吸および水分の蒸散を行っている．収穫後の野菜においてもこの生理現象は続いているが，水分が供給されない状態になっているため，蒸散によって野菜自身の水分は損失されていく．これが続くとやがて萎凋※64や肉質の変化が現れ，野菜の品質が劣化する．アスパラガス，きゅうり，セロリ，なす，ほうれんそうなどは特に蒸散による品質への影響が大きい．

※64　萎凋：水分を失ってしおれること．

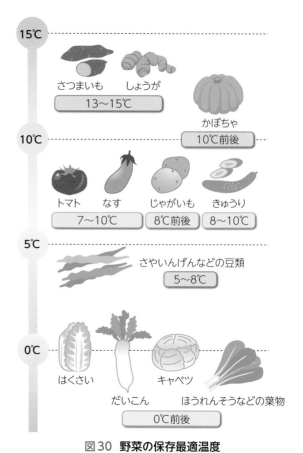

図30　野菜の保存最適温度
（文献1をもとに作成）

蒸散を抑制するためには，低温保存やプラスチックフィルムによる包装などが有効である．

B. 野菜類の成分

生鮮野菜は水分含量がおよそ90〜95％であり，固形分としては糖質や食物繊維などの炭水化物が主である．ビタミンやミネラルが豊富なものもあり，また野菜を利用する際の特徴となる呈味成分や色素成分も含まれている．また近年，野菜に含まれるポリフェノールなどのフィトケミカル（植物性化学物質）による生体調節機能が注目されている．

1）栄養成分

①炭水化物

野菜に含まれる炭水化物は主として食物繊維やでんぷんであり，単糖類〜オリゴ糖類はほとんど含まれて

いない．特に食物繊維を含むものが多く，野菜の主成分であるともいえる．食物繊維の種類としては，セルロース，ヘミセルロース，ペクチン，リグニンなどがあげられる．表20に食物繊維含有量の多い野菜をあげたが，グリーンピース，パセリ，ごぼう，ゆりねなどでは，100 g 中の含有量が6 g 以上にも達する．

②たんぱく質，アミノ酸

たんぱく質の含有量はそれほど多くはなく，1.0～2.5％程度である．特に根菜や花菜では含量が低い．一方，アスパラガスのアスパラギン酸やえだまめのグルタミン酸のように遊離アミノ酸を比較的多く含むものもあり，野菜の味に関与している．

③ビタミン

ビタミンは水溶性ビタミンと脂溶性ビタミンに大別できるが，野菜に含まれるのは主として水溶性ビタミンであるビタミンB群とビタミンC，そして脂溶性であるビタミンAの前駆体となるカロテン類である．

水溶性ビタミンは生体内におけるさまざまな代謝反応の補酵素としてはたらいている．一方，カロテン類は生体内でビタミンAに変換され，視覚機能や上皮の分化などに関与している．特に緑黄色野菜はこれらのビタミン類を豊富に含むものが多い．

④ミネラル（無機質）

野菜はミネラルの供給源としても重要である．特に日常不足しがちなカリウムの含有量が高く，表21に示すようにパセリ，ゆりね，にんにくなどに多く含まれる．その他にもカルシウム，マグネシウム，鉄なども野菜からの摂取量は多い．

2）呈味成分

①辛味成分

一部の野菜には辛味を呈するものがあり，例えばとうがらしにはカプサイシン，しょうがにはジンゲロール，たまねぎにはスルフィド類など，それぞれ特有の辛味成分を含んでいる．

だいこんやわさびにはそのままでは辛味成分は含まれていないが，調理での切断，破砕によって細胞が破壊され，その際に辛味成分が生成する．これは辛味を示さない前駆体である**グルコシノレート**が，細胞の破壊によって**ミロシナーゼ**とよばれる酵素と接触し，辛味を示す**イソチオシアネート**に変化するためである（図31）．

②えぐ味成分

たけのこのなかにはえぐ味を示す**ホモゲンチジン酸**が含まれている．この物質はさといもにも存在する（本章2-G参照）．

③香気成分

野菜には特徴的な香気成分を有するものが存在する．きゅうりの青臭い香りの原因はノナジエナールが主体

表20　食物繊維を多く含む野菜

野菜名	含量	野菜名	含量
グリンピース	8.6	ブロッコリー	4.3
にんにく	6.8	しゅんぎく	3.7
パセリ	6.8	たらのめ	3.6
ごぼう	6.1	ほうれんそう	3.6
ゆりね	6.0	みずな	3.6
あしたば	5.3	ししとう	3.6
芽キャベツ	5.2	モロヘイヤ	3.5
オクラ	5.2	たけのこ	3.3
和種なばな	4.3	カリフラワー	3.2
にら	4.3	さやえんどう	3.1
ふきのとう	4.2	わらび	3.0
西洋かぼちゃ	4.1	糸みつば	3.0
そらまめ	4.0	にんじん（皮なし）	2.8

可食部100 gあたりの含有量（g）
調理法が複数あるものはゆでた値を示した（にんにくは油いため）．
（文献2をもとに作成）

表21　カリウムを多く含む野菜

野菜名	含量	野菜名	含量
パセリ	1000	サニーレタス	410
ゆりね	690	セロリ	410
にんにく（油いため）	610	にら	400
しそ	500	あしたば	390
えだまめ	490	そらまめ	390
ほうれんそう	490	水菜	370
リーフレタス	490	みつば	360
日本かぼちゃ	480	ししとう（生）	340
芽キャベツ	480	クレソン	330
たけのこ	470	こねぎ	320
つまみ菜	450	ズッキーニ	320
ふきのとう	440	レッドキャベツ	310
サラダ菜	410	モロヘイヤ	160

可食部100 gあたりの含有量（mg）
調理法が複数あるもののうち，記載のないものはゆでた値を示した．
（文献2をもとに作成）

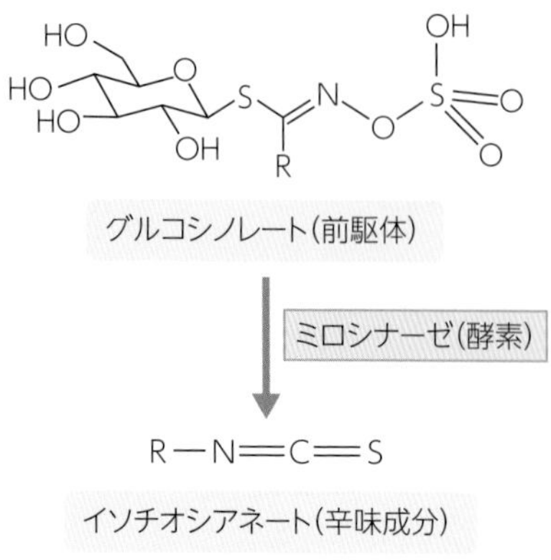

図31 イソチオシアネートの生成

表22 野菜に含まれる主な色素

色素グループ	色素名	色調	主な野菜
クロロフィル	クロロフィルa	緑～青緑	緑黄色野菜全般
カロテノイド	α-カロテン	橙	にんじん
	β-カロテン	橙	にんじん，とうがらし
	リコペン	赤	トマト
	カプサンチン	赤	赤ピーマン
	ルテイン	黄～黄赤	ケール，ほうれんそう
	ゼアキサンチン	黄～黄赤	パプリカ，ほうれんそう
アントシアニン	シアニン	赤～紫～青	赤かぶ，赤しそ
	シソニン	赤～紫～青	ちりめんじそ
	ナスニン	赤～紫～青	なす

（姉妹書「食品学I 改訂第2版」第3章2も参照）

である．同じくキャベツの青臭さはヘキセナールが原因物質である（姉妹書「食品学I 改訂第2版」第5章9-A参照）．

たまねぎ，にら，らっきょうなどのネギ属の独特の香りは含硫化合物であるスルフィド類に由来している．にんにくの強烈な臭気は**アリシン**という含硫化合物による．これはにんにくを切断や破砕したときに生成する物質であり，無臭の**アリイン**が**アリイナーゼ**という酵素のはたらきによってアリシンに変化することでにおいを発する（姉妹書「食品学I 改訂第2版」第3章4-B-2参照）．

④うま味成分

前述のように，アスパラガスのアスパラギン酸やえだまめのグルタミン酸のなどの遊離アミノ酸が，うま味成分として含まれている．

3）色素成分（表22）

①クロロフィル

野菜に多い緑色は，葉緑素であるクロロフィルによる．クロロフィルaは調理の際の加熱や，保存の際の光によって構造が変化し，褐色へと退色する．また酸の存在によっても退色が認められるので，食酢などを用いて調理した場合は速やかに食するほうが望ましい．

②カロテノイド

カロテノイドは黄～赤色を示す物質である．代表的なものとしてはにんじんに含まれるβ-カロテン，トマトのリコペンなどである．その他，α-カロテン（橙），ルテイン（黄～黄赤），ゼアキサンチン（黄～黄

赤）などが存在する．

③アントシアニン

赤～紫～青色を示す物質である．pHによって色調が変化し，加熱にも弱く退色しやすい．赤かぶのシアニン，ちりめんじそのシソニン，なすのナスニンなどがある．

4）機能性成分

近年，野菜や果物に含まれる**フィトケミカル**（植物性化学物質）の生体調節機能が着目されている（表23）．また，アメリカで提唱されているがん予防が期待できる食品（デザイナーフーズ）にも多くの野菜類が取り上げられている（図32）．

①食物繊維

食物繊維はさまざまな野菜に比較的多く含まれており，最も重要な機能性成分である．不溶性のセルロース，ヘミセルロースや可溶性のペクチンなどが多い．食物繊維の生体調節機能として，血中脂質・コレステロールの低下，血糖値の低下，腸内環境の改善，大腸がんの予防などがあげられる．

②ポリフェノール

ポリフェノールにはさまざまな種類が存在する．野菜には前述の色素成分であるアントシアニンの他，フラボノイド，ハイドロキシケイ皮酸類が比較的多く含まれる．いずれも強い抗酸化性を有し，さまざまな疾病の改善および予防効果が期待できる．

アントシアニンは紫色の野菜に多く含まれ，目の機能向上，眼精疲労の回復などの効果を有する．たまね

ぎに含まれるケルセチンはフラボノイドの一種であり，抗炎症，動脈硬化予防，毛細血管の増強などのはたらきをもつ．同じくフラボノイドであるルチンも毛細血管を丈夫にし，高血圧や動脈硬化を予防する作用を有している．ごぼう，なすなどに多く含まれるクロロゲン酸はハイドロキシケイ皮酸の一種であり，がん予防，老化防止などが期待される．

その他，しょうがに多く含まれるジンゲロールも強い抗酸化作用を有するとともに，血行を促進して新陳代謝を活発にする効果が期待できる．

③カロテノイド

カロテノイドは黄〜赤色を示す脂溶性の物質であり，緑黄色野菜に多く含まれている．カロテノイドで最も古くから注目されているのは，にんじんの色素成分であるβ-カロテンであり，抗酸化作用を有するとともに，がん予防との関係について多くの研究が行われている．またα-カロテンもβ-カロテンと同様に抗酸化作用を示し，細胞の老化を防いでがんの発症を抑える効果が期待できる．

リコペンはトマトの赤色を示す成分であり，β-カロテンよりも強い活性酸素除去作用を有し，消化器系のがんの発症を抑制するはたらきをもっている．また，赤ピーマンの色素であるカプサンチンも同様のはたらきを有している．

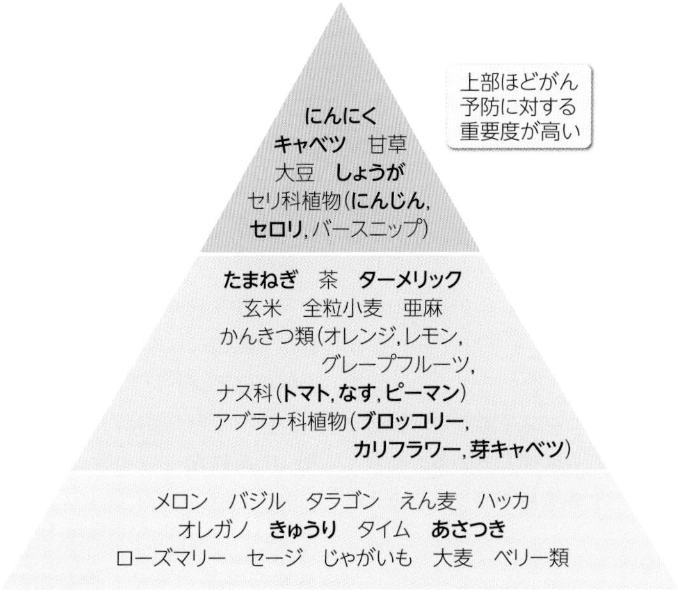

表23 野菜に含まれる機能性成分と期待される効果

	機能性成分	期待できる効果
食物繊維	水溶性食物繊維	血中脂質・コレステロール・血糖値低下
	不溶性食物繊維	腸内環境の改善，大腸がんの予防
ポリフェノール	アントシアニン	眼精疲労回復，目の機能向上
	ケルセチン	毛細血管増強，抗炎症，動脈硬化予防
	ルチン	毛細血管増強，高血圧・動脈硬化予防
	クロロゲン酸	がん予防，老化防止
	ジンゲロール	血行促進，新陳代謝促進
カロテノイド	α-カロテン	がん予防，細胞の老化予防
	β-カロテン	がん予防
	リコペン	消化器系がんの予防
	カプサンチン	消化器系がんの予防
	ルテイン	視力回復，目の老化予防
	ゼアキサンチン	視力回復，目の老化予防
含硫化合物	アリシン	がん予防，疲労回復
	ジスルフィド	がん予防，血糖値低下
	イソチオシアネート	がん予防

図32 デザイナーフーズにおける野菜の位置づけ (アメリカ国立がん研究所)
太字は野菜類．

その他，ほうれんそうに含まれるルテインやゼアキサンチンには視力の低下を抑制し，目の老化を防ぐ効果が期待できる．

④含硫化合物

含硫化合物は独特のにおいを有しており，たまねぎ，にんにく，ねぎ，らっきょう，にらなどのネギ属の香気成分である．前述のアリシン，ジスルフィド（スルフィド類の一種），イソチオシアネートなどが存在し，いずれも発がん抑制の効果が期待できる．またアリシンの疲労回復や，スルフィドの血糖値低下効果などのはたらきも知られている．

C. 葉菜

1）はくさい

味にクセのない野菜であり，煮物，蒸し物，鍋物などの煮る料理や漬物などによく利用される．しおれたり，変色したりすることも少なく，比較的保存がきく野菜である．

2）キャベツ

収穫される時期により，春キャベツ，夏・秋キャベツ，冬キャベツなどともよばれる．春キャベツ，および高原でつくられる夏・秋キャベツは葉がやわらかく料理の添え物として生食に向いており，一方，冬キャベツは球が締まり葉がしっかりとしているので炒め物などの加熱調理に向いている．

ビタミンCが比較的多く，100 g中に30〜50 mg含まれている．

3）ほうれんそう（図33）

カロテノイドやビタミンB群，Cを多く含み，ミネラルも豊富な緑黄色野菜である．一方，硝酸イオンやシュウ酸といった味的に好ましくない成分も含んでおり，調理する場合はゆでてアク抜きをしてから用いる場合が多い．

4）レタス

いわゆるレタスは結球する玉レタスであるが，結球しない葉レタスや，ちしゃなども流通している．水分が約96％と多く，パリパリとした食感が好まれ生食される場合が多い．

5）ねぎ

葉ねぎの青ねぎと，根深ねぎの白ねぎが流通してい

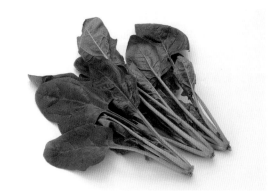

図33　ほうれんそう

る．いずれも特有の香気と辛味を有するが，これは含硫化合物のスルフィド，ジスルフィドに由来している．

D. 根菜

1）だいこん

日本において古くから利用されてきた野菜であり，品種も多様で食べ方もさまざまである．比較的多くのビタミンC，および消化酵素の一種であるジアスターゼを含むことが特徴である．

だいこんをすりおろしたときに感じる辛味はイソチオシアネートに由来する．これは前述（本節B-2）のとおり，前駆体のグルコシノレートがすりおろされたことにより酵素であるミロシナーゼと接触し，そのはたらきによってイソチオシアネートが生成して辛味を呈するからである．ただし，すりおろしてから時間が経つとともに，イソチオシアネートは徐々に減少していく．

2）かぶ

品種が多く，大かぶ，中かぶ，丸かぶ，長かぶ，赤かぶ，白かぶなど，色や形，大きさもさまざまである．漬物や煮物にして食べられる場合が多い．赤かぶの赤〜紫色はアントシアニン類である．葉も食用に用いられ，漬物の野沢菜はかぶの変種の葉を利用している．

3）にんじん

橙色で短い西洋にんじんと，紅色で長い金時にんじんなどの日本にんじんがあるが，近年は西洋にんじんが多く出回っている．野菜類のなかではスクロースやグルコースを多く含有し，甘味が強い．色素成分とし

てビタミンAの前駆体となる**β-カロテン**を多く含んでいる.

4) ごぼう

一般に欧米では食用とされておらず,日本固有の野菜である.食物繊維の含有量が高く,フルクトースの重合体である**イヌリン**を主成分とし,その他にもセルロースやリグニンなどを含んでいる.またポリフェノールの一種である**クロロゲン酸**の含有量が高く,切り口が時間とともに変色するのはクロロゲン酸が酸化されて褐変物質を生成するからである.

5) れんこん (図34)

はすの地下茎が肥大した部分を野菜として利用している.野菜のなかでは水分含量が少なく,炭水化物の含有量が15.5%と比較的多い.そのほとんどはでんぷんであるが,ペクチンやヘミセルロースなどの食物繊維も含有する.また,ビタミンCやポリフェノールの含有量も多い.

E. 果菜

1) トマト

生食用の桃色系と加工用の赤色系に大別される.いずれも赤色の色素成分として,カロテノイドの一種である**リコペン**を含んでいる.特に赤色系はリコペンの含有量が高く,桃色系の数倍である.また糖質としてグルコース,フルクトースを含有するため甘味を有し,食物繊維としてはペクチンを含有する.

2) きゅうり

水分含量が高く,他の野菜と比較して栄養価は低いが,独特の味と香り,食感が好まれ汎用されている.特有の青臭さは,香気成分として含まれている**ノナジエナール**に由来する.サラダや漬物としての利用が多い.

3) ピーマン

とうがらしの一種で甘味を有するものをピーマンとよんでいる.緑黄色野菜の一種であり,ビタミンCとカロテノイドを豊富に含んでいる.緑色の色素は**クロロフィル**,赤色の色素は**カプサンチン**である.熱を加えてもほとんど変色しないので,加熱調理に向いている.

4) かぼちゃ

日本かぼちゃ,西洋かぼちゃ,ペパかぼちゃなどが

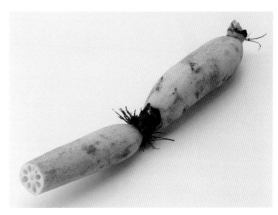

図34 れんこん

ある.ちなみにズッキーニはペパかぼちゃの一種である.でんぷんの含有量がいも類と同程度に高く,甘味が強い.果肉の黄～橙色はカロテノイドである.栄養成分は日本かぼちゃよりも西洋かぼちゃのほうが高い.

5) なす

きゅうりと同じく比較的栄養価の低い野菜であるが,色,風味,食感などが好まれて幅広く利用されている.皮の紫色はアントシアニンの一種である**ナスニン**に由来している.また果肉には**クロロゲン酸**類を多く含み,抗酸化性の高い野菜である.調理においては油との相性がよく,いため物や揚げ物によく利用される.

F. 茎菜

1) たまねぎ

いろいろな料理との相性がよく,世界的にも広く用いられている野菜である.生食する場合には刺激臭と辛味を感じるが,これは**スルフィド類**などの含硫化合物に由来する.一方,加熱するとこれらの辛味成分が消失して甘味が強くなる.これはもともとグルコース,フルクトースなどの単糖類,オリゴ糖類を多く含んでいるからである.またフラボノイドの一種である**ケルセチン**の含有量が高く,動脈硬化予防などの生体調節機能が期待される.

2) アスパラガス

栽培法の違いによって,緑色のグリーンアスパラガスと,白色のホワイトアスパラガスが存在している.近年,アントシアニンを含有した紫色のアスパラガス

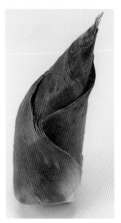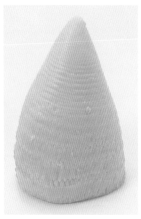

図35 たけのこ
左：皮付き，右：ゆでたもの

も流通している．遊離アミノ酸として**アスパラギン酸**を多く含み，うま味が強いのが特徴である．

3) たけのこ（図35）

竹の幼茎をたけのことして食用に利用している．チロシン，グルタミン酸，アスパラギン酸などの遊離アミノ酸を多く含み，うま味が強い．一方，えぐ味成分である**ホモゲンチジン酸**も含まれているため，調理の際はゆでてえぐ味を除くことが必要である．

4) にんにく

主として茎の肥大した部分を用いるが，茎なども野菜として流通している．にんにくの特有の臭気は**アリシン**である．これは前駆体である**アリイン**が，切断や破砕によって酵素である**アリイナーゼ**に接触してアリシンに変化することで，においを発するようになる．アリシンはビタミンB_1と結合してアリチアミンに変化することによって，ビタミンB_1の吸収を高めるはたらきをもつ．

G. 花菜

1) ブロッコリー

緑色の花蕾とやわらかい茎を食用としている．食物繊維，ビタミンC，カロテノイド，ミネラル類を多く含み，栄養価に富んだ野菜である．ブロッコリーの芽であるブロッコリースプラウトに多く含まれる**スルフォラファン**はイソチオシアネートの一種であり，発がん抑制作用が期待されている．

2) カリフラワー

ブロッコリーの変種であり，ブロッコリーの緑色に対して白色をしている．ブロッコリーと同様にビタミンCが多く，肉質がやわらかで消化がよい野菜である．

H. その他

1) さやえんどう

えんどうの若くてやわらかいさやを野菜として利用している．ビタミンCと食物繊維の含有量が多い．調理の際はゆでて味付けをし，食用とする．

2) もやし

緑豆，大豆などを暗所で発芽させたものを野菜として利用している．シャキシャキとした食感が特徴である．

7 果実類

A. 果実類の種類と性質

1) 果実の定義

受粉後の花の一部が肥大して実になったものを果実といい，そのなかでも特に食用となるものを果物とよんでいる．本来，果物とは樹木につく果実であるが，草本性の植物にできる果実であるメロン，すいか，いちごなども一般的には果物に分類されている．また，くり，くるみ，ぎんなんのように外皮が非常にかたくなった果実は，食品成分表では種実類に分類されている（本章5参照）．

果実は植物の子房あるいはその周辺組織が肥大して形成される．その際の肥大のしかたの違いによって，**真果**と**偽果**に大別される（図36）．もものような真果では子房が肥大して果肉となる．一方，偽果は子房およびそれ以外の部分に由来し，りんごでは花托が肥大して果肉を形成する．また，いちごも花托が肥大した偽果であるが，表面にある粒々は，1つひとつが子房に由来している真果である．

2) 果実類の種類と分類（表24）

果実類にはさまざまなものが存在するが，その形態や利用する部位によって，仁果類，準仁果類，核果類，漿果類に分類される．

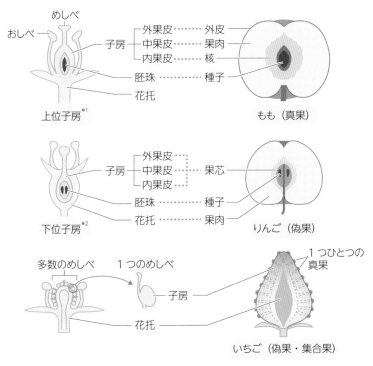

図36 花と果実の関係

＊1　上位子房：子房が成熟し，種子を有する果実を形成する．
＊2　下位子房：子房以外に花托などが加わって果実を形成する．
（文献3より引用）

表24　果実の分類

分類		主な果実
仁果類	偽果	りんご，なし など
準仁果類	真果	かき，かんきつ類 など
核果類	真果	もも，すもも，うめ，さくらんぼ など
漿果類	真果および偽果	ぶどう，ブルーベリー，いちご など

　仁果類は偽果であり，子房は果肉の中に取り込まれ芯の部分となり，花托が肥大して果肉となる．りんご，なしなどが含まれる．

　準仁果類は子房が発達して果肉となった真果であり，かきとかんきつ類が含まれる．果実の構造が仁果と似ていることから準仁果とよばれている．なお，かんきつ類は果肉が多汁性のため，漿果類に分類される場合もある．

　核果類も果肉が子房に由来する真果であり，果肉に相当する部分は肥大した中果皮である．その内側にか

たくなった内果皮があり，核とよばれ，本来の種子はこの核のなかに存在している．核果類には，もも，さくらんぼ，うめなどが含まれる．

　漿果類には多汁性の果肉をもつ果実が分類されており，真果と偽果が混在する．ぶどう，ブルーベリーは真果であるが，いちごは偽果である．また，くり，くるみ，ぎんなんのような皮が非常にかたくなったものを堅果類とよぶ場合もある（本章5-A参照）．

3）果実類の性質

①植物に対するエチレンの生理作用

　エチレンは植物界に広く分布する気体であり，植物ホルモンとしてのはたらきをもつ．エチレンは植物体中で生成され，植物に対して果実，葉，花弁の老化や発根の促進などの作用を表す．特に植物の組織が老化するときに，エチレンの生成が誘導され，植物の老化，成熟を促進する．

　収穫後の果実の保存中に著しい呼吸量の増加が認め

られる場合があり，この変化もエチレンによって促進される．このような急激な呼吸量の増加を**クリマクテリックライズ**といい，この過程を経る際に果実が急激に熟成する．このような急激な熟成を示す果実はクリマクテリック果実といわれ，バナナ，りんご，もも，メロンなどがあげられる．一方，かんきつ類，ぶどう，いちじくなどはこのような急激な変化を示さず，非クリマクテリック果実とよばれている．

②クリマクテリックライズの前後における果実の生化学的変化

バナナは通常，果肉がかたい緑色の状態で輸入され，貯蔵されている．このまま保管を続ければやがてエチレンが生成してバナナが熟成するが，この際にクリマクテリックライズが生じる．

図37にバナナのクリマクテリックライズ前後における呼吸量および糖質量の変化を示しているが，貯蔵15日目から呼吸量が急激に上昇していることがわかる．そして呼吸量の上昇に伴ってでんぷんが分解されて減少し，スクロース，グルコース，フルクトースなどの甘味を示す糖質が増加している．このような変化を経て，バナナは甘くやわらかい食べ頃の状態となる．

クリマクテリックライズは自然に生じる現象であるが，一部の果実では人工的にエチレンガス処理を行ってクリマクテリックライズを生じさせ，出荷に合わせて熟成させている．

B. 果実類の成分

果実類は水分含量が多く，果物のみずみずしさを示す要因となっている．固形分としては炭水化物が多く，一部の果実を除いてたんぱく質や脂質の含量はあまり多くない．ビタミン類ではビタミンCの他，β-カロテンやビタミンEを含む果実もある．ミネラル類ではカリウム，カルシウム，マグネシウム，鉄などが含まれている．また，果実の味に関与する呈味成分や香気成分，生体調節機能を有する機能性成分などの存在も重要である．

1）栄養成分

①炭水化物

食用とする成熟した果実ではでんぷん量は少なく，グルコース，フルクトース，スクロースなどの低分子の糖質と食物繊維が主体である．食物繊維としてはセルロースやペクチンの存在量が多い．ペクチンは未熟な果実ではセルロースなどと結合したプロトペクチンの状態だが，熟するに伴ってセルロースから遊離した可溶性のペクチンとなり，それに伴って果肉もやわらかくなる．

②ビタミン

果実ではビタミンCの含有量が高いのが特徴である．

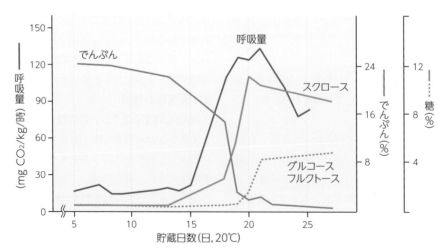

図37　保存中におけるバナナの呼吸量および糖質量の変化
（文献3より引用）

ビタミンCは果実の鮮度の指標であり，鮮度の低下に従って含有量は低下していく．また，みかん，かき，あんず，マンゴーなどにはプロビタミンAであるβ-カロテンやクリプトキサンチンが含まれている．その他，アボカドやオリーブなどはビタミンEも含有している．

③ミネラル（無機質）

果実類のミネラルの総量は灰分として1％前後である．特にカリウムの含有量が高く，日常生活において果実は重要なカリウム源である．その他にはカルシウム，マグネシウム，鉄などの存在が認められる．マグネシウムは緑色色素であるクロロフィルの構成成分でもある．

2）呈味成分

ほとんどの果実は甘酸っぱいおいしさを呈しており，甘味成分と酸味成分をあわせもっている．

①甘味成分

甘味成分は，図38に示すようなグルコース，フルクトース，スクロースなどの単糖類および二糖類が主体である．

しかし，果実によって含まれる糖の種類と量は異なっており，ぶどう，なし，さくらんぼなどはグルコースとフルクトースを主体としており，還元糖型である．一方，バナナ，ももなどはスクロースを主体とするス

クロース型である．また，さくらんぼやなしなどには，糖アルコールである**ソルビトール**も含まれている（表25）．

②酸味成分

果実に含まれる主な酸味成分は，図39に示す**クエン酸，リンゴ酸，酒石酸，キナ酸**の有機酸類である．

果実によって含まれる酸の種類や量は異なっているが，レモンやグレープフルーツなど，酸味の強い果実にはクエン酸含量の割合が高いものが多い．一方，りんごの有機酸はリンゴ酸が主体であり，酒石酸はぶどうに特有の酸味成分である．その他，キウイフルーツにはキナ酸が含まれている（表26）．キナ酸はプラムやクランベリーなどにも多く含まれており，尿を酸性化して尿路感染症を予防するはたらきが知られている．

3）香気成分

果実のおいしさは，水分の多さによるみずみずしさ，酸と糖による甘酸っぱさ，そして嗅覚を刺激する香気成分によっている．一般に香気成分は種類が多く，微量で強い香りを感じさせる．大半の果実では，さまざまな香気成分が混在することによってそれぞれの果実特有の香りを呈している．

主な香気成分としては，かんきつ類に含まれるリモネンなどのモノテルペン類やアルデヒド類，バナナに

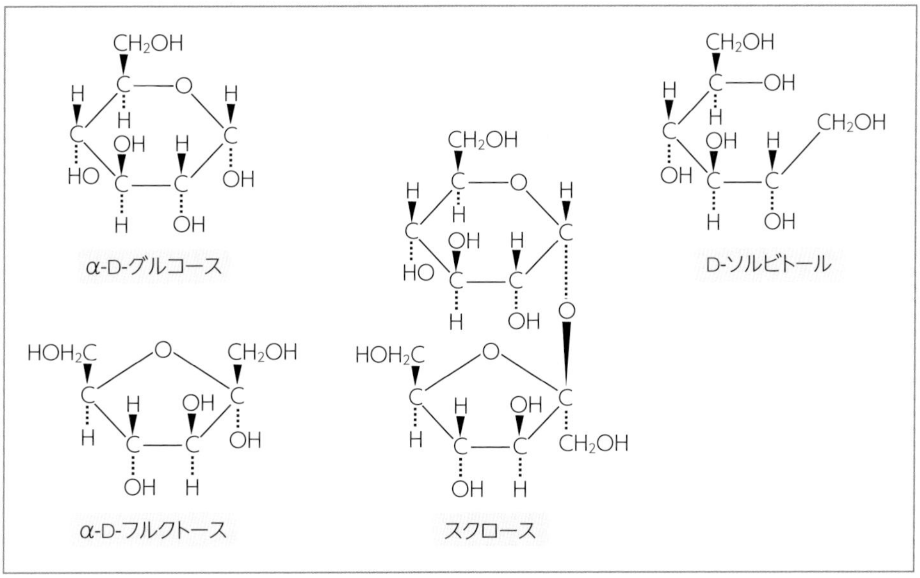

図38 果実中の甘味成分

表25　主な果実中の糖と含有量

果実名	全糖量	スクロース	グルコース	フルクトース	ソルビトール
うめ	0.5	—	0.2	0.1	0.3
すもも	7.5	4.4	1.6	1.5	1.0
もも（白肉種）	8.0	6.8	0.6	0.7	0.3
さくらんぼ	(13.7)	(0.2)	(7.0)	(5.7)	(2.2)
りんご（皮なし）	12.2	4.8	1.4	6.0	0.7
日本なし	8.1	2.9	1.4	3.8	1.5
ぶどう（皮なし）	(14.4)	(0)	(7.3)	(7.1)	(0)
甘がき	13.1	3.8	4.8	4.5	—
みかん	8.9	5.3	1.7	1.9	—
バナナ	18.5	10.5	2.6	2.4	—

可食部100 gあたりの含有量(g)　（　）：推計値
（うめ，すもも以外は文献4をもとに作成）

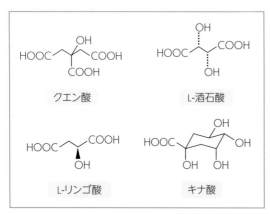

図39　果実中の酸味成分

表26　主な果実中の有機酸含有量とその種類

果実名	有機酸量	主な有機酸
いちご	約1.0	クエン酸（70%以上），リンゴ酸
うめ	4.0〜5.0	クエン酸（40〜80%），リンゴ酸
みかん	0.8〜1.2	クエン酸（90%），リンゴ酸
かき	約0.05	リンゴ酸，クエン酸
キウイフルーツ	1.0〜2.0	キナ酸（36%），クエン酸
グレープフルーツ	約1.0	クエン酸（90%），リンゴ酸
すもも	1.0〜2.0	リンゴ酸（大部分），クエン酸
バナナ	0.1〜0.4	リンゴ酸（50%），クエン酸
ぶどう	約0.6	酒石酸（40〜60%），リンゴ酸
りんご	0.2〜0.7	リンゴ酸（70〜95%），クエン酸
レモン	6.0〜7.0	クエン酸（大部分），リンゴ酸

可食部100 gあたりの含有量(g)

「毎日くだもの200グラム運動」とドライフルーツ

　多くの疫学研究により，野菜や果物の摂取量と，がん，心臓病，Ⅱ型糖尿病などの疾患の発生率に一定の負の相関関係があることが明らかにされている．これは，野菜や果物に含まれる栄養成分や機能性成分のはたらきによるものと考えられている．

　これに対し，私たちの日常の食生活において，野菜や果物は不足がちなのが現状である．そこで，もっと果物を摂取してより健康な生活をめざそうという「毎日くだもの200グラム運動」が提唱されている．日常の食事の主菜，副菜として取り入れやすい野菜と違い，果物は嗜好性が高いう

え高価なものが多く，また長期保存に向いておらず，毎日食べることは難しい．現状の摂取量は，平均1日およそ100 gと約半分である．

　そこで筆者らは，ドライフルーツを日常の生活に取り入れて果物不足を解消することを提案している．ドライフルーツは果物の栄養成分，機能性成分のほとんどを高濃度で保持し，保存性がよくて持ち運びしやすく，そして比較的安価である．工夫次第ではさまざまな料理にも利用できるので，ぜひドライフルーツを活用して，果物の摂取不足を解消してほしい．

含まれる酢酸イソアミルなどの酢酸エステル類，パイナップルの脂肪酸エステル類，もものγ-ノナラクトンなどがあげられる（姉妹書「食品学Ⅰ 改訂第2版」第3章4-A，Bも参照）.

4）機能性成分

　果実には野菜と同様にフィトケミカルが多く含まれ，これらのはたらきによる生体調節機能が期待される．果実に多い機能性成分としては，食物繊維，ポリフェノール，カロテノイド類であり，それぞれの成分がさまざまな機能性を有している（表23）.

C. その他

1）果実類の加工と利用

　果実類はデザートとして生食される他に，さまざまな食品に加工されている．加工食品においても，おやつに適した嗜好性の強いものが多い.

①果実飲料

　搾汁した果汁をそのまま飲料にした100％ストレート果汁は，果実本来の風味を有しおいしいが，一般に高価である．また，いったん果汁を濃縮，保存し，必要に応じて水を加えてもとの濃度に戻した濃縮還元ジュースでは，ストレート果汁と比較して風味は劣るものの，安価で流通量が多く，日常の利用に適している．その他，果汁を薄めたものやブレンドしたもの，炭酸を注入したものなど，さまざまな製品が製造されている（第5章3-D参照）.

②ジャム類

　ジャムやマーマレードは，果実に含有されるペクチンを利用した食品である．果肉，果皮，果汁などに砂糖（スクロース）を加えて煮詰めることにより，水分が蒸発して有機酸と糖の濃度が上がり，果実由来のペクチンがゲル化して粘性を呈するようになる．工業的には，食品加工用の粉末ペクチンを添加しているものが多い.

③缶詰類

　原料となる果実を洗浄，切断，除核，剝皮し，ブランチング（ゆでる工程）により果実の酵素を失活させ，充塡液とともに缶に密閉した後，加熱殺菌する．市場に最も多く出回っているのはみかんの缶詰であり，その他，もも，パイナップルの缶詰などもよく利用され

ている.

④ドライフルーツ類

　ぶどう，プラム，もも，アプリコット，いちじくなどの果実は乾燥してドライフルーツとして利用されている．これらは生の果実そのままを天日，あるいは乾燥機にて乾燥し，水分を50％以下まで低減化させている．果実の栄養成分，機能性成分はほとんど保持され，さらに水分が低いことから保存性に優れる食品である．乾燥の際に砂糖を加えるものもあり，こちらは果実本来の味よりも甘味が強くなっている.

8 きのこ類

A. きのこ類の基礎知識

1）きのことは

　きのことは，菌類のうち肉眼で確認ができる比較的大型の子実体[※65]を形成するものを指す．多くの食用きのこは担子菌[※66]に属し，子嚢菌[※66]に属するきのこはトリュフや冬虫夏草など一部のものに限られる．現在，日本では3,000〜4,000種のきのこが確認されており，そのうち食用にできるのは約300種といわれている.

　また，きのこは日本人にとってなじみの深い食材であるとともに，古来より漢方などとして利用され，薬効がある程度明らかになっているものも多数ある.

2）栽培品種と利用法

　世界的にみると，栽培きのことしては圧倒的にツクリタケ（日本では通常マッシュルームとよばれる）の生産量・消費量が多く，しいたけ，フクロタケと続き，これらは世界三大栽培きのことよばれている.

　日本においては，以前はしいたけ，えのきたけ，なめこ，ひらたけなどが一般に手に入る主な栽培品種であったが，近年は新たにまいたけ，エリンギ，ぶなしめじ，ほんしめじなどの人工栽培が可能となり，スー

[※65]　子実体：菌類が胞子を形成するためにつくる組織化した菌糸の集合体を指す．大型のものを一般にきのことよぶ.
[※66]　子嚢菌，担子菌：菌類とは真核細胞をもつ微生物を指すが，菌類の有性生殖の際に子嚢器の内部に子嚢胞子を形成するものを子嚢菌類，担子器の外側に担子胞子を形成するのものを担子菌とよぶ.

パーなどで手に入るようになってきた．さらに，さまざまな薬効が明らかとなっているヤマブシタケ，独特の食感が特徴的なユキレイタケ，鮮やかな黄色のタモギタケや，紅色のトキイロヒラタケなどといった珍しいきのこも，人工栽培が可能になったことより比較的容易に手に入るようになっている．

また，百貨店などの健康食品コーナーやインターネットでの通信販売などでマンネンタケ，アガリクス，メシマコブの加工品なども購入できるようになってきており，きのこの有する機能性に関する研究も活発になってきている．

きのこは日本のみならず世界各地において，その地域の食文化に深く浸透している食品素材であり，香りや食感を楽しむだけでなく，古来より健康維持や滋養強壮に効果的であると信じられ，食用，薬用として用いられてきた．

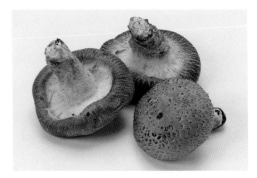

図40　しいたけ

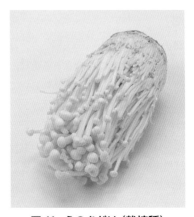

図41　えのきだけ（栽培種）

B. きのこ類の種類と性質

1）しいたけ（椎茸）（図40）

日本を代表する食用きのこであり，野生種はなら，くりなどの広葉樹の枯木に発生する．栽培の歴史も古く，日本各地で栽培されている．栽培法は，榾木（ほだぎ）に種菌（種駒（たねこま））を打ち込み栽培する**原木栽培**と，おがくずと栄養体（米ぬかや小麦ふすまなど）を混合して調製した培地で栽培する**菌床栽培法**がある．

グルタミン酸などのアミノ酸系のうま味成分と5′-グアニル酸のような核酸系のうま味成分の両方を含むことより，しいたけ単体でかつおだしとこんぶだしの両方の効果が得られるため，干ししいたけはだしの材料として広く用いられている．干ししいたけは，香気成分としてレンチニン酸から生成する**レンチオニン**を含む．また，コレステロール低下作用を示す**エリタデニン**や，抗腫瘍効果を示す**レンチナン**などの機能性成分を含有する．

一般に，天日で乾燥した干ししいたけでは，紫外線（UV）によりプロビタミンD（**エルゴステロール**）から**ビタミンD_2**が生成するため，ビタミンDが豊富に含まれる．一方，機械で乾燥した干ししいたけにはビタミンD_2含量の低いものがあるため，注意が必要である．

2）えのきだけ（図41）

野生種は広葉樹（くわ，えのきなど）の枯木に群生する．栽培種はおがくずと米ぬかなどの菌床で栽培したもので，白色もやし状のものが一般的であり，**γ-アミノ酪酸（GABA）**を多く含む．栽培種は野生種とは色・形が異なるが，近年は野生種を栽培して商品化したものもみられる．

3）ぶなしめじ（図42）

近年，最も生産量の増加がみられる栽培きのこである．野生種はぶなの枯木や倒木から発生する．純白系の栽培種もあり，抗腫瘍，抗酸化，抗アレルギーなどの作用が報告されている．**オルニチン**を多く含む（しじみの5〜7倍）ため，機能性食材としても期待される．

4）なめこ

きのこ表面に多量の粘液多糖類を分泌する．古くから栽培されているきのこであり，みそ汁の具やおひた

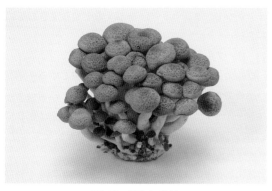

図42 ぶなしめじ

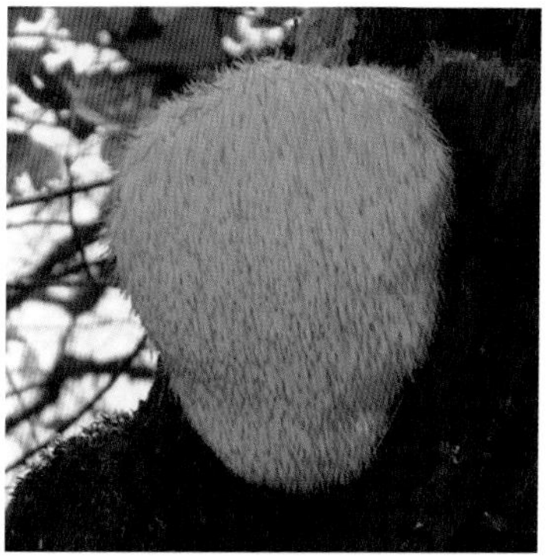

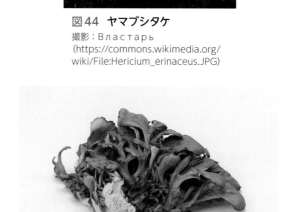

図44 ヤマブシタケ
撮影：Властарь
(https://commons.wikimedia.org/
wiki/File:Hericium_erinaceus.JPG)

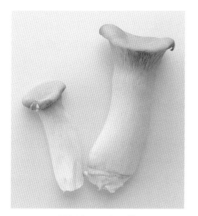

図43 エリンギ

図45 まいたけ

し，いため物などに多用される．

5) ひらたけ

　以前は「しめじ」として流通することも多かったが，運搬の際に傘が痛むなどの欠点があったため栽培量は減少している．しかし，東アジアではいまだに主要な栽培きのこの一つである．

6) エリンギ（図43）

　ひらたけと同じヒラタケ属のきのこであり，特徴的な形と歯ごたえをしたきのこである．地中海，ロシア南部，中央アジアを原産とし，日本で人工栽培技術が確立され栽培きのことして普及している．ユキレイタケはエリンギの変種である．

7) ヤマブシタケ（図44）

　形状が山伏の装束の胸の部分についている梵天に似ているため，この名前でよばれている．神経成長因子

の生産を促進させる**ヘリセノン**，**エリナシン**類を含有していることから，抗認知症効果が期待される．

8) まいたけ（図45）

　香り，食感がよく，近年，生産量が伸びているきのこであり，野生種では10 kgを超える子実体を形成するものもある．野生のものは見つけたときに舞を舞ってしまうほど喜ぶということからこの名がついたとされる．強力なプロテアーゼ活性をもち，特殊なβ-グルカン構造に由来する抗腫瘍活性が報告されている．

9) まつたけ

　主にアカマツ林に発生し，植物（主にアカマツ）の根と共生体（菌根）をつくり，栄養分を得ている**菌根菌**である．現在のところ安定した人工栽培技術は確立されておらず，流通しているのは野生種のみであるが，国内生産量は著しく減少しており，韓国，中国，北ア

メリカ産の同種もしくは近縁種が安価に流通している.特徴的な香り成分は,**ケイ皮酸メチル**と**マツタケオール**（1-オクテン-3-オール）である.

10) マッシュルーム

ツクリタケともいう.世界で最も生産量・消費量の多い栽培きのこであり,世界中で栽培されている.野生のものは腐葉土に富む林地で発生し,栽培は発酵堆肥で行われる.色は白色からブラウンまであり,近年は大型の子実体も商品として好まれるようになってきている.

11) きくらげ類

中華料理などに多用される膠質きのこ[※67]であり,あらげきくらげ,くろきくらげ,しろきくらげなどがある.乾燥物として輸入されるものがほとんどであるが,天日乾燥したものが多く,**ビタミンD**含量がきわめて高い.

12) 毒きのこ

日本では**ツキヨタケ**,**テングタケ類**,**ニガクリタケ**など30種類ほどの毒きのこが知られており,誤食による中毒が毎年報告されている.いずれも野生種を採取して食用にしているものであるが,特にツキヨタケはしいたけ,ひらたけなどとの誤食が多く,気を付ける必要がある.一般に,縦に裂けるきのこは食べられるなどの俗信があるが,毒きのこを見分ける一般則はなく,素人による判断は危険である.

C. きのこ類の成分

きのこ類は,水分含量が高く,エネルギーは低い.

※67　膠質きのこ：きくらげなどに代表される,ゼリー状の子実体をつくるきのこ.

ビタミンB$_1$,B$_2$,B$_6$,ナイアシンなどを多く含むものもある.

1) β-グルカン

グルカンとはグルコースのみを構成糖とする多糖類の総称であり,そのなかでグルコース間の結合（グルコシド結合）がβ結合のものをβ-グルカンと称している.きのこ類はβ-1,3およびβ-1,6結合をもつβ-グルカンを多く含んでいる.

きのこ由来のβ-グルカンには,抗腫瘍活性,免疫増強活性が報告されている.特にしいたけ由来のレンチナン,スエヒロタケ由来の**シゾフィラン**などが医薬品として認可されているとともに,そのメカニズムについてもある程度詳細な検討がなされつつある.しかし,作用するβ-グルカンの詳細な構造（重合度や分岐構造など）の何が重要であるかについては不明な点が多い.

2) ビタミンD

脂溶性のビタミンであるビタミンDには,きのこや植物性食品に含まれる**ビタミンD$_2$**と,動物性食品に含まれるビタミンD$_3$がある.ビタミンD類を多く含有する食品としては,きのこ類,魚介類,卵類があげられるが,そのうちきのこ類にはビタミンD$_2$（**エルゴカルシフェロール**）の前駆体となる**エルゴステロール**（プロビタミンD$_2$）が多く含まれており,天日干しの干しいたけなどではUVにさらすことによりエルゴステロールがビタミンD$_2$に変換され,含量が増加することが知られている.

天日干し,すなわちUVに曝露することによりきのこ中のビタミンD含量が飛躍的に向上することを利用し,収穫後のきのこをUV処理することでビタミンD$_2$

Column

スイーツきのこ

トリュフチョコレートとはチョコレートをきのこのトリュフ型に成型したものであるが,ハンガリーではアイスクリームやケーキなどのスイーツの甘味料として使われているきのこがある.このきのこは,高級食材のトリュフと同様に子実体を地下につくる*Mattirolomyces terfezioides*（和名なし）というきのこであり,形はトリュフ同様の形をしているが,きのこでありながらサッカリンに匹敵するほどの甘味を呈することが知られており,甘さの成分は現在のところ明らかにされていない.このきのこがよくとれるハンガリーなどヨーロッパではニセアカシアの林でとれることが多いが,なぜか日本ではアスパラガス畑に発生することが多い.まだまだ謎の多いきのこである.

を強化することができる.

3) アミノ酸

食用きのこに含まれる遊離アミノ酸としては，グルタミン酸，トレオニン（スレオニン），アラニン，グリシンなどが多いことが一般に知られるが，その他にも比較的多量のGABAやオルニチンが含まれている[1][2].

①グルタミン酸

グルタミン酸はいうまでもなく，日本人の食生活から生まれ，世界に発信された「うま味」をもたらす代表的な成分である．一方，きのこには特有のうま味成分として**5′-グアニル酸**が知られており，これらの成分の相乗効果によってうま味が増強されることも知られている．よって，きのこは単体でも，調理の際にこの相乗効果がはたらくことで，非常に強いうま味を感じることができる.

②γ-アミノ酪酸 (GABA)

生体内で抑制性の神経伝達物質としてはたらくことが知られているGABAは，野菜類ではトマト，じゃがいも，なす，かぼちゃなどに，果物ではかんきつ類やぶどうに多く含まれていることが知られているが，きのこ類もGABAを比較的多く蓄積することが知られている．特に，えのきたけ，なめこ，ひらたけなどのGABA含量は野菜類と比較してひけを取らない.

③オルニチン

オルニチンは近年，回復系アミノ酸として広く知られるようになった成分であるが，きのこが比較的高濃度に含有していることは意外に知られていない．きのこ類におけるオルニチンの含量は，子実体100 gあたり10〜30 mg[2]であり，オルニチンを含む代表的な食品であるしじみ（100 gあたり10〜15 mg）とほぼ同等，もしくはそれ以上である．したがって，種類によるが，日常的にきのこを摂取することにより効率的にオルニチンを摂取できるものと考えられる.

4) トレハロース

トレハロースは，グルコース2分子がα-1, α-1結合した非還元性の二糖類であり，**菌糖**ともよばれる．きのこの主要な低分子炭水化物である．このトレハロースにはストレス保護作用[※68]があるとともに，脂質過

酸化の抑制効果もあるとされており，きのこに含まれる重要な機能性成分である[3].

5) その他の成分 [4][5]

これら以外にも，いくつかのきのこには特有の機能性成分が知られている．コレステロール低下作用を示すしいたけ，まいたけ由来の**エリタデニン**，認知症に対して改善効果が報告されているヤマブシタケ由来の**ヘリセノン**および**エリナシン**，抗変異原性や抗腫瘍活性が報告されている**マイタケDフラクション**，マンネンタケ由来の**ガノデリン酸**の前立腺肥大抑制効果などがこれに相当する．しかし，きのこにはまだまだ明らかにされていない成分も多く，新たな食用きのこの栽培株が開発されるとともに新規な機能性成分が報告されてくるものと予想される.

D. 食品としてのきのこ類の利用

きのこの食品としての利用は大きく①栽培品，②野生種の2つに分けられる．スーパーなどの量販店で見かけるきのこは，まつたけなどごく一部を除いてほとんどが栽培品であるが，道の駅や市場などでは野生種を採集したものを見かけることがある．特に関東以北においては野生のきのこを食する文化が根付いており，ナラタケ，コウタケ，シャカシメジ，アカヤマドリタケ，ツチグリなどといったスーパーなどでは見かけないきのこが食用として利用されている．一方，まつたけやトリュフなど人工栽培法が確立されていないきのこの供給は野生種に頼るしかなく，その生産量は天候などに影響を受ける.

また，きのこは単なる食材としてだけでなく，その加工品は「健康食品」としても販売されている．健康の維持や病気の治療に用いることができるとうたわれているものも数多くあるのも事実であるが，間違った服用による健康被害なども少なからず報告されている．これは，特定保健用食品の制度の施行以来，多くの機能性食品を手軽に手に入れることができるようになってきている状況にもかかわらず，消費者の健康食品に対する理解が伴っていないことも原因の一端であると思われる.

※68　トレハロースのストレス保護作用：極度の乾燥状態でも仮死状態で生き続けることができるクマムシは，トレハロースを体成分として多く含むことより，乾燥ストレスに対する保護効果をもつことが知られている.

9 藻類

藻類とは，主に水中や潮間帯※69に生息し，体内に葉緑素などの色素をもつ隠花植物※70である．藻体の色や形態の違いにより，さらに細かく分類される．海に生息し，食用となるものの多くは海藻類であり，このなかでもこんぶ，わかめなどの褐藻類が多く利用される．

藻類は食物繊維や灰分が多く，各種ミネラルの効果的な供給源にもなっている．世界で養殖される海藻類のうち半分は，食品その他工業で使われるゲル化剤，増粘剤，安定剤などへ加工されている．

A. 藻類の種類と性質

1）藻類の種類と特徴

生息する環境によって，海産の藻類（海藻）と淡水産の淡水藻類の2つに分けられる．藻類は色の違いで，

※69　潮間帯：海岸の高潮線と低潮線との間の帯状の部分で，1日のうちに陸上になったり海中になったりする．海藻類や沿岸動物が豊富．
※70　隠花植物：花をつけないで胞子で繁殖する植物．

褐藻類（こんぶ，わかめ，ひじき，もずく，あらめ，まつも），紅藻類（あまのり，いわのり，てんぐさ，おごのり，えごのり，ふのり，つのまた，とさかのり），緑藻類（あおのり，ひとえぐさ，あおさ，かわのり，クロレラ），藍藻類（水前寺のり，スピルリナ）に分類されている（図46）．

2）藻類の成分と機能

ほとんどが乾燥状態で流通している．藻類中のたんぱく質は褐藻類，紅藻類，緑藻類で高い．炭水化物は，乾燥重量100 gあたり40〜60％であり，その大部分が難消化性の多糖類である．こんぶやわかめには**アルギン酸**，**フコイダン**などの褐藻類特有の不溶性食物繊維が含まれている．アルギン酸ナトリウム水溶液とカルシウムイオンを接触させると，瞬時にイオン架橋反応が起こりゲル化する．この性質を利用して人エイクラや人工ふかひれなどが加工，生産されている．その他加工食品では安定剤，増粘剤，ゲル化剤として使用されている．フコイダンは抗血液凝固作用や免疫活性作用などのはたらきが注目されている．

藻類の食物繊維は，水溶性，不溶性の分別定量が困難なため，総量のみ示されている（表27）．

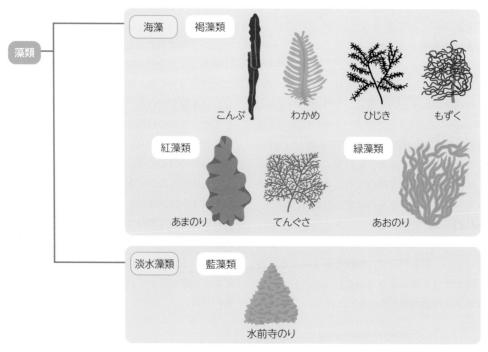

図46　藻類

B. 主な藻類

1）褐藻類

①こんぶ（コンブ科コンブ属）

まこんぶ，りしりこんぶ，ながこんぶ，ほそめこんぶ，えながおにこんぶ，みついしこんぶなどがあり，食用とされるものは10種類ほどある．

乾燥したこんぶの主成分は炭水化物が約50％を占め，アルギン酸，マンニトール，フコイダン，ラミナリンなどからなる．まこんぶのたんぱく質は乾燥重量100 gあたり5.8 gで，アミノ酸価は82である．

乾燥したこんぶの表面につく白い粉の主成分は，マ

ンニトールである．こんぶのうま味はグルタミン酸であり，その他にもアラニン，アスパラギン酸，プロリンなども含まれる．アルギン酸はD–マンヌロン酸とL–グルクロン酸から構成される多糖類で，粘性が高いので，多くの加工品の増粘剤や乳化剤として利用されている．

ミネラルは，カリウム，ナトリウム，カルシウムの他，ヨウ素も多く含まれる．ヨウ素含量は藻類中最も多い．

②わかめ（チガイソ科）

全長1～2 mで緑褐色をし，葉は平たく，左右に切

表27 **主な海藻類の一般成分値**（可食部100 gあたり）

成分名		エネルギー	水分	たんぱく質*	脂質 脂肪酸のトリアシルグリセロール当量	コレステロール	脂質	炭水化物 差引き法による利用可能炭水化物	食物繊維総量	炭水化物	灰分
		kcal	g	g	g	mg	g	g	g	g	g
緑藻類	あおのり（素干し）	249	6.5	29.4	3.3	Tr	5.2	15.7	35.2	41.0	17.8
褐藻類	まこんぶ（素干し 乾）	170	9.5	5.8	1.0	0	1.3	9.7	32.1	64.3	19.1
	ひじき（干しひじきステンレス釜 乾）	180	6.5	9.2	1.7	Tr	3.2	6.8	51.8	58.4	22.7
	ひじき（干しひじき鉄釜 乾）	186	6.5	9.2	−	Tr	3.2	4.2	51.8	56.0	25.2
	わかめ（カットわかめ 乾）	186	9.2	17.9	1.7	0	4.0	9.1	39.2	42.1	26.8
紅藻類	あまのり（干しのり）	276	8.4	39.4	2.2	21	3.7	17.7	31.2	38.7	9.8
	おごのり（塩蔵 塩抜き）	26	89.0	1.3	−	11	0.1	1.3	7.5	8.8	0.8
	てんぐさ（素干し）	194	15.2	16.1	−	51	1.0	6.5	47.3	53.8	13.9

成分名		ミネラル（無機質） ナトリウム	カリウム	カルシウム	マグネシウム	リン	鉄	亜鉛	銅	マンガン	ヨウ素	ビタミンA α–カロテン	β–カロテン
		mg	mg	mg	mg	mg	mg	mg	mg	mg	μg	μg	μg
緑藻類	あおのり（素干し）	3200	2500	750	1400	390	77.0	1.6	0.58	13.00	2700	2200	20000
褐藻類	まこんぶ（素干し 乾）	2600	6100	780	530	180	3.2	0.9	0.11	0.21	200000	0	1600
	ひじき（干しひじきステンレス釜 乾）	1800	6400	1000	640	93	6.2	1.0	0.14	0.82	45000	2	4400
	ひじき（干しひじき鉄釜 乾）	1800	6400	1000	640	93	58.0	1.0	0.14	0.82	45000	2	4400
	わかめ（カットわかめ 乾）	9300	430	870	460	300	6.5	2.8	0.13	0.46	10000	0	2200
紅藻類	あまのり（干しのり）	610	3100	140	340	690	11.0	3.7	0.62	2.51	1400	8800	38000
	おごのり（塩蔵 塩抜き）	130	1	54	110	14	4.2	0.2	0.03	1.63	−	0	760
	てんぐさ（素干し）	1900	3100	230	1100	180	6.0	3.0	0.24	0.63	−	130	130

−：未測定　　Tr：微量，トレース
＊　基準窒素量に基づく値．
（文献1をもとに作成）

れ込みが入りながら広がっている。収穫されたものの
ほとんどは、乾燥品の干しわかめや生タイプの塩蔵わ
かめに加工され、保存されている。またわかめは灰干
しにすると、色が鮮やかになる。

たんぱく質は乾燥重量100gあたり17.9gで、たん
ぱく質1gあたりのアミノ酸量は890mgである。茎部
の茎わかめの乾燥品にはカルシウムが多く、わかめの
生殖細胞が集まる根元部分のめかぶにはアルギン酸や
フコイダンが多く含まれる。フコイダンには抗血液凝
固作用や免疫活性作用がある。

また、わかめの色には緑色のクロロフィルと黄色の
カロテノイドの**フコキサンチン**が含まれており、フコ
キサンチンは生のときはたんぱく質と結びついて赤色
を示すため、クロロフィルと合わさって褐色に見える。
しかし、加熱するとたんぱく質からフコキサンチンが
はずれ本来の黄色となるため、クロロフィルと合わさっ
て鮮やかな緑色になる。

③ひじき（ホンダワラ科）

円柱状の藻体で、樹状の小枝が多く出ている海藻で
ある。小枝のみを集めたものを「芽ひじき」といい、
茎状の長い部分も入ったものを「長ひじき」という。
水中では黄褐色をしているが、乾燥すると黒色となる。

カルシウムの含量が非常に高い。

2）紅藻類

①あまのり（ウシケノリ科）

日本近海でとれるあまのりには、あさくさのり、す
さびのり、おにあまくさのりなど約20種あり、紅紫色
を有している。採取されたあまのりは干しのりに加工
される。

あまのりのたんぱく質は、焼きのりの状態で100g
中39.4gと非常に多く含まれている。アミノ酸ではア
ラニン、グルタミン酸、タウリンなどを多く含む。ミ
ネラルはカルシウム、リン、鉄、ヨウ素、マグネシウ
ム、カルシウムなど、主な成分をほとんど含んでいる。
ビタミンB_1、ビタミンB_2、ナイアシン、ビタミンCな
ども多く、β-カロテンは100g中約38,000μgであり、
緑黄色野菜と比べても非常に高い。

干しのりを火であぶると、熱に不安定な赤い色素で
ある**フィコエリスリン**が分解して、熱に安定なクロロ
フィルやカロテノイド、青色を呈するフィコシアニン
の色が浮き出るため、青緑色をした焼きのり特有の焼
き色となる。干しのり、焼きのり、味付けのり、つく
だ煮などに加工される。

②**てんぐさ（テングサ科）・おごのり（オゴノリ科）**

てんぐさ，おごのりなどは日本各地に分布し，寒天やところてん（心太）の原料となる．ところてんを凍結乾燥したものが寒天となる．寒天は，ゲル化力の強い**アガロース**（D-ガラクトースと3,6-アンヒドロ-L-ガラクトースが連なった構造）とゲル化力の弱い**アガロペクチン**から構成されている．寒天はゲル化剤として食品，細菌研究用培地，工業，医療など多方面で利用される．

また，おごのりやとさかのりは湯通しや水さらしなどを行い，緑色や白色にして刺身のツマに利用したり，乾燥物はサラダに用いられたりしている．

3) 緑藻類

①**あおのり（アオサ科）**

日本各地の沿岸に，15種類ほど分布する．食用とされるものは主にすじあおのりであり，鮮やかな緑色の細い糸状の海藻である．その他，うすばあおのり，ぼうあおのり，ひらあおのりなどがある．乾燥したものがあさくさのりの下等品として利用されている．鮮やかな緑色と特有の香りがある．粉末状にしたものがふりかけや薬味として利用されている．

②**ひとえぐさ（ヒトエグサ科）**

鮮やかな緑色を呈し，光沢がある．たんぱく質は素干し100 g中16.6 gと比較的多い．ビタミン類やカルシウムを多く含む．磯の香りが高く，やわらかいため，のりのつくだ煮の主原料となっている．

4) 藍藻類

・**水前寺のり（クロオコックス科）**

九州の一部の淡水中で生息する．細胞が寒天質に包まれ，不定形の群体をつくる．色は，暗緑色または濃藍色である．味や香りはほとんどなく，彩りと歯ごたえを賞味する．

健康に良い食品を考える

平成27（2015）年4月から機能性表示食品制度が始まった．機能性表示食品は生鮮食品を含め，ほとんどの食品が対象になる．保健機能食品には，特定保健用食品（トクホ）と栄養機能食品，機能性表示食品がある．トクホは従来の個別許可型に加えてさらに規格基準型など4タイプがある．

2019年度に消費者庁が実施した調査によるそれぞれの食品の理解度は，トクホが34.7％，栄養機能食品が10.4％，機能性表示食品が16.9％であった．機能性表示食品における消費者の理解度はトクホに比して約半分以下であるものの，機能性表示食品の届出数は年々増加傾向にあり，2021年6月28日時点で4,151件の届出公表数であった．同時点において，トクホは1,070件の認可数であるから，3倍以上機能性表示食品が多いことになる．機能性表示食品は，機能性成分が関与成分として表示可能である点でトクホと類似しており，トクホと同様，摂取目安量（1日当たり）が表示されている．

2020年は，機能性表示食品において，「健康な人の免疫機能の維持」「トイレが近いと感じている女性の日常生活における排尿に行くわずらわしさをやわらげる」など，トクホにはない健康表示（ヘルスクレーム）が食品表示として認められたことがトピックになった．あわせて，2020年4月から，届出公表から販売開始までの期間内における消費者庁による食品表示やエビデンスの整合性が「事後チェック」として確認されるようにもなっている．トクホにせよ，機能性表示食品にせよ，食品表示をよく確認して必要なものを摂取するよう心がけることがポイントであり，消費者のヘルスリテラシーが問われるところである．特に，食品が治療薬でないことは強調すべきことである．

また，機能性表示食品における生鮮食品は，届出数107（2021年6月28日時点）のうち，20が温州みかん，17がバナナ，10が大豆もやしであり，その他として，野菜や果物，畜肉，魚介などが散見された．生鮮食品に関しても，トクホと同様の機能性表示の他，疲労回復などのようにトクホにはない機能性を表示した食品がある．しかしながら，生鮮食品に関しては，2019年に，1日摂取目安量の下限値の表示の追加をはじめとする計7項目が改正された．生鮮食品には他に栄養素や水分なども多く含まれ，調理の工夫しだいでは，同じ食品も飽きずに食べられる．機能性表示がその生鮮食品を摂取するきっかけになったなら，それはその表示目的以上の効果を発揮したといえるだろう．例えば温州みかんなら，その香りやおいしさを楽しめるし，食事バランスガイドにある「果物」摂取もクリアできる．

健康に良いとされる機能性関与成分だけのエビデンスだけではなく，食品学を通して食品全体の魅力を理解して，その良さを伝えられる素養を身に付けた栄養士・管理栄養士が，食育には必要不可欠である．

文　献

〈第2章1〉

1)「日本食品標準成分表2020年版（八訂）」（文部科学省）（https://www.mext.go.jp/a_menu/syokuhinseibun/mext_01110.html），2020

2)「食品学 第2版（栄養科学ファウンデーションシリーズ）」（和泉秀彦，他/編著　上野有紀，他/著），朝倉出版，2017

3)「管理栄養士国家試験対策完全合格教本2021年版 下巻（オープンセサミシリーズ）」（東京アカデミー/編），東京アカデミー七賢出版，2020

4)「食べ物と健康2 食品学各論 第3版（新 食品・栄養科学シリーズ）」（瀬口正晴，八田　一/編），化学同人，2016

5)「三訂 マスター食品学II（食べ物と健康）」（小関正道，吉川秀樹/編著　海老塚広子，他/共著），建帛社，2021

6)「新訂 めんの本」（小田聞多/著），食品産業新聞社，2013

〈第2章2〉

1)「FAOSTAT」（Food and Agriculture Organization of the United Nations）（http://www.fao.org/faostat/en/#home）

2)「作物統計」（農林水産省）（https://www.maff.go.jp/j/tokei/kouhyou/sakumotu/）

3)「新版 日本食品大事典」（杉田浩一，他/編），医歯薬出版，2017

4) 檜作　進：澱粉の分子構造.「澱粉科学の事典」（不破英次，他/編），p11，朝倉書店，2003

5)「日本食品標準成分表2020年版（八訂）」（文部科学省）（https://www.mext.go.jp/a_menu/syokuhinseibun/mext_01110.html），2020

6)「令和元年度いも・でん粉に関する資料」（農林水産省）（https://www.maff.go.jp/j/seisan/tokusan/imo/r1shiryou.html）

7)「ジャガイモ事典」（いも類振興会/編），いも類振興会，2012

8) 岡田　実：澱粉の分子構造.「澱粉科学の事典」（不破英次，他/編），pp198-200，朝倉書店，2003

9)「でん粉製品の知識」（高橋禮治/著），幸書房，1996

10) 室屋賢康：澱粉の製造法，その他の澱粉.「澱粉科学の事典」（不破英次，他/編），pp390-392，朝倉書店，2003

〈第2章3〉

1) 早瀬文孝：メイラード反応による活性酸素の生成と消去. 日本油化学会誌，46：1137-1145，1997

2) 山口直彦：アミノカルボニル反応物の抗酸化性. 澱粉科学，38：99-107，1991

3)「食品学I 改訂第2版（栄養科学イラストレイテッド）」（水品善之，他/編），p108，羊土社，2021

〈第2章4〉

1)「平成30年度食料需給表」（農林水産省）（https://www.maff.go.jp/j/zyukyu/fbs/）

2)「Oilseeds：World Markets and Trade」（United States Department of Agriculture Foreign Agricultural Service）（https://www.fas.usda.gov/data/oilseeds-world-markets-and-trade），2021

3)「日本食品標準成分表2020年版（八訂）」（文部科学省）（https://www.mext.go.jp/a_menu/syokuhinseibun/mext_01110.html），2020

4)「日本食品標準成分表2020年版（八訂）脂肪酸成分表編」（文部科学省）（https://www.mext.go.jp/a_menu/syokuhinseibun/mext_01110.html），2020

5)「日本食品標準成分表2020年版（八訂）アミノ酸成分表編」（文部科学省）（https://www.mext.go.jp/a_menu/syokuhinseibun/mext_01110.html），2020

6) 吉川秀樹，他：トラマメα-アミラーゼインヒビターの熱安定性と消化性. 日本食品科学工学会誌，47：158-162，2000

7) 澤田小百合，他：キントキマメおよびフクシロキントキマメからのα-アミラーゼ インヒビターの性質とサブユニット構造. 日本食品科学工学会誌，48：671-676，2001

8) 伊吹文男，他：輸入食用マメ種子のたんぱく質と反栄養因子. 日本栄養食糧学会誌，39：136-139，1986

9) 登田美桜，他：過去50年間のわが国の高等植物による食中毒事例の傾向. 日本食品衛生学会誌，55：55-63，2014

10)「すべてがわかる！「豆類」事典（食材の教科書シリーズ）」（加藤　淳，宗像伸子/監），pp30-37，世界文化社，2013

11)「世界の遺伝子組換え農作物栽培状況（平成30年）」（農林水産省）（https://www.maff.go.jp/j/syouan/nouan/carta/zyoukyou/attach/pdf/index-33.pdf）

12)「新版 食品学（管理栄養士講座）」（辻　英明，五十嵐　脩/編著），建帛社，2012

13) Ikeda Y, et al：Intake of fermented soybeans, natto, is associated with reduced bone loss in postmenopausal women：Japanese Population-Based Osteoporosis（JPOS）Study. J Nutr, 136：1323-1328, 2006

14) Yamamoto S, et al：Soy, isoflavones, and breast cancer risk in Japan. J Natl Cancer Inst, 95：906-913, 2003

15) 「Q & A詳細　大豆イソフラボンについて」（食品安全委員会）（http://www.fsc.go.jp/fsciis/questionAndAnswer/show/mob07014000001），2007

16) 「大豆の機能と科学（食物と健康の科学シリーズ）」（小野伴忠，他/編），朝倉書店，2012

17) 「食べ物と健康Ⅱ（はじめて学ぶ 健康・栄養系教科書シリーズ）」（喜多野宣子，他/著），化学同人，2010

18) 「日本食品標準成分表2020年版（八訂）炭水化物成分表編」（文部科学省）（https://www.mext.go.jp/a_menu/syokuhinseibun/mext_01110.html），2020

19) 杉本温美，他：三品種の小豆澱粉の二，三の性質について．J Appl Glycosci, 50：45-49，2003

20) 堀 由美子，他：小豆熱水抽出物（アズキ煮汁）の成分とその抗酸化能．日本栄養・食糧学会誌，62：3-11，2009

21) 川村信一郎，他：豆類のでんぷんその他の炭水化物の研究．でんぷん科学，31：19-25，1984

22) 「NHK出版 からだのための食材大全」（池上文雄，他/監），NHK出版，2018

〈第2章5〉

1) 「作物統計」（農林水産省）（https://www.maff.go.jp/j/tokei/kouhyou/sakumotu/）

2) 「FAOSTAT」（Food and Agriculture Organization of the United Nations）（http://www.fao.org/faostat/en/#home）

3) 「日本食品標準成分表2020年版（八訂）」（文部科学省）（https://www.mext.go.jp/a_menu/syokuhinseibun/mext_01110.html），2020

〈第2章6, 7〉

1) 「野菜の最適貯蔵条件」（農研機構）（https://www.naro.affrc.go.jp/org/nfri/yakudachi/optimalstorage/index.html），2017

2) 「日本食品標準成分表2020年版（八訂）」（文部科学省）（https://www.mext.go.jp/a_menu/s mext_01110.html），2020

3) 「食品学各論 第4版（栄養科学シリーズNEXT）」（小西洋太郎，他/編），講談社サイエンティフィク，2021

4) 「日本食品標準成分表2020年版（八訂）炭水化物成分表編」（文部科学省）（http syokuhinseibun/mext_01110.html），2020

5) 「野菜の科学（シリーズ〈食品の科学〉）」（髙宮和彦/編），朝倉書店，1993

6) 「食品学Ⅱ 改訂第3版」（中山　勉，和泉秀彦/編），南江堂，2017

7) 「野菜ブック2012年版」（蒲池敬子，他/編），独立行政法人 農畜産業振興機構，2012

8) 「食べ物と健康Ⅰ 食品の分類と成分」（荒川義人/編著　舩津保浩，他/共著），三共出版，2013

9) 「わかりやすい食物と健康2 食品の分類と特性」（吉田　勉/監　佐藤隆一郎，他/編著　大野信子，他/共著），三共出版，2007

10) 「果実の科学（シリーズ〈食品の科学〉）」（伊藤三郎/編），朝倉書店，1991

〈第2章8〉

1) 「日本食品標準成分表2020年版（八訂）」（文部科学省）（https://www.mext.go.jp/a_menu/s mext_01110.html），2020

2) 「食品の遊離アミノ酸含量表」（日本栄養・食糧学会）（https://www.jsnfs.or.jp/database/database_aminoacid.html）

3) 寺下隆夫，他：きのこ類の特徴的な化学成分――その機能と利用．Foods & Food Ingred J Japan, 211：108-116，2006

4) 「キノコを科学する」（檜垣宮都/監　江口文陽，渡辺泰雄/編著　岩橋祐司，他/著），地人書館，2001

5) 「きのこの生理活性と機能性の研究（バイオテクノロジーシリーズ）」（河岸洋和/監），シーエムシー出版，2005

〈第2章9〉

1) 「日本食品標準成分表2020年版（八訂）」（文部科学省）（https://www.mext.go.jp/a_menu/s mext_01110.html），2021

2) 「海藻の科学（シリーズ〈食品の科学〉）」（大石圭一/編），朝倉書店，1993

3) 「三訂 マスター食品学Ⅱ（食べ物と健康）」（小関正道，吉川秀樹/編著　海老塚広子，他/共著），建帛社，2021

4) 「新版 日本食品大事典」（杉田浩一，他/編），医歯薬出版，2017

5) 「新訂 食品学各論（食べ物と健康Ⅱ）」（高野克己/編著），樹村房，2008

6) 「食べ物と健康 第4版（栄養科学シリーズNEXT）」（小西洋太郎，他/編）講談社，2021

7) 「わかりやすい食物と健康2 第3版」（吉田　勉/監　佐藤隆一郎，他/編著　大野信子，他/共著），三共出版，2016

8) 「料理食材大辞典」（主婦の友社/編），主婦の友社，1996

〈第2章 章末コラム〉

1) 「平成30年度食品表示に関する消費者意向調査報告書の概要」（消費者庁）（https://www.cao.go.jp/consumer/iinkai/2019/302/doc/20190718_shiryou1.pdf），2019

2) 山本（前田）万里：4年目を迎えた機能性表示食品の届出の現状，特に生鮮食品について──機能性表示食品制度の改正ガイドライン．化学と生物：57，660-661，2019

3) 「機能性表示食品について」（消費者庁）（https://www.caa.go.jp/policies/policy/food_labeling/foods_with_function_claims/）

4) 奥平　玄，菊地範昭：機能性表示食品の動向と日健栄協の取り組み．Food style 21：25，67-69，2021

チェック問題

問 題

☐☐ **Q1** 米，小麦，とうもろこし，そばの主要たんぱく質をあげ，アミノ酸価の高いほうから順に答えよ

☐☐ **Q2** じゃがいもはγ線照射が許可されている唯一の食材である．照射の目的は何か，答えよ

☐☐ **Q3** じゃがいもに含まれる有毒配糖体は何か．また，どの部位に多く含まれるか，答えよ

☐☐ **Q4** さつまいもの「キュアリング処理」について説明せよ

☐☐ **Q5** 甘味度とは何か．それは，どのように決められるか，答えよ

☐☐ **Q6** 大豆におけるアミノ酸の補足効果を具体的に説明せよ

☐☐ **Q7** 白いんげんまめを摂取するとき十分加熱しないといけない理由は何か，答えよ

☐☐ **Q8** ごま油に含まれる抗酸化性をもつ成分は何か，答えよ

☐☐ **Q9** くりの煮くずれを防止するために入れるものは何か，答えよ

☐☐ **Q10** 種実類のなかで，アレルギー物質を含む特定原材料として指定されているもの（特定原材料を含む旨の表示が義務付けられているもの）は何か，答えよ

☐☐ **Q11** 利用部位による野菜の分類方法について説明せよ

☐☐ **Q12** クリマクテリックライズについて説明せよ

☐☐ **Q13** きのこ類を日光に当てることにより増加する栄養素は何か，答えよ

☐☐ **Q14** 生のわかめを湯通しすると，色調が緑色に変化する理由を答えよ

解答&解説

A1 米はオリゼニン，小麦はグリアジンとグルテニン，とうもろこしはツェイン（ゼイン），そばはグロブリンが主要たんぱく質である．アミノ酸価は高いほうから，そば＞米＞小麦＞とうもろこしである

A2 発芽防止のため．殺菌の目的ではない

A3 ソラニンとチャコニン．発芽した芽の部分や日光に当たって緑化した部分には多く含まれる

A4 腐敗の進行を防止するために行う．高温（31〜33℃），高湿度（100％）のもとに7日間おき，さつまいもの傷口部にコルク層をつくる．処理後は12〜24時間以内に13℃前後まで放熱する．キュアリング処理は傷口部のコルク層形成を早める処理であり，病原菌を死滅させるものではない

A5
- 甘味度は，スクロースの甘味度を100として相対値で表したもの
  →スクロースは，非還元糖でアノマー構造をもたないので，温度により甘味度はほとんど変化しない
- 官能検査により，任意の濃度のスクロースとの比較，スクロースの閾値との比較

A6 穀類に不足しているリシンが大豆には多く含まれているので，ご飯にみそ汁や納豆を取り合わせて摂取する（献立を立てる）とアミノ酸のバランスがよくなる

A7 レクチン（フィトヘマグルチニン）が食中毒症状（下痢や嘔吐）をもよおすことがあるため

A8 セサモリンから生成したセサモール，セサミノールが抗酸化性をもつ

A9 焼みょうばん

A10 落花生

A11 葉を利用する葉菜，根を利用する根菜，果実を利用する果菜，茎を利用する茎菜，および花を利用する花菜の5つに分類されている．なお，これらに含まれないが，さやえんどうやもやしなどの未熟な豆類も野菜として利用されている

A12 バナナなどの一部の果実は，収穫後の保存中に急激に呼吸量が上昇することが知られている．この急激な変化をクリマクテリックライズといい，このような変化をする果実をクリマクテリック果実という．この変化を経ることによって果実は熟成し，甘くてやわらかい食用に適した状態となる

A13 ビタミンD_2

A14 生わかめは，色素成分であるクロロフィル（緑）とたんぱく質に結合したフコキサンチン（赤）が存在するため褐色に見えるが，加熱するとフコキサンチンはたんぱく質から分離して黄色となるため，クロロフィルの緑色と合わさって鮮やかな緑色となる

第3章 動物性食品の分類と成分

Point

1 動物性食品は肉類，魚介類，乳類，卵類に大別されることを理解する

2 肉類や魚介類では，熟成によって味に影響を与えるさまざまな成分変化が生じることを理解する

3 乳類はたんぱく質と脂質が乳化して存在していることを理解する

4 乳類はさまざまな食品に加工されることを理解する

5 卵類では，卵白と卵黄で含有成分の特徴が異なることを理解する

概略図 動物性食品の分類と特徴

	主な食品	特徴成分	利用と加工
肉類	牛肉 豚肉 鶏肉	たんぱく質　脂質	加熱調理 ハム　ソーセージ
魚介類	魚類 いか・たこ類 えび・かに類 貝類	たんぱく質　脂質 アミノ酸	生食 加熱調理
乳類	牛乳	たんぱく質　脂質 カルシウム ラクトース（乳糖）	牛乳　乳飲料 バター　チーズ ヨーグルト
卵類	鶏卵	たんぱく質　脂質	加熱調理

1 肉類

A. 肉類の種類

　肉類の種類と聞くと最初に思い浮かぶのは、「焼肉、とんかつ、焼き鳥」に代表される牛、豚、鶏の骨格筋を利用した料理ではないだろうか。本節では、ふだんの食生活ではなじみの薄いと思われる他の家畜の肉類や、日常ではあまり意識することのない食肉の性質について学習しよう。

1）食肉とは？ 食品成分表における分類

　一般に食肉とは、牛、豚などの家畜や、鶏、うずらなどの家禽の**骨格筋**を食用に適するように加工したものであるが、骨格筋を利用した加工品や、可食内臓、軟骨およびそれらの加工品も食肉に含まれる。

　肉類の日本食品標準成分表2020年版（八訂）（以下、食品成分表2020）での食品群別収載食品数は310と多く、魚介類（食品数453）、野菜類（食品数401）に次いで非常に多くの食品が収載されている。この食品群には骨格筋に相当するいわゆる「肉」だけでなく、上記に記した肝臓・腎臓、胃（はちのす・せんまい等）など可食内臓類、豚足、牛舌や骨格筋の加工品（ベーコン類・ハム類など）、内臓類の加工品（フォアグラなど）も含まれる[1]。

　畜肉類としては、食卓においてなじみの深い牛、豚以外にいのしし、いのぶた、うさぎ、馬、鹿、めん羊（羊）、山羊などが収載され、鳥肉類としては鶏以外にあいがも、あひる、七面鳥などが収載されている。また、いなご、かえる、すっぽん、はち（はちの子缶詰）も肉類に収載されている。

2）食肉に関する法律

　食肉の公衆衛生に関する見地から、牛、馬、豚、山羊、めん羊の5種類の家畜は、**と畜場法**により獣医師による一頭ずつの衛生検査を受けてと畜解体することが義務付けられている。また、鶏、あひるなどの家禽類も原則的に「食鳥肉等に起因する衛生上の危害の発生を防止するため」に制定されている**食鳥検査法**に従い、食鳥処理衛生管理者による検査が義務付けられている[1][3]。

B. 肉類の性質

　食肉の性質である「かたさ」「色」「味」は、食肉を構成する①筋肉の構造、②結合組織、および③脂肪組織により左右される。ふだんあまり意識することはないものの、調理の際などにその特性を利用している食肉の性質について学習しよう。

1）筋肉の構造

　筋肉には**横紋筋**と**平滑筋**の2種類がある。横紋とは「しましま、ボーダー模様」、平滑は「ぺったり、平坦」の意味である。顕微鏡で観察すると、横紋筋は明るい部分と暗い部分のしましまを形成し、平滑筋はぺっちゃりとひらべったい形をしている。一般的な「肉」に相当する骨格筋や心筋は横紋筋で形成され、せんまい（胃）やひも（小腸）などの消化器や血管は平滑筋で形成されている。

　筋肉の構造は、顕微鏡でしましま模様に見える**筋原線維**（筋肉のもとになる線維）を基本構造とする。アクチンとミオシンというたんぱく質からなり、筋肉の収縮（運動、動き）に関与する筋原線維は、多数集まって円筒状の**筋線維**（筋の線維）を形成する。筋線維は筋線維鞘で覆われ、外側を筋肉膜が包んでいる。さらに筋線維が50～150本集まって、筋周膜（結合組織）に囲まれた**筋線維束**〔または**筋束（一次筋束）**〕を形成する（図1；図8も参照）。

　筋線維の断面積や粗密は食肉の質と肉質を判定する基準の一つであり、喫食時のかみごたえやうま味にも影響を及ぼす。動物の足に相当するももなどの部分は、移動のために歩いたり走ったりすることから運動量が多く、筋線維や筋線維の集まりである筋線維束の太い、かたく「きめ（肌理）」の粗い肉となる。逆に運動量の少ない腰（牛：サーロイン）や殿部（おしり）（牛：ランプ）の部分は、筋線維・筋線維束の細い、やわらかな「きめ」の細かい肉となる[1][3]。

2）結合組織

　結合組織の役割は、筋線維・筋線維束・脂肪組織をまとめる（筋肉内結合組織）、筋膜や筋肉を骨につなぐ腱を構成する、組織間や臓器間のすきまを埋める、などがあげられ、この多様な役割により全身に分布している。結合組織の集まった部分は「すじ」とよばれ、煮込み料理などに利用される。長時間の水の中での加

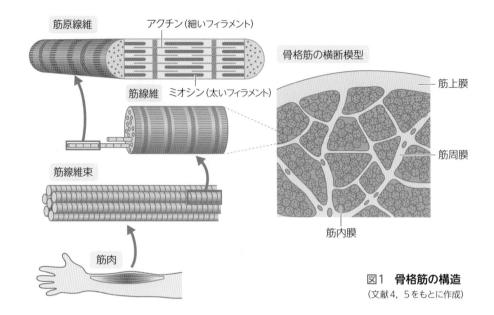

図1　骨格筋の構造
（文献4，5をもとに作成）

熱によりコラーゲンがゼラチン化し，特有のホロホロ
とした食感を形成する．

3）脂肪組織

食肉に含まれる脂肪では，とんかつの端などにある
白くねっとりとした部分が容易に想像される．食肉の
脂肪は**組織脂質**と**蓄積脂質**に大別することができ，と
んかつの脂身などは，皮下，内臓周囲，腹腔に蓄積す
る蓄積脂質に相当する．蓄積脂質は，動物の年齢，部
位，栄養状態によって含量が大きく変動する．一方，
組織脂質は筋肉組織や臓器組織に含まれ，その含量は
ほとんど変化しない[1]．

焼いた牛肉の甘い香りやとろけるような味わいを呈
する「霜降り」は，筋線維束間の結合組織に脂肪が細
かく分散，沈着・蓄積した状態であり，蓄積する脂質
はトリグリセリド（トリアシルグリセロール，中性脂
肪）である．一般に，若齢の動物は脂質が少なくて水
分が多いが，成長するにつれて脂質が多く水分が少な
くなり，濃厚な脂っこい肉となる[2]．

C. 肉類の成分

食肉のイメージは「おいしい」「生臭い」「脂っこい」
「食べると元気が出る」など人により千差万別である
が，大多数の人が想像する栄養素は「たんぱく質」で

はないだろうか．骨格筋には豊富なたんぱく質が含ま
れるが，食肉類のおいしさである香ばしい焼き色・風
味，なめらかでジューシーな味わいには，脂質，色素
成分などが寄与している．本節では食肉を構成する，
多様な成分の特徴について学習しよう．

1）たんぱく質

一般に食肉には15～24％のたんぱく質が含まれ，そ
の多くは不可欠（必須）アミノ酸を豊富に含む良質の
たんぱく質である．食肉のアミノ酸価はほぼ100であ
る．組織中の存在位置や，水・塩溶液への溶解性から，
筋原線維たんぱく質（40～50％），**筋形質（筋漿）た
んぱく質**（15～35％）および**筋基質（肉基質）たん
ぱく質**（15～35％）に分類される（表1）[1] [3]．

①筋原線維たんぱく質

筋原線維たんぱく質は，名前のとおり筋原線維を構
成するたんぱく質であり，筋肉の収縮に関与するアク
チンやミオシン，筋原線維の構造を調節するトロポニ
ンやトロポミオシンが含まれる．また筋原線維たんぱ
く質は，高濃度の塩溶液で抽出される特徴を有する．

②筋形質（筋漿）たんぱく質

筋形質（筋漿）たんぱく質[※1]は，水溶性の形で存在

※1　筋漿たんぱく質の漿という漢字は「水分」を，筋漿は「骨格筋細胞
の細胞質」を意味する．

表1 食肉のたんぱく質の種類と含有割合

種類	溶解性	含有量（%）	存在箇所	例
筋原線維たんぱく質	高塩濃度溶液に可溶	40〜50	筋原線維	アクチン，ミオシン，トロポニン，トロポミオシン
筋形質（筋漿）たんぱく質	生理的塩溶液に可溶	15〜35	筋細胞間，筋原線維間	ミオグロビン，ヘモグロビン，ミオゲン，酵素類
筋基質（肉基質）たんぱく質	塩溶液に不溶	15〜35	結合組織	コラーゲン，エラスチン

（文献4，6をもとに作成）

表2 食肉の脂質

	組織脂質	蓄積脂質
存在箇所	筋肉，臓器	皮下，腹腔，内臓周囲
割合（%／全脂質）	約10%	約90%
構成脂質	トリグリセリド，リン脂質，ステロール	トリグリセリド
変動要因	動物種，栄養状態にかかわらずほぼ一定	動物種，年齢，肉の部位，栄養状態により変動

（文献4をもとに作成）

するミオグロビン，ヘモグロビン，ミオゲンや各種酵素類などのたんぱく質が相当する.

③筋基質（肉基質）たんぱく質

筋基質（肉基質）たんぱく質は，膜や血管などの結合組織，いわゆる筋肉の基質（土台）を構成するたんぱく質であり，コラーゲン，エラスチンなどの水や塩類水溶液に不溶の硬たんぱく質が含まれる.

線維状たんぱく質であるコラーゲンは，水とともに長時間加熱すると変性し，水溶性の誘導たんぱく質であるゼラチンに変化する. 結合組織の多いすじ肉などを弱火で煮込むと肉がやわらかくなり，冷めると煮こごりができるのはこのためである. コラーゲンやゼラチンは不可欠アミノ酸のトリプトファンを含んでいないため，アミノ酸価は0である[2][3].

2）脂質

①組織脂質

筋肉組織や臓器組織に含まれる組織脂質は，トリグリセリド，リン脂質，ステロールを主成分とし，リン脂質は組織脂質全体に5〜10%，ステロール類は0.5%前後含まれる. ステロール類の大部分はコレステロールであり，内臓類，特に肝臓での含量が高い. 組織脂質の量は，動物種や栄養状態にかかわらず一定であるが（表2），例外的に霜降り肉を生産する和牛では，肥育によって組織脂質である骨格筋組織にトリグリセリドが蓄積する.

②蓄積脂質

皮下，内臓周囲，腹腔に含まれる蓄積脂質は全脂質の90%を占め，ほとんどがトリグリセリドである. 家畜の年齢，栄養状態，部位により大きく異なる（表2）[2][3].

③脂肪酸組成

脂質を構成する脂肪酸の組成は，二重結合が1つある一価不飽和脂肪酸のオレイン酸が多く，次いで二重結合のない飽和脂肪酸のパルミチン酸，ステアリン酸が多い. 必須脂肪酸であるリノール酸（$C_{18:2}$）は，豚肉・鶏肉に多く含まれるが，牛肉では少ない.

パルミチン酸やステアリン酸などの飽和脂肪酸を構成脂肪酸として多く含むために融点が高く，常温では固体となる. その割合が高くなるほど食肉の融点が高くなり，口腔内温度での溶解（口どけ）が悪く，舌触りも悪くなる. 食肉脂肪の融点は動物種で異なり，鶏（30〜32℃）＜豚（ラード：33〜46℃）＜牛（ヘット：40〜50℃）＜羊（44〜55℃）の順になる[1]〜[3].

3）炭水化物

食肉の糖質のほとんどが**グリコーゲン**であるが，その含量は1%以下である. グリコーゲンは動物の死後，呼吸の停止した状態で嫌気的に分解されて乳酸へと変化するため，熟成終了後（本節D-2参照）にはほとん

ど残っていない[1) 3)].

4) ミネラル（無機質）

食肉のミネラルはカリウムが最も多く，リン，ナトリウム，マグネシウムも多く含むが，カルシウムの含量は少ない．ミネラルは筋肉に比べて内臓に多く含まれ，比較すると特に鉄・銅の含有量が高い．

食肉中のミネラルはたんぱく質などと結合した有機体でも存在している．鉄はヘモグロビン，ミオグロビンなどのたんぱく質中に二価の**ヘム鉄**として多く含まれるために，食肉は体内での吸収の優れた鉄の供給源となっている[1) 3)].

5) ビタミン

食肉類のビタミンとしてB群を豊富に含み，特に豚肉には他の食肉の数倍のB_1が含まれる．脂溶性ビタミンのA，D，Kや水溶性のビタミンCは筋肉中には少ないが，脂質や内臓（特に肝臓）に多く含まれる[1) 3)].

6) エキス成分

エキス成分とは，栄養素や色素以外の水や熱水に溶ける成分であり，食肉のエキス成分には，グルタミン酸（アミノ酸系うま味），イノシン酸（核酸系うま味），コハク酸（有機酸系うま味），イノシトール，タウリン，クレアチンなど，うま味の関係する成分が多く含まれる[1)〜3)].

D. 食肉成分の変化[1)〜3)]

と殺した家畜の筋肉は死後硬直・解硬・熟成期間を経て，はじめて食肉に適する状態となる．死後硬直〜食肉までの変化は，前述したたんぱく質，脂質，糖質，ミネラルなどの食肉の成分の変化であることから，食肉の成り立ちと成分の変化を関連付けて学習していこう．

1) 死後硬直

と殺後は呼吸と血液の循環が停止するが，細胞の活動は一定期間続くことから，筋肉では嫌気的な代謝が進行する．筋肉ではグリコーゲンがピルビン酸を経て乳酸まで分解されて蓄積するため（**死後解糖**），pHが徐々に低下する．また，筋原線維たんぱく質のアクチンとミオシンが結合して**アクトミオシン**となったままATPがなくなることで伸展性を失い，硬直を起こす．この状態を死後硬直といい，この時期の肉はかたく，

表3 動物種ごとの最大硬直期までの時間と熟成期間の違い

	最大硬直期までの時間（時間）[*1]	熟成期間（日）[*2]
牛肉	24	8〜10
豚肉	12	4〜6
鶏肉	2〜3	1〜2

*1　0〜4℃で保存したとき
*2　2〜5℃で保存したとき（低温熟成）
（文献2〜4をもとに作成）

保水性・結着性[※2]にも欠けるため，食肉・加工用に適さない．

死後硬直は一般に死後2〜3時間で始まり，筋肉が最も収縮した状態を**最大硬直期**という（**表3**）．と殺後，ATPが完全に消失しない状態，言いかえると最大硬直期前に筋肉を凍結した場合には，解凍したときに激しい硬直を起こすとともに，多量のドリップを生じるため，食肉の凍結は必ず最大硬直期後に行う．

2) 食肉の解硬と熟成

筋肉が最大硬直の後，逆に軟化する現象を**解硬（硬直解除）**という．解硬はアクチンとミオシンの硬直結合（アクトミオシン）の脆弱化，たんぱく質分解酵素による骨格たんぱく質の低分子化[※3]や筋原線維の小片化（自己消化）などによるものである．自己消化によりたんぱく質からペプチドやアミノ酸が生成して筋肉中のpHが上昇するとともに，食肉のやわらかさ，保水性やうま味が増す．また，ATPはADP，AMPを経て核酸系うま味成分である**イノシン酸**（5′-IMP）となり，肉の呈味性に影響を与える（**図2**）．

食肉の熟成とは，と殺後の筋肉を低温で一定期間保存し，死後硬直・解硬・自己消化を進める過程全体を指し，温度が高いほど短期間で進行する．低温熟成（2〜5℃）と高温熟成（12〜15℃）があるが，一般には，微生物が増殖しないよう配慮した低温熟成が主に行われている（**表3**）．

3) 食肉の色

食肉に含まれる色素には，ヘム鉄を含む色素たんぱ

※2　肉類の結着性とは，ソーセージやハンバーグにみられる「くっつきやすさ」であり，これらの加工においても結着性は非常に重要である．
※3　骨格たんぱく質の低分子化：たんぱく質が分解されてアミノ酸になること．

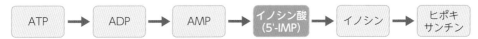

図2 ATP分解経路
イノシン，ヒポキサンチンまで進むと苦みとなる.
（文献4をもとに作成）

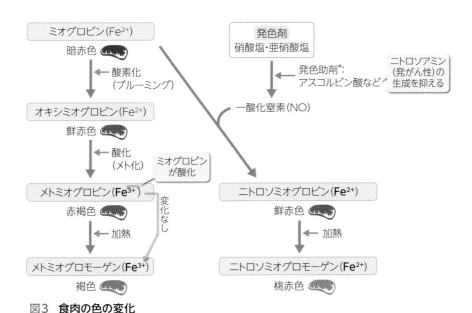

図3 食肉の色の変化
＊ 発色助剤：亜硝酸塩などの発色剤を添加した際に生じる発がん性物質「ニトロソアミン」の生成を抑える.
（文献1〜3をもとに作成）

く質のミオグロビン※4（肉色素. 筋肉に含まれる），ヘモグロビン※5（血色素. 血液に含まれる）などがある. 食肉中のミオグロビンとヘモグロビンの含量比は**5：1**であることから，食肉の赤色は筋線維の細胞質に存在するミオグロビンに由来するといえる. ミオグロビンは酸素親和性がヘモグロビンよりも高く，ヘム鉄が酸素と結びつくことで筋肉へ酸素を供給するとともに，筋肉組織内の酸素貯蔵庫としての役割を果たしている.

ミオグロビンの含有量は食肉の色の濃さに影響を与え，含有量は家畜の種類，年齢，筋肉の部位，運動量により異なる. 肉色の濃い馬肉・牛肉（0.5％前後）に比べて豚肉（0.06％）では低い値を示し，肉色の淡い若齢動物に比べて肉色の濃い老齢動物のほうがミオグロビン含量は高い[1] [3].

新鮮な赤肉のミオグロビンは還元型（Fe^{2+}）であり，暗赤色を呈するが，しばらく放置して空気に触れると，ヘム鉄は二価のままで空気中の酸素と結合して鮮赤色のオキシミオグロビン※6になる. この変化を，酸素化またはブルーミング（blooming：開花した）という. さらに長時間空気に触れていると，ミオグロビンのヘム鉄が酸化されて三価の赤褐色のメトミオグロビン（Fe^{3+}）に変化する（**メト化**）（図3）[1] [3].

生肉を加熱すると褐色に変化するが，これはミオグロビンのたんぱく質であるグロビンが加熱変性すると同時に，メトミオグロモーゲン（Fe^{3+}）に変化するためである.

食肉加工品のハムやベーコンでは，長時間空気に触れていても，前記のような色の変化はみられない. こ

※4 ミオ（myo-）：筋肉を意味する.
※5 ヘモ（hemo-）：血を意味する.

※6 オキシ（oxy-）：酸素を意味する.

れは，製造工程において**亜硝酸塩，硝酸塩**などの発色剤を添加し，肉色固定が行われているためである．発色剤の添加により，亜硝酸塩由来の一酸化窒素（NO）がミオグロビンのヘム色素に結合し（ニトロソ化，ニトロシル化），ニトロソミオグロビン（ニトロシルミオグロビン）[※7]に変化して鮮赤色を保つ．ニトロソミオグロビンは調理時には加熱によって変性し，ニトロソミオクロモーゲン（ニトロシルミオクロモーゲン）になるが，肉色は退色化せずにより鮮やかな桃赤色を呈する（図3）[1~3]．

4）風味の変化

と殺後の肉は，乳酸様の酸臭や血液臭などの混ざった生臭い生鮮香気を呈するが，熟成に伴って牛肉では甘い牛乳のような生鮮香気に変化し，加熱によってさらに好ましい**加熱香気**を呈して，食欲を刺激する．

熟成後の香気成分として，アンモニア，アルコール類，アルデヒド類などの低沸点揮発性物質が増加するが，

① 赤身肉に含まれるアミノ酸，ペプチドなどのたんぱく質由来成分や糖類などの水溶性成分が加熱中に熱分解して，アミノ・カルボニル反応によって生じるもの

② 脂質や脂質中の微量成分が，加熱により酸化や分解されて生じるもの

がある．①はたんぱく質や糖類に由来することから動物種共通の風味であるが，②の脂肪酸組成などは動物種で大きく異なることから個々の動物種特有の風味である．

加熱肉の加熱香気（揮発性成分）には，脂肪酸，アルコール，ラクトン，エステル，フラン，ピラジン，含硫化合物があり，牛肉の加熱香気は熟成によって強くなる．和牛肉（松坂牛）の加熱香気には，フルーツやココナッツ様の甘い香りの成分（ラクトン類）などの多様な香気成分が含まれており，和牛肉独特の甘い香りを形成する[1~3]．

食肉の呈味成分は，アミノ酸，ペプチド，ヌクレオチド，有機酸，糖，ミネラルなどのエキス成分から構成される．たんぱく質由来であるアミノ酸，ペプチドは熟成に伴って増加し，熟成によるうま味の形成に寄与する．一方，核酸系うま味成分であるイノシン

酸の蓄積量は熟成初期に最も多く，熟成に伴って分解・減少する[1) 3)]．

E. 牛[1)~3)]

牛肉の肉質や成分は，品種・肥育方法・部位によって特徴があり，一般成分は，水分35～75％，たんぱく質11～22％，脂質3.0～57％，糖質（炭水化物）0.1～0.7％，ミネラル0.5～1.3％である．

1）牛肉の種類

牛肉として販売されているものには「国産牛」「和牛」「輸入牛肉」があり，それぞれ以下のように規定されている．

① 国産牛

乳用種であるホルスタイン（雌）は，泌乳能力の続くかぎり牛乳生産のために毎年出産する必要がある．出産された子牛が雄の場合には泌乳能力がないため，去勢した後に肥育し，国産牛として出荷される．国内産の牛肉のほとんどは，この去勢乳用雄牛を肥育した「国産牛」である．また外国で生まれた牛でも日本国内での肥育期間のほうが長ければ，国産牛となる．

② 和牛

和牛とは，黒毛和種，褐毛和種，日本短角種，無角和種とこれら4品種間の交雑種および4品種間の交雑種同士または交雑種と4品種の交雑種の6品種の肉専用種の牛であり，かつ日本国内で生産された肉にのみ表示することが可能な名称である．

和牛のほとんど（9割以上）は黒毛和種の肉であり，神戸牛，松坂牛，米沢牛などの銘柄牛（ブランド牛）は，ほとんどすべて黒毛和種である．

「霜降り肉」は骨格筋の内部にトリグリセリドが網目状に細かく蓄積した肉のことで，この筋間内脂肪は「**サシ**」とよばれる．骨格筋におけるサシ入り具合を示す霜降り度合は「脂肪交雑基準」をもとに判定され，和牛肉の格付け・等級を判断するうえで最も重要な要素である．

③ 輸入牛肉

現在日本で流通している輸入牛肉は，アメリカやオーストラリアで生産されたものが主であり，冷凍（－18℃以下）およびチルド（－1℃～1℃）の状態で輸入・消費されている．アバディーンアンガス種，ヘレ

[※7] ニトロソ（nitroso-），ニトロシル（nitrosyl-）：NOの付いたの意味．

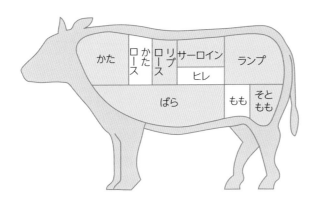

図4 牛肉の部位
(文献7より引用)

表4 牛肉の各部位の特徴と用途

部位	おおよその位置	特徴	用途
かた	かたロース上	肉質かたく，きめも粗い．筋が多い	煮込み料理
かたロース	肩上部	筋肉よりなるが，脂肪交雑もあり	ステーキ，すき焼き
リブロース	肋骨（リブ）付近	風味よく，やわらかい	ステーキ，ローストビーフ
サーロイン	腰	霜降り多い．風味最良部位	ステーキ，しゃぶしゃぶ
ばら	腹	赤身．脂肪交雑多く，味が濃厚	牛丼，焼き肉
もも	後肢内側	赤身．脂肪が少ない	オイル焼き
そともも	後肢外側	赤身．脂肪少なく弾力性に富む	煮込み料理
ランプ	殿部（おしり）	肉のきめが細かく，やわらかい	ステーキ，たたき
ヒレ	サーロイン下の中心部	肉のきめが細かく，脂肪が少ない．最もやわらかい	ステーキ，ビーフカツ

(文献1〜4をもとに作成)

フォード種などの外来肉用品種の肉が主である．

2）牛肉の部位

　牛肉の各部位（図4）と，その特徴と用途を表4に示す．

F. 豚 [1] 〜 [3]

　豚肉の一般成分は部位によって異なるものの，水分46〜74％，たんぱく質13〜23％，脂質1.7〜40％，糖質（炭水化物）0.1〜0.3％，ミネラル0.7〜1.3％であり，他の畜肉に比べてビタミンB_1含量が高いという特徴を有する．

1）豚肉の種類

　豚は利用法によって，**ミートタイプ**（生肉型），**ベーコンタイプ**（加工型），**ラードタイプ**（脂肪型）に分類され，以下のような特徴を有する．

①ミートタイプ

　ロース芯[8]が太く，もも肉の張りや枝肉歩留まり[9]，肉質ともに優れた品種が利用される．比較的中型の中ヨークシャー（白豚），バークシャー（黒豚）などが該当する．

②ベーコンタイプ

　ベーコン材料となるばらの部分が長く（胴が長く），肉付きのよい品種が利用される．大型のランドレース，大ヨークシャー（ともに白豚）などが該当する．

③ラードタイプ

　比較的大型で脂肪の付きが多く，成長の早い品種が利用される．デュロック（茶），ポーランドチャイナ（白に黒ぶち，あるいは黒地に鼻・四肢のみ白）などが該当する．

※8　ロース芯：かたの部分（かたロース）の中心に相当．
※9　枝肉歩留まり：もとの体重あたりの頭，皮，内臓，血液を除き，枝肉としたときの重さ（重い＝肉が多いことを表す）．

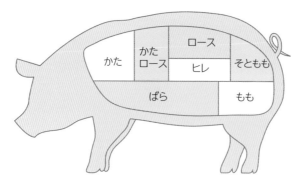

図5　豚肉の部位
（文献7より引用）

表5　豚肉の各部位の特徴と用途

部位	おおよその位置	特徴	用途
かた	かたロース上	肉質かたく，きめもやや粗い	煮込み料理
かたロース	肩上部	肉質ややかたく，きめもやや粗い	ほとんどの料理
ロース	腰	脂肪層が厚い．やわらかく風味がよい	とんかつ，ポークソテー
ばら	腹	脂肪を多く含む．濃厚なうま味	角煮，酢豚，ベーコン
もも	後肢内側	きめの粗い赤身	炒め物，煮込み料理
そともも	後肢外側	きめがやや粗い赤身．味がよい	焼き豚，とんかつ
ヒレ	ロース下の中心部	肉のきめが細かく，脂肪が少ない．最もやわらかい．淡泊	一口かつ，ポークソテー

（文献1～4をもとに作成）

2）日本での飼育種

日本で主に飼育されている肉用種は，前述の黒豚（バークシャー），白豚（ヨークシャー）および肉用品種を交雑させた三元交配種である．特にランドレース，大ヨークシャー，デュロックを交配した三元交配種は，強健性・産肉性・繁殖性・肉質のいずれも優れており，国内での肥育数が最も多い．

黒豚とは純粋バークシャー種を指し，肥育には長い期間が必要であるが肉質が非常に優れており，鹿児島を中心にブランド肉として生産されている．純粋バークシャー種であれば，国内産に限らず外国産でも「黒豚」と表示することが可能であるが，販売の際には必ず原産地の表示が必要である．

3）豚肉の部位

豚肉の各部位（図5）と，その特徴と用途を表5に示す．

G. 鶏 [1]～[3]

鶏肉の一般成分は，水分62～75％，たんぱく質17～25％，脂質0.8～19％，糖質（炭水化物）0～0.1％，ミネラル0.3～1.2％である．鶏は卵用種，卵肉兼用種，肉用種に分類される．

1）鶏肉の種類

鶏肉としてよく知られているブロイラーは，成長の速い，生産効率のよい品種や，飼育方法の工夫で大量生産される肉用若鶏の総称であり，品種名ではない．日本で肥育されている主なブロイラーは白色コーニッシュ（雄）と白色プリマスロック（雌）の交雑種であり，平均8週齢で出荷される．肉質はやわらかく，味・色調ともに淡泊である．

日本在来種である名古屋コーチン種やしゃも種などは，飼育期間が3～5カ月と長く，歯ごたえや濃厚な食味を特徴とする．日本在来種で在来種由来血液が50％以上，出生証明ができるものを80日間以上飼育し，28日齢から1 m²あたり10羽以下で平飼いしたもののみが地鶏と定義される．

2）鶏肉の部位

鶏肉の各部位（図6）と，その特徴と用途を表6に

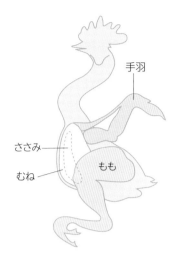

図6　鶏肉の部位
（文献8より引用）

表6　鶏肉の各部位の特徴と用途

部位	おおよその位置	特徴	用途
手羽	羽（上腕）	肉が少ない．やわらかい	煮込み料理，焼き物
むね	胸部	脂肪が少なく，やわらかい．味は淡泊	焼き鳥，水炊き，揚げ物
ささみ	胸部中心	白身でやわらかく，味も淡泊	天ぷら，刺身
もも	脚上部	赤身でややかたい．コクがある	煮込み料理，焼き鳥，水炊き

（文献1～4をもとに作成）

示す．

H. 食肉加工品[1)2)]

　市場で流通している食肉加工食品の多くは，豚肉を原料としている．これは，他の畜肉に比べて豚肉の脂質は融点が低く，低温でも口どけがよいためである．また，豚肉は赤身部分も適度なやわらかさとうま味を有することから，加工食品の原材料として，幅広く利用されている．

1）塩漬，燻煙処理

　食肉加工品の製造時には，保水性・結着性向上，調味（塩味の付加），肉色の固定のために塩漬という作業を行う．塩漬には食塩を主成分とする塩漬剤を用いるが，これには発色剤である硝酸塩，亜硝酸塩も含まれている．また，この発色剤は，ボツリヌス菌の増殖を抑制する作用もある．

　燻煙処理により煙の成分であるフェノール化合物，ホルムアルデヒドなどの抗菌活性を有する物質が原料表面に被膜を形成することで，微生物の侵入・増殖が抑制される．

2）ベーコン類，ハム類，ソーセージ類

　ベーコン類は，塩漬，乾燥，燻煙の作業で製造し，ハム類は塩漬，充填[※10]，乾燥，燻煙，加熱の作業により製造する．ベーコン類は製造工程で充填，加熱の工程を行わない点がハム類と異なる．

　ソーセージ類は，塩漬した材料をひき肉にして，ケーシング[※11]充填，燻煙，加熱，乾燥して製造される．ケーシング材料または直径から，ボロニア（牛腸または直径36 mm以上）＞フランクフルト（豚腸または直径20 mm以上36 mm未満）＞ウインナー（羊腸または直径20 mm未満）に分類される．

※10　充填：塩漬した肉をケーシング素材（※11）などに入れて（充填して），丸や四角の形に整えること．
※11　ケーシング：動物（家畜）の腸やコラーゲンでできた人工ケーシングなどのケーシング素材に，混合した材料を詰めること．

2 魚介類

A. 魚介類の食品学的特徴

1) 漁獲量や魚種別構成が一定しない

回遊魚類が回遊・移動するため、数十年のサイクルで魚種の交替がある。例えば1960年代、あじはよく漁獲されたが、まいわしは獲れなかった。70年代になるとあじは獲れず、さばが大漁だった。80年代になると、今度はさばの代わりにいわしの漁獲量が増えた。

2) 魚種が多い

食品成分表2020に掲載されている食品2,478品目のうち、453品目（約18％）が魚介類およびその加工食品である。

3) 同一魚種であっても、部位、年齢、季節によって成分が変動する

例えばまぐろの脂質含量は、赤身部分より脂身部分（トロ）のほうが高い。ぶりはいわゆる出世魚とよばれ、年齢によって大きさが異なるため、よび方も異なる。例えば、体長15 cmのものは関東ではわかし（関西ではつばす）、40 cmのものはいなだ（はまち）、60 cm大のものはわらさ（めじろ）、90 cm以上のものをぶりとよび、幼魚と成魚では味や用途が異なる。さらに、秋のさんまは美味で旬の時期であり、脂質含量が増える。

4) 品質劣化が速い

魚類は家畜に比べ、
①死後の生化学的変化の進行が速いこと
②結合組織含量が少ないので、筋肉組織が脆弱なこと
③体表面やえらに多く付着している細菌類によって腐敗を受けやすいこと
などによって、肉質の鮮度低下が速い。

B. 魚肉の構造

1) 体側筋

魚体の皮下には可食部となる**体側筋**がある。その大部分は白色の**普通筋**とよばれ、捕食など急激な運動の際に活動する筋肉で、脊椎骨から上下方向にのびる**垂直隔膜**によって左右に二分され、また水平方向にのび

る**水平隔膜**によって背部と腹部に分けられる（図7）。体側筋は頭部から尾部にかけて、いくつかの**筋節**が規則正しく並んだ筋肉束の集合体であり、筋節の数は脊椎骨の数とほぼ一致する。まだいでは約24、うなぎでは100以上に及ぶ。筋節同士は互いに薄い**筋隔膜**で接合されている。煮魚や焼き魚の身がほぐれやすいのは、加熱変性で筋節はかたくなり、筋隔膜はゼラチン質様になるので、筋節がはがれやすくなっているからである。

体側筋には普通筋の他、体躯部(たいく)の側線付近の皮下に毛細血管が発達した**表層血合筋**(ちあい)が頭部から尾部に向かって帯状に分布している。この筋肉は常時遊泳活動するいわし、さけ、さんま、ぶりなどの沿岸性回遊魚にみられる。かつお、くろまぐろなどの外洋性回遊魚では脊椎骨周辺の深層部まで血合筋（**真正血合筋**）が発達している（図7）。ひらめやかれいのような底魚では血合筋はほとんど発達していない。

2) 体側筋の構造

体側筋の各筋節は、無数の**筋線維**（直径50〜300 μm、長さ5〜20 mm）で構成される。筋線維は複数の核を有する筋細胞のことで、**筋原線維**とその間を満たす**筋形質**を含んでおり、筋線維は**筋線維鞘**で覆われている。

筋原線維の微細構造は哺乳動物の骨格筋と基本的には変わらず、光学顕微鏡下で明暗の繰り返しのしま模様が観察される（図1参照）。明るい部分をI帯、暗い部分をA帯という。筋原線維を電子顕微鏡でさらに拡大すると、I帯の中央に**Z線**、A帯の中央に**M線**（M たんぱく質）がみられる。Z線とZ線間は筋原線維の形態的単位であり、**サルコメア**という（図8）。魚類では筋原線維同士の位相がほぼ一致しているので、全体として規則正しい横紋が観察できるが、たこやいかなどの外套膜筋(がいとうまくきん)では、サルコメアの位相が少しずつずれた特殊な**斜紋筋**があり、横紋が斜めに観察される（図8）。

C. 魚介類の成分

1) 水分

一般に魚介類の水分は65〜85％の範囲にある（表7）。なまこやあさりでは90％以上におよぶ（表8）。また、くろまぐろのように同一魚であっても赤身と脂

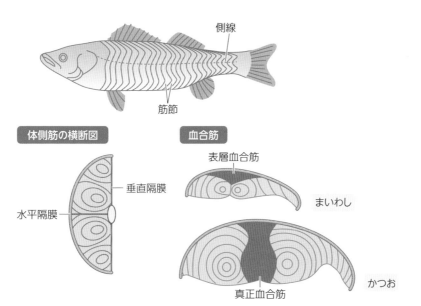

図7　魚の筋肉の構造
(文献1をもとに作成)

魚類筋原線維の微細構造

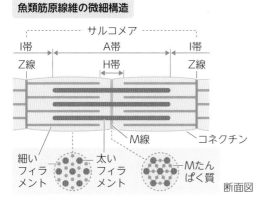

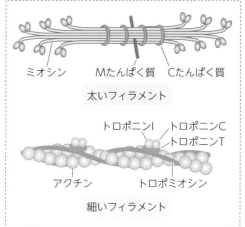

いか・たこ外套膜筋の微細構造

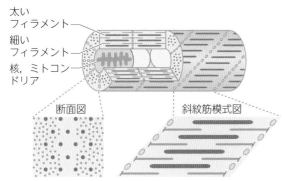

図8　魚介類の筋肉の微細構造

表7　魚類の一般成分 (可食部100 gあたり)

	エネルギー (kcal)	水分	たんぱく質		脂質*1	炭水化物*2	灰分
			アミノ酸組成による	たんぱく質			
まいわし	156	68.9	16.4	19.2	9.2	0.2	1.2
うなぎ (養殖)	228	62.1	14.4	17.1	19.3	0.3	1.2
かつお (春獲り)	108	72.2	20.6	25.8	0.5	0.1	1.4
かつお (秋獲り)	150	67.3	20.5	25.0	6.2	0.2	1.3
まがれい	89	77.8	17.8	19.6	1.3	0.1	1.2
ひらめ (養殖　皮つき)	115	73.7	19.0	21.6	3.7	Tr	1.3
しろさけ	124	72.3	18.9	22.3	4.1	0.1	1.2
まさば	211	62.1	17.8	20.6	16.8	0.3	1.1
さんま (皮つき)	287	55.6	16.3	18.1	25.6	0.1	1.0
まだい (天然)	129	72.2	17.8	20.6	5.8	0.1	1.3
たちうお	238	61.6	14.6	16.5	20.9	Tr	1.0
にしん	196	66.1	14.8	17.4	15.1	0.1	1.3
まふぐ	78	79.3	15.6	18.9	0.4	Tr	1.4
ぶり	222	59.6	18.6	21.4	17.6	0.3	1.1
はまち (養殖　皮つき)	217	61.5	17.8	20.7	17.2	0.3	1.1
くろまぐろ (天然　赤身)	115	70.4	22.3	26.4	1.4	0.1	1.7
くろまぐろ (天然　脂身)	308	51.4	16.7	20.1	27.5	0.1	0.9

単位：g (エネルギーはkcal)
＊1　有機溶媒可溶物を分析で求めた値.
＊2　差引き法により求めた値 (アンスロン−硫酸法による全糖).
(文献2より引用)

表8　貝類，えび・かに類，いか・たこ類，その他の一般成分 (可食部100 gあたり)

		エネルギー (kcal)	水分	たんぱく質		脂質*1	炭水化物*2	灰分
				アミノ酸組成による	たんぱく質			
貝類	あさり	27	90.3	4.6	6.0	0.3	0.4	3.0
	くろあわび	76	79.5	11.2	14.3	0.8	3.6	1.7
	かき (養殖)	58	85.0	4.9	6.9	2.2	4.9	2.1
	さざえ	83	78.0	14.2	19.4	0.4	0.8	1.4
	しじみ	54	86.0	5.8	7.5	1.4	4.5	1.2
	はまぐり	35	88.8	4.5	6.1	0.6	1.8	2.8
	ほたてがい	66	82.3	10.0	13.5	0.9	1.5	1.8
えび・かに類	いせえび	86	76.6	17.4	20.9	0.4	Tr	2.1
	くるまえび (養殖)	90	76.1	18.2	21.6	0.6	Tr	1.7
	毛がに	67	81.9	12.1	15.8	0.5	0.2	1.6
	ずわいがに	59	84.0	10.6	13.9	0.4	0.1	1.6
いか・たこ類	こういか	64	83.4	10.6	14.9	1.3	0.1	1.3
	やりいか	79	79.7	13.1	17.6	1.0	0.4	1.3
	まだこ	70	81.1	11.7	16.4	0.7	0.1	1.7
その他	生うに	109	73.8	11.7	16.0	4.8	3.3	2.1
	しゃこ (ゆで)	89	77.2	15.3	19.2	1.7	0.2	1.7

単位：g (エネルギーはkcal)
＊1　有機溶媒可溶物を分析で求めた値.
＊2　差引き法により求めた値 (アンスロン−硫酸法による全糖).
(文献2より引用)

表9 魚肉と家畜肉のたんぱく質の溶解性による分類

	溶解性	存在場所	魚類（普通筋）	家畜の骨格筋	主なたんぱく質
			割合（%）		
筋形質（筋漿）たんぱく質	生理的塩溶液に可溶	筋細胞質	20〜35	15〜35	パルブアルブミン，ミオグロビン，酵素類
筋原線維たんぱく質	高塩濃度溶液に可溶	筋原線維	60〜75	40〜50	ミオシン，アクチン，トロポニン，トロポミオシン
筋基質（肉基質）たんぱく質	塩溶液に不溶	筋隔膜，筋細胞膜，結合組織	2〜5	15〜35	コラーゲン，エラスチン

身によっても異なる．回遊魚では水分含量と脂質含量は季節変動が大きく，かつおの例のように，両者は反比例関係にある（表7）．

2）たんぱく質

①骨格筋たんぱく質の組成

魚類のたんぱく質含量は比較的変動が少なく，多くは16〜24％の範囲にある．骨格筋のたんぱく質は畜肉と同様，**筋形質（筋漿）たんぱく質**，**筋原線維たんぱく質**，**筋基質（肉基質）たんぱく質**に分類される（表9）．

筋形質（筋漿）たんぱく質はパルブアルブミン（カルシウム結合たんぱく質），酵素類，肉色素（ミオグロビン）などである．

筋原線維たんぱく質は筋収縮にかかわる**アクチン**，**ミオシン**などである．食塩を加えて魚肉をすり潰すと，アクチンとミオシンが結合した**アクトミオシン**が形成され，ゾル状態のすり身ができる．これを加熱するとゲル化し，かまぼこなどの魚肉練り製品ができる．

魚肉の筋基質（肉基質）たんぱく質（コラーゲン）量は，家畜骨格筋と比べると少なく，魚肉が畜肉よりもやわらかい一因となっている．また，魚肉（生）のかたさはコラーゲン量と比例することが知られている．コラーゲンは繊維状たんぱく質で，水とともに加熱すると可溶性ゼラチンとなり，冷やすと固まる．この固まったものが「**煮こごり**」である．

②たんぱく質の栄養価

魚肉たんぱく質の消化吸収率は97％以上で，**生物価**[12]は80〜90である．**アミノ酸価**はほとんどの魚種で100（FAO/WHO/UNU 1985年の学齢期10〜12歳のアミノ酸評点パターンを基準にした場合）であり，

きわめて栄養価が高い．貝類，軟体動物（いか・たこ類），甲殻類（えび・かに類）のアミノ酸価は魚肉よりも低く，60〜90である．

3）脂質

①脂質含量

まさば，にしん，さんま，ぶり，はまち，たちうおなどの脂質含量は10％を超えるが，まふぐ，くろまぐろ（赤身），しろさけ，ひらめ，まがれい，かつお（春獲り）などは5％以下であり，魚種間で異なる（表7）．貝類，えび・かに類，いか・たこ類では脂質含量は低い（0.3〜2.2％）（表8）．

魚類，特に回遊魚類（さば，さんま，まいわしなど）の脂質含量は季節によって変動する．例えば，まいわしでは，産卵前の9月頃に最も高く（20〜25％），産卵後の3月頃は2〜5％に低下する．脂質含量が最も高い時期はおいしく，「旬」とよばれる．増減する脂質は主にトリグリセリドであり，その他の脂質はほとんど変化しない．

②脂質の脂肪酸組成

魚類の全脂質の80〜90％はトリグリセリドであるが，その脂肪酸組成を表10に示す．大豆や豚肉と比べて，魚種にかかわらず**エイコサペンタエン酸（EPA）**や**ドコサヘキサエン酸（DHA）**のようなn-3系多価不飽和脂肪酸が多く含まれているのが特徴である．EPAやDHAは動脈硬化予防，コレステロール低下作用などがある．また，アラキドン酸（n-6系多価不飽和脂

※12 生物価：たんぱく質の栄養価の生物学的評価法の一つ．
体内保留窒素量／吸収窒素量 × 100
=（吸収窒素量−尿中排泄窒素量）／（摂取窒素量−糞中窒素量）× 100
で表される．

表10　魚類の脂肪酸組成

	飽和脂肪酸		一価不飽和脂肪酸		多価不飽和脂肪酸			
	$C_{16:0}$	$C_{18:0}$	$C_{16:1}$	$C_{18:1}$	$C_{18:2}$	$C_{18:3}$	$C_{20:5}$	$C_{22:6}$
	パルミチン酸	ステアリン酸	パルミトレイン酸	オレイン酸	リノール酸	α-リノレン酸	EPA	DHA
まいわし	22.4	5.0	5.9	15.1	1.3	0.9	11.2	12.6
かつお（春獲り）	20.6	5.7	3.8	10.5	1.4	0.9	10.2	30.9
かつお（秋獲り）	19.8	4.8	5.2	16.5	1.8	0.9	8.5	20.7
しろさけ	12.9	3.1	5.5	21.0	1.1	0.8	6.8	13.1
まさば	24.0	6.7	5.3	27.0	1.1	0.6	5.7	7.9
まだい（天然）	20.7	6.4	7.7	21.5	1.1	0.5	6.7	13.8
すけとうだら	18.9	3.5	1.1	13.5	0.8	0.3	15.2	35.6
まふぐ	17.1	9.0	1.4	13.1	1.1	0.2	5.8	34.0
くろまぐろ（天然赤身）	19.2	9.4	3.6	25.4	1.1	0.4	3.6	16.0
くろまぐろ（天然脂身）	15.5	4.9	4.4	20.7	1.5	1.0	6.4	14.2
大豆（黄大豆　乾）	10.7	2.9	0.1	26.7	49.7	8.7	0	0
豚（かた　脂身つき）	24.0	13.5	2.2	44.7	10.6	0.5	0	0.1

単位：脂肪酸総量100 gあたりのg数
EPA：エイコサペンタエン酸（イコサペンタエン酸：IPA）ともいう．DHA：ドコサヘキサエン酸
（文献3をもとに作成）

肪酸）由来のエイコサノイドの生成を抑制し，抗炎症作用や免疫反応を調節するはたらきがある．

③リン脂質

主な魚種にかかわらず，普通筋100 gあたり500〜700 mg含まれる．また血合筋のほうが普通筋よりも含量が高い．主なリン脂質は，ホスファチジルコリン（レシチン）である．

④スクアレン

スクアレン（$C_{30}H_{50}$）は動植物界に広く分布しており，とりわけ深海性さめの肝臓に多量に存在する，6つの二重結合を有する炭化水素である．一般の脂質の比重（0.90〜0.94 g/cm³）に比べ，低比重（0.856 g/cm³）であることから浮力に関係しているといわれている．

スクアレンは生体内でコレステロールや胆汁酸の合成に使われる他，化粧品原料や健康食品に利用されている．スクアレンに水素添加した飽和炭化水素**スクアラン**（$C_{30}H_{62}$）も化粧品，潤滑剤として利用されている．

⑤コレステロール

一般に魚肉には50〜100 mg/100 gのコレステロールが含まれるが，あなご（140 mg）やうなぎ（230 mg）

のように含量が高い魚もある．また，えび類（93〜200 mg），たこ（150 mg），いか（210〜350 mg）は一般に含量が高い．たらこ（350 mg），かずのこ（370 mg），イクラ（480 mg），からすみ（860 mg）のような魚卵はさらに含量が高い．

⑥ワックスエステル

ワックスエステル（WE）は，長鎖脂肪酸〔オレイン酸（$C_{18:1}$），ドコセン酸（$C_{22:1}$）など〕と長鎖第一級アルコール〔セチルアルコール（$C_{16:0}$），オレイルアルコール（$C_{18:1}$）など〕とのエステルをいう．アブラソコムツやバラムツの筋肉脂質の90％はWEである．ヒトはWEの消化吸収能力が劣るため，これらの魚を摂取すると下痢症状を起こすことがある．

4）炭水化物

魚肉の炭水化物は微量であるので，「差引き法」で表すのは適切ではなく，アンスロン−硫酸法で直接定量されている（第1章表12参照）．

炭水化物のほとんどは**グリコーゲン**で，白身魚よりも赤身魚に多く，1％程度含まれる．貝類の貝柱やかきにも多く含まれる．例えば，あさり（2〜6.5％），しじみ（5〜9％），ほたてがい（7％）である．グリコーゲン自身はうま味成分ではないが，味のコクやとろみ

を強めたり，味に持続性を与えたりする効果がある．

5）ビタミン

ビタミン含有量は，魚種，年齢，部位によって異なるが，一般に普通筋よりも血合筋に多い．

①脂溶性ビタミン

ビタミンA（レチノール活性当量，μg/100 g）は筋肉よりも肝臓・内臓に多いが，魚介類の筋肉では，やつめうなぎ（8,200），うなぎ（2,400），ぎんだら（1,500），ほたるいか（1,500）に多い．

ビタミンD（μg/100 g）の多い魚は，かわはぎ（43.0），くろかじき（38.0），べにざけ（33.0），しろさけ（32.0），にしん（22.0），いかなご（21.0），うなぎ（18.0）などである．魚卵イクラ（44.0），すじこ（47.0）にも多い．貝類，えび・かに類，いか・たこ類にはほとんど含まれない．

ビタミンE（α-トコフェロール，mg/100 g）含量が高いのは，うなぎ（7.4），なまず（6.3），ほたるいか（4.3），はまち（4.6），いせえび（3.8）などである．イクラ（9.1），たらこ（7.1）にも多く含まれる．貝類の多くは2 mg/100 g以下である．

②水溶性ビタミン

ビタミンB$_1$（mg/100 g）は，豚ヒレ肉（1.32）には及ばないが，ふな（0.55），こい（0.46），なまず（0.33）のように淡水魚に多く，海水魚ではべにざけ（0.26），からふとます（0.25），ぶり（0.23）に多い．

ビタミンB$_2$（mg/100 g）は，どじょう（1.09），やつめうなぎ（0.85），うなぎ（0.48），うるめいわし（0.36），まいわし（0.39）に多く含まれる．ずわいがに（0.60）にも多い．

ナイアシン当量（mg/100 g）は，まぐろ類（14.0～26.0）やかつお（春獲り：24.0）のような回遊魚に豊富に含まれる．

6）ミネラル（無機質）

一般に魚類のナトリウム含量（可食部100 gあたり，以下同様）は40～140 mgであり，貝類，えび・かに類やいか・たこ類に比べると低い（表11）．魚類，貝類，えび・かに類，いか・たこ類を通じて，カリウム含量は70～490 mgである．カルシウムは種による差が大きく，ぶり・まぐろは5 mg程度，うなぎでは130 mgである．リンはほとんどが80～300 mgの範囲に

あり，無機リン酸，核酸，ヌクレオチド，リン脂質など，有機リン酸エステルとして存在する．

微量ミネラルとして，一般に鉄は貝類に2～5 mg含まれ，魚類，えび・かに類，いか・たこ類よりも多い．鉄はその多くはヘモグロビン（約57％）として存在する他，ミオグロビン，カタラーゼなどの酵素類，フェリチンやヘモジデリンとして分布している．亜鉛と銅は生物種による変動があるが，一般にえび・かに類，いか・たこ類に多く，特にかきに多い（表11）．

7）エキス成分

魚介類の組織のうち，水または熱水に可溶性の成分を一括してエキス成分とよぶ．ただし，たんぱく質，脂質，色素，ビタミン，多糖類などはエキス成分に含めず，遊離アミノ酸，ペプチド，ヌクレオチド，それらの関連物質や尿素のような含窒素成分と，有機酸，糖のような無窒素成分を指す．エキス成分は呈味成分でもある．

①遊離アミノ酸

遊離アミノ酸はエキス成分のなかで最も重要な成分であり，たんぱく質を構成するすべてのアミノ酸の他，タウリンが含まれている（表12）．

タウリンは貝類，えび・かに類，いか・たこ類で多く，魚類では赤身魚の血合筋に多く含まれる．タウリンはシステインから生合成され，胆汁酸分泌促進作用，コレステロール低下作用，血圧低下作用，抗酸化活性などさまざまな生理活性が認められている．ヒスチジンはかつお，まぐろ，さばなどの赤身魚に多量に含まれる．鮮度が低下すると，細菌由来の脱炭酸酵素によってヒスチジンからヒスタミンが生じ，大量に摂取するとアレルギー様食中毒を発症する原因となる．アルギニンはえび・かに類，いか・たこ類の筋肉に多く含まれる．アルギニンは免疫能の強化，成長ホルモンなどの分泌刺激作用を有する．

②ペプチド類

ペプチド類では，うなぎに特異的に多いカルノシン（β-アラニル-L-ヒスチジン），かつお・まぐろに多いアンセリン（β-アラニル-1-メチル-L-ヒスチジン）がよく知られている．両者は，筋収縮，筋肉毛細血管拡張，カルシウムの体内輸送などに関与している．また，まぐろ，いわしの筋肉から血圧上昇抑制作用〔ア

表11 **魚介類のミネラル（無機質）含量** (可食部100 gあたり)

		ナトリウム	カリウム	カルシウム	マグネシウム	リン	鉄	亜鉛	銅	マンガン
魚類	まいわし	81	270	74	30	230	2.1	1.6	0.20	0.04
	かつお（春獲り）	43	430	11	42	280	1.9	0.8	0.11	0.01
	かつお（秋獲り）	38	380	8	38	260	1.9	0.9	0.10	0.01
	しろさけ	66	350	14	28	240	0.5	0.5	0.07	0.01
	まさば	110	330	6	30	220	1.2	1.1	0.12	0.01
	まだい	55	440	11	31	220	0.2	0.4	0.02	0.01
	くろまぐろ（赤身）	49	380	5	45	270	1.1	0.4	0.04	0.01
	くろまぐろ（脂身）	71	230	7	35	180	1.6	0.5	0.04	Tr
	うなぎ（養殖）	74	230	130	20	260	0.5	1.4	0.04	0.04
貝類	あさり	870	140	66	100	85	3.8	1.0	0.06	0.10
	かき（養殖）	460	190	84	65	100	2.1	14.0	1.04	0.39
	しじみ	180	83	240	10	120	8.3	2.3	0.41	2.78
	はまぐり	780	160	130	81	96	2.1	1.7	0.10	0.14
	ほたてがい	320	310	22	59	210	2.2	2.7	0.13	0.12
えび・かに類	いせえび	350	400	37	39	330	0.1	1.8	0.65	0.02
	くるまえび（養殖）	170	430	41	46	310	0.7	1.4	0.42	0.02
	毛がに	220	340	61	38	260	0.5	3.3	0.47	0.03
	ずわいがに	310	310	90	42	170	0.5	2.6	0.35	0.02
いか・たこ類	こういか	280	220	17	48	170	0.1	1.5	0.45	0.02
	まだこ	280	290	16	55	160	0.6	1.6	0.30	0.03
その他	生うに	220	340	12	27	390	0.9	2.0	0.05	0.05
	しゃこ（ゆで）	310	230	88	40	250	0.8	3.3	3.46	0.13

単位：mg
（文献2より引用）

表12 **魚介類の遊離アミノ酸**

	まいわし		まさば		ほたて貝	まだこ	くるまえび	ずわいがに
	普通筋	血合筋	普通筋	血合筋	閉殻筋*	腕筋	筋肉	脚筋
タウリン	114	414	58	455	784	1498	111	881
グリシン	10	10	10	12	1925	9	1251	607
アラニン	27	37	22	18	256	55	49	204
ヒスチジン	477	197	617	249	2	1	27	2
アルギニン	5	3	8	4	323	235	624	575

単位：mg/100 g　＊　貝柱のこと

ンジオテンシン変換酵素（ACE）阻害活性〕をもつオリゴペプチドが発見されている（姉妹書「食品学Ⅰ 改訂第2版」第4章図11参照）.

③トリメチルアミンとトリメチルアミンオキシド

トリメチルアミン（**TMA**）とトリメチルアミンオキシド（**TMAO**）は陸生動物にはほとんど検出されず，海水魚に特有な成分である．TMAO〔$(CH_3)_3NO$〕は無臭の物質であるが，魚の死後に繁殖する細菌類のTMAO還元酵素により，揮発性物質TMA〔$(CH_3)_3N$〕（腐敗臭の主成分）が生じる．この臭気はpHの上昇とともに強くなる．

また，TMAOは高温加熱するとジメチルアミンとホ

ルムアルデヒドに分解される〔$(CH_3)_3NO \rightarrow (CH_3)_2NH + HCHO$〕．ホルムアルデヒドはたんぱく質を変性してまぐろの青肉※13発生の原因になるなど，水産物加工上の問題となる．

④グアニジノ化合物

クレアチン，クレアチニン，アルギニンのようにグアニジン基〔$HN=C(NH_2)_2$〕を有する化合物を指す．クレアチンは血合筋よりも普通筋に多い．

⑤オピン類

近年新しく発見されたエキス成分である．分子内にD-アラニン構造を有し，他のアミノ酸（アルギニン，アラニン，グリシン，タウリン，β-アラニン）がイミノ基（$-NH$）を共有する形で結合した構造をもつ，イミノ化合物の総称である．例えば，いか・たこ類で見出された**オクトピン**は，オピン脱水素酵素によって，ピルビン酸とアルギニンが還元縮合することによって生成する．

⑥尿素

さめやえいなど板鰓類の筋肉中に約2％の尿素が含まれる．細菌類のウレアーゼにより，アンモニアが生成される．

⑦核酸関連物質

ATPの分解物であるイノシン酸（IMP）はうま味成分である．ATPの分解経路は，ATP → ADP → AMPから2つに分かれ，IMPを経てイノシンへと代謝される経路と，アデノシンを経てイノシンへと代謝される経路がある（姉妹書「食品学Ⅰ 改訂第2版」第2章図65参照）．魚類は前者の経路，いか・たこ類は後者の経路をとる．えび・かに類は両経路をもつ．このように生物種に加え，死後の時間，貯蔵時間によって核酸関連物質の成分比が異なる．

IMPはうま味をもち，グルタミン酸と相乗効果を示す．ヒポキサンチンは苦みを呈する．これらATPおよびその分解物の構成比は魚介類の鮮度の指標（K値）となっている（後述，本節D-4参照）．

8）魚の色素

動物の体表には色素細胞があって，さまざまな色をつくり出す．食品学では魚介類の外観，色彩，色調は品質や鮮度の重要な指標となる．魚介類の主な色素は，メラニン，ヘム色素，カロテノイド，胆汁色素などがあげられる．

メラニンはいかすみの成分である．生体内ではメラニン細胞内でたんぱく質と複合体を形成している．ポリフェノールオキシダーゼによって，チロシンからドーパ，ドーパキノンをへてメラニンとなる．メラニンは養殖まだいの体表黒化，えび・かに類の黒化に関係している．

ヘム色素は，2価または3価の鉄がポルフィリン環に配位結合した一連の化合物を指す．ヘモグロビン（血色素），ミオグロビン（肉色素），シトクロム（呼吸色素）は代表的なヘム鉄である．

カロテノイドは，魚介類に広く分布する黄色～赤色の色素である．炭化水素のカロテン（β-カロテンなど），水酸基やカルボニル基を有するキサントフィル（アスタキサンチン，ツナキサンチンなど）に大別される（姉妹書「食品学Ⅰ 改訂第2版」第3章2-B参照）．さけ類の筋肉の赤い色は，エサとして摂取したプランクトンや藻類のアスタキサンチンに由来する．えび・かに類では摂取したβ-カロテンが体内でアスタキサンチンに代謝され，たんぱく質と結合するため青色もしくは灰色を呈している．えびやかにをゆでると，熱でたんぱく質が変性脱離するため，アスタキサンチン本来の赤色が現れてくる．

D. 魚の死後変化と鮮度

1）魚の死後硬直

魚は死後，筋肉中でさまざまな生化学的な変化が生じるとともに，**魚体の硬直**が進んでいく（図9）．

すなわち，血流や呼吸が停止すると，ATPは**Mg-ATPase**によって分解されていくが，ATPを補給しようとしてクレアチンリン酸が分解される（クレアチンリン酸 + ADP → クレアチン + ATP）．したがって，死後筋肉中のATPレベルは急激には減少せず，ゆっくりと減少する．ATPが枯渇するころには，グリコーゲン分解から解糖系を経て生じた乳酸は最大値となり，pH 6付近まで低下する．これを**極限pH**という．pH

※13　まぐろの青肉：まぐろ肉を蒸煮すると，通常ピンク色または赤色を呈するが，まれに青緑色を呈する場合があり不良品として扱われる．これ

にはTMAOとミオグロビンが深く関与しており，TMAO含量の高いまぐろは青肉になりやすい．

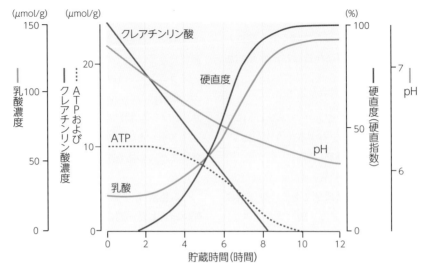

図9　魚体の死後硬直の進行と筋肉の生化学的変化
（文献4より引用）

の低下は乳酸によるものと考えられているが，ATPの加水分解による水素イオン濃度［H⁺］の上昇も関与している[14] 5).

　一方，ATPが枯渇するころ（1 mM以下），魚体の硬直は最大となる．前述のようにpHが低下すると，**筋小胞体**[15]が脆弱化し，カルシウムイオン（Ca^{2+}）の取り込み能が低下してくる．こうして筋細胞質のCa^{2+}濃度が高くなり，Mg-ATPaseの活性化によってATPは消費されていく．同時に，Ca^{2+}がトロポニンC（図8参照）に結合し，アクチンとミオシンの会合を防止する役目をもつトロポニンⅠのはたらきが解除され，アクチンとミオシンが不可逆的に結合したアクトミオシンが形成される．この現象を**死後硬直**という．**魚体の硬直度（硬直指数）**の測定の原理は，図10に示すように，魚体を水平な台に載せ，体長の半分のところで支えたとき，垂れ下がった尾までの距離を測る方法である．

　硬直までの時間は魚種によって異なり，さばでは4時間，まいわしでは6時間，はまちは8時間である．一般に赤身魚は白身魚よりも，また養殖魚は天然魚より

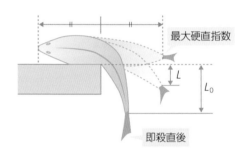

図10　魚体の硬直指数の測定方法
水平台に体長の頭側1/2を載せて尾部を垂らし，台から尾部までの鉛直距離を測る．死直後の距離をL_0とし，一定時間後の距離をLとすれば，硬直指数は $(L_0 - L) / L_0 \times 100$ で表される．
（文献5より引用）

も，硬直までの時間は短い．さらに，貯蔵温度が高いほど硬直時間は短くなるが，0℃貯蔵は20℃貯蔵よりも硬直時間が逆に早くなる．この奇妙な現象は，0℃下では筋小胞体やミトコンドリアの損傷が起こりやすく，Ca^{2+}の漏出が早く起こるためだと考えられている．

　硬直前の肉が美味といわれる，まぐろなどの大型魚やひらめやまだいなどの高級魚は，「活け締め」や「神経締め」という処理をする．まず，えらと尾のつけ根

※14　ATP ＋ H_2O → ADP ＋ H_3PO_4
　　　H_3PO_4 → $H_2PO_4^-$ ＋ H^+
　　　$H_2PO_4^-$ → HPO_4^{2-} ＋ H^+
　　　HPO_4^{2-} → PO_4^{3-} ＋ H^+

※15　筋小胞体：筋細胞（筋線維）内小器官の一種．筋細胞膜が興奮すると，筋小胞体に貯蔵されていたCa^{2+}が筋原線維に向かって放出され，筋収縮を起こす．筋弛緩時にはCa^{2+}は筋小胞体に回収される．

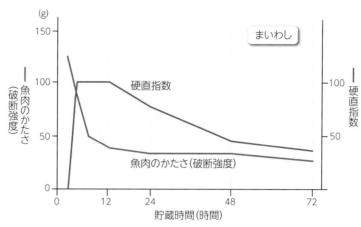

図11　即殺後の魚体硬直指数と魚肉の硬さの経時的変化
（文献5より引用，「魚肉のかたさ」は著者補足）

に切れ目を入れて血を抜く．次に尾の切れ目から針金を入れ脊髄を破壊することで死後硬直を遅らせる．一方，コリコリした食感を楽しむため，こい，ふな，たいなどは「あらい」という強制的に死後硬直を早める処理を行う．すなわち，即殺後，そぎ造りや糸造りにし，氷水中で数分間，あるいは温水中で数十秒間洗う．

2）解硬

魚体の死後硬直状態が解かれ，やわらかくなる現象を**解硬**という．これは酸性プロテアーゼやCa²⁺依存性プロテアーゼによって，Z線の脆弱化が起こり，Z線とアクチンを結合させているコネクチンというたんぱく質の構造が変化することによる．さらに筋基質たんぱく質コラーゲンの分解も関与している．

3）魚体の硬直と魚肉の物性との関係

前述のように，魚体は死後ある程度時間が経つと死後硬直が起こり，やがて解硬へと進行する．しかし，実は魚肉は死直後が最もかたく，時間の経過とともに軟化する．すなわち，畜肉の現象（本章1-D-1，2参照）とは異なり，魚肉の軟化と魚体の解硬とは時期的に一致しない（図11）．解硬の後，やがて自己消化，腐敗へと経過をたどる．

4）鮮度の指標

前述したように，魚の死後硬直時にはATPはほぼ分解され，その後さらに代謝されて一連のプリン体（プリン塩基，プリンヌクレオシド，プリンヌクレオチド

を含めた総称）が生じる．その構成比は魚肉の鮮度の指標（**K値**）として用いられる．すなわち，K値はプリン体総量に対するイノシン（HxR）とヒポキサンチン（Hx）量の和の百分率として表される．

$$K値 = \frac{(HxR + Hx)}{(ATP + ADP + AMP + IMP + HxR + Hx)} \times 100$$

この式のように，プリン体の分解が進むとK値が高くなる．即殺魚・活魚のK値は0〜10％，さしみは20％以下，一般鮮魚は15〜35％，加工原料は60％以下が目安とされる（姉妹書「食品学Ⅰ 改訂第2版」第2章7-Cも参照）．

E. 魚介類の特徴と利用・加工

代表的な魚介類の特徴を述べる．

1）青魚

①あじ（スズキ目／アジ科）

まあじ，むろあじ，しまあじなどがある．体の側線に鋭いとげをもつ稜鱗が発達している．世界中の暖海域に広く分布している．わが国でも一年中出回っているが，旬は初夏である．さしみ，すしだね，たたき，干物，焼き物などに利用されている．エキス分には遊離アミノ酸が多く，独特のうま味がある．

②まいわし（ニシン目／ニシン科）

まいわしの仲間には，他にうるめいわし，かたくち

いわし，きびなごなどがある．初夏から秋にかけて，特に梅雨時の「入梅いわし」とよばれるものは，脂がのっておいしい．さしみ，つみれ汁，煮付け，天ぷらなどの料理の他，煮干し（イノシン酸が多い），子魚はしらす干し，ちりめんじゃこに利用される．EPA，DHAが多い健康食材である（表10参照）．

③まさば（スズキ目／サバ科）

19種のさばが知られているなかで，最も広く分布している．一般魚として塩焼き，みそ煮，さしみ，竜田揚げなどに利用されている．最近では，「関さば」（大分県と愛媛県間の佐賀関沖）や「松輪の黄金さば」（神奈川県三浦半島）がブランド化された高級魚になっている．遊離のヒスチジン，グルタミン酸，イノシン酸などうま味成分を多く含んでいる．鮮度が落ちると，ヒスチジンはアレルギー源のヒスタミンに変化する．

2）白身魚

①かれい（カレイ目／カレイ科）

一般に，かれいの両目は体の右側に，ひらめは左側にあるので両者を見分けることができる．かれい類は世界で約100種が知られ，日本近海では約40種生息する．わが国では，まこがれい，まがれいが一般的で，煮付け，唐揚げ，ムニエルなどに料理される．

②まだい（スズキ目／タイ科）

タイ科の魚は世界で約100種あるといわれるなかで，まだいはその代表的な魚であり，昔から縁起のよい魚として親しまれている．「腐っても鯛」といわれるように，鮮度低下速度が比較的遅い．さしみ，潮汁，塩焼き，煮付け，鯛飯などに利用され，内臓以外ほとんど捨てる部分がない魚である．

③たちうお（スズキ目／タチウオ科）

全身が銀白色に輝く刀のような平たい魚なので，太刀魚と書く．また，水中では直立に立ったような姿勢をするので，立魚とも書く．全長1.5mにもなる．肉質はやわらかく淡白な味だが，脂がのったものは塩焼き，さしみ，唐揚げの他，高級練り製品にも利用される．

3）赤身魚

①かつお（スズキ目／サバ科）

初夏の「初がつお」はさっぱりとおいしく珍重され，秋の「戻りがつお」は脂がのって濃厚なおいしさがある．普通筋はさしみ，たたき，照焼き，カルパッチョに適しており，血合筋はみそ煮，内臓は塩辛に利用される．かつお節は煮熟した後，焙乾を繰り返し，かび付けし，日干しで固めたもの．

②さんま（ダツ目／サンマ科）

いわし，さばとともに多獲性赤身魚である．水分・脂質含量は魚の年齢，漁場，時期によって変動する．最も脂がのった時期の脂質含量は20％を超え，塩焼きやバター焼きは美味である．缶詰，みりん干し，燻製品のような加工品に利用する場合，むしろ脂含量の少ないものが使用される．

4）川魚

・あゆ（サケ目／アユ科）

夏を代表する川魚である．秋にふ化した幼魚は海へ下って冬を越し，少し大きくなって川をのぼる．川底の岩に付着した珪藻類をエサとするので，独特の香りがある．養殖あゆは香気に乏しく，脂含量が多い．これはエサの影響である．調理法は塩焼き，あゆの田楽，揚げ物の他，加工品として焼き干し，あゆの姿ずし，かす漬け，あゆみそ，あめ煮などがある．また内臓は「うるか」とよばれる塩辛にされる．

5）いか・たこ

①いか

世界で約500種，日本近海には130種生息している．多く漁獲されるのはあかいか類（あかいか，するめいか）である．さしみ，揚げ物，煮付けなど広く料理に使われている．また，塩辛，しょうゆに漬けた「沖漬け」，いかすみ汁を混ぜた「すみづくり」のような加工品がある．あおりいか，けんさきいかは，いかのなかでも美味といわれ，すしだねに使われる．

②たこ

一般にはまだこが知られているが，みずだこ，いいだこなど種類も豊富である．わが国は世界の総漁獲量の約2/3を消費しており，近年はこのうち60〜70％を輸入に頼っている．コレステロール含量は高いが，コレステロール低下作用のあるタウリンが豊富に含まれる．さしみ，唐揚げ，たこ飯，マリネとして調理される．

表13 水産加工品の分類

冷凍食品	魚介類	魚類の切り身, 貝類・えび類のむき身, シーフードミックス
	調理食品	魚類の揚げ物
乾食品	素干し品	するめ, ごまめ, 棒だら, たたみいわし
	煮干し品	煮干しいわし, いかなご, あわび, えび
	焼干し品	たい, ふぐ, あゆ
	塩干し品	いわしの丸干し, めざし, あじ, くさや
	節類	かつお, まぐろ, さば, いわし
燻製品	冷・温燻品	にしん, さけ, ます, たら, いか, ほっけ
	調味燻製品	いか, たこ, たら, ほたて貝柱
塩蔵品	魚類	さけ・ます, さば, かたくちいわし (アンチョビー), ほっけ
	魚卵	すじこ, イクラ, たらこ, かずのこ
缶詰・瓶詰・レトルト食品	水煮缶詰	さば, さけ・ます, かに, あさり, ほたて貝柱
	油漬缶詰	まぐろ, かつお, いわし (オイルサーディン), かき燻製
	味付缶詰	まぐろフィレー, さば, さんま蒲焼き, いか・赤貝味付け缶詰
	瓶詰	いか塩辛, かつお塩辛, うに塩辛
	レトルト食品	まぐろ油漬け, あさり水煮, さばみそ煮
魚肉練り製品	かまぼこ類	ちくわ, ささかまぼこ, 梅焼き, はんぺん, なると, さつま揚げ
	魚肉ハム・ソーセージ	ツナハム, すけとうだら
発酵食品	塩辛	いか塩辛, かつお塩辛, うるか (あゆ), このわた (なまこ)
	魚醤	しょっつる (はたはた, いわし), ナンプラー, アンチョビーソース
	すし	ふなずし, あゆずし, さばずし
	漬け物	ぬか漬け (さば, ふぐ), かす漬け (まぐろ, あゆ, あわび), 酢漬け (たい, あじ, いわし)
調味加工品	調味煮熟品	つくだ煮 (いか, あさり, のり), 甘露煮 (はぜ, あゆ, わかさぎ), 角煮 (かつお, まぐろ), でんぶ (たい, すけとうだら), 調味乾燥品 (みりん干し, さきいか, のしいか), その他 (からしめんたいこ)

(文献6をもとに作成)

6) えび・かに類

①えび類

わが国は世界各国から多量のえびを輸入している. えびは歩行型 (いせえび, オマールえびなど) と遊泳型 (くるまえび, ブラックタイガーなど) に大別される. いずれも可食部は腹部筋 (尾肉) である. たんぱく質含量は魚類と同程度 (20％前後) であるが, 脂質は少ない. エキス成分に多く含まれるグリシンやアルギニンはうま味の主成分である. すしだね, 天ぷら, 唐揚げ, 煮物, グラタン, チリソース煮など和・洋・中国料理に使われている. 殻はキチン・キトサン源として有効である.

②かに類

わたりがに (がざみ), 毛がに, シャンハイがに, ずわいがになど, かに類は世界で5,000種あり, 日本で

も1,000種ある. かにの主成分はたんぱく質で, 脂質・ビタミン類はほとんど含まれない. 一般に, はさみ脚と歩脚の付け根の肉を食用とするが, 脚の太い毛がにでは歩脚の肉も可食部である. かにみそは珍味として, さわがにのような小さいかには全体を唐揚げにして食べる. かに類の脚数は10本であるが, たらばがにはヤドカリの仲間なので脚は8本しかない.

7) 貝類

①かき

まがきは秋から冬にかけてが「旬」である. グリコーゲンを多量に蓄え, 「海のミルク」といわれる. 鉄や銅の微量ミネラル, タウリンも多い. 新鮮なものは生食もでき, 揚げ物やかき鍋で味わう. 大型のいわがきは夏が旬であるので夏がきとよばれる.

②はまぐり

旬は秋から春である．焼き物，酒蒸し，和え物として利用される．グリシン，アラニン，グルタミン酸が多く，甘味とうま味が調和した味を呈する．

③ほたてがい

発達した貝柱（閉殻筋）を可食部とする．旬は産卵前の4〜5月で，さしみ，酢の物の他，種々の料理に利用される．

8）水産加工品

わが国では数多くの水産加工品がある．そのいくつかを前ページ表13にまとめておく．

3　乳類

A. 乳類の種類と性質

1）乳類とは？

乳は哺乳類の乳腺より分泌され，幼動物は乳のみによって成長する．そのため，その成分組成は動物種により大きく異なるが，成長に必要な栄養素をバランスよく含んでいる．一般に，成長の速い牛などの動物ほど，たんぱく質およびカルシウム含量が高い特徴を示す．

乳類に利用される家畜は，牛，山羊，羊などであるが，地域によってはらくだ，水牛の乳も利用される．全世界における牛乳の生産量は三大穀類（第2章1-A参照）に次いで高く，飲用乳以外にバター・チーズ・ヨーグルトなどの加工食品も幅広く利用されている．

乳用牛には，ホルスタイン種（白黒ぶち），ジャージー種，ブラウンスイス種（ともに小型・茶）などが飼育されているが，日本で飼育されている乳用牛の99.5％はホルスタイン種である．ホルスタイン種の乳はジャージー種に比べて乳脂肪率，たんぱく質含量と

表14　乳用牛の年間泌乳量と乳脂肪率

乳牛名	年間泌乳量（kg）	乳脂肪率（%）
ホルスタイン種	4,500〜6,000	3.45
ジャージー種	3,300〜4,000	5.14
ブラウンスイス種	3,200〜4,000	3.85

（文献1，2をもとに作成）

もに比較的低いが，乳量が多く（4,500〜6,000 kg/年），搾乳速度も速いという特徴を有する（表14）[1]．

B. 乳類の成分

牛乳から水分を除いた成分を**乳固形分**，乳固形分から乳脂肪分を除いたものを**無脂乳固形分**という（図12）．一般に，水分は86〜88％，乳固形分は12〜14％含まれる．人乳と牛乳の比較を表15に示す．人乳は牛乳に比べると甘く〔ラクトース（乳糖）を含む炭水化物が多く〕，短期間で成体となる牛の乳はミネラル（灰分），たんぱく質が多い．牛乳の特徴である色・風味はこれらの成分から形成されることから，各成分と特徴を関連付けて学習しよう．

1）たんぱく質

①カゼイン

牛乳にはたんぱく質が約3％含まれ，その80％がカゼインたんぱく質である．カゼインには α_{s1}，α_{s2}，β，κ，γ があるが，γ-カゼインは β-カゼインの分解産物である．カゼインのなかで最も多い α_{s1}-カゼインは，牛乳アレルギーの強力なアレルゲンである．

個々のカゼインは牛乳中では**カゼインミセル**というコロイド粒子（平均直径 $0.15\,\mu m$）を形成している（図13）．α_s-，β-カゼインはともに疎水性が高く，κ-カゼインは疎水性部分（パラ-κ-カゼイン）と親水性部分（グリコマクロペプチド）の両方を有することから，カゼインミセルでは疎水性の高い前者が主成

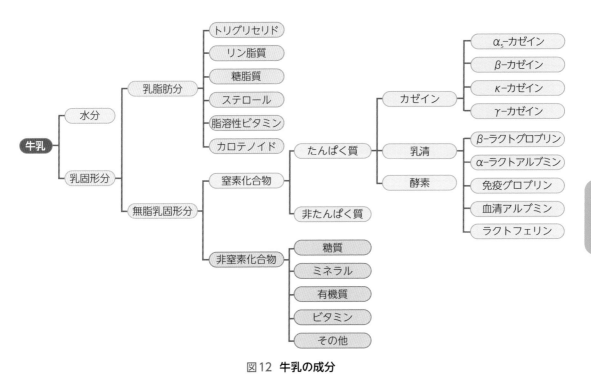

図12 牛乳の成分

表15 人乳と牛乳の成分 (g/100 g)

成分	牛乳	人乳
水分	87.4	88.0
たんぱく質	3.3	1.1
脂質	3.8	3.5
炭水化物	4.8	7.2
灰分	0.7	0.2

(文献3より引用)

分となるサブミセルを中心に，親水性の高い後者が主成分となるサブミセルが外側に配置される．さらに，安定なカゼインミセルの形成においては，カゼインのホスホセリン残基へのコロイド性リン酸カルシウムの結合（リン酸カルシウムクラスター）も寄与している[※16]．また，カゼインミセル表面に突出したκ－カゼインの親水性部位（グリコマクロペプチド）は負に荷電しており，その電気的反発力によりカゼインミセル

※16 リン酸カルシウムは，ミセルの内側になるα_s－カゼインやβ－カゼイン同士をくっつける「のり」のようなはたらきにより，ミセルを安定化している．

同士の凝集が抑制されている[1) 5)]．

牛乳の色が白いのは，液体中にコロイド状に分散しているカゼインミセルや脂肪球の粒子に光が乱反射するためである．

②乳清

たんぱく質のカゼイン以外の液体部分は乳清（ホエー）とよばれ，全たんぱく質の20％を占める．乳清たんぱく質には，β－ラクトグロブリン，α－ラクトアルブミン，免疫グロブリン，血清アルブミン，ラクトフェリンなどが含まれる[5)]．

β－ラクトグロブリンは牛乳中の乳清たんぱく質の50％を占めるが，人乳には含まれない[5)]．牛乳アレルギーの主要アレルゲンであるが，1分子あたり1個のレチノールを結合し，小腸まで移行できることから，ビタミンAの吸収に寄与していると考えられる[5)]．ラクトフェリンの含量はごくわずかであるが，1分子に鉄2分子を結合できる性質をもち，鉄要求性の細菌に対して静菌作用を有する．牛乳よりも人乳に多く，特に初乳に多い[5)]．

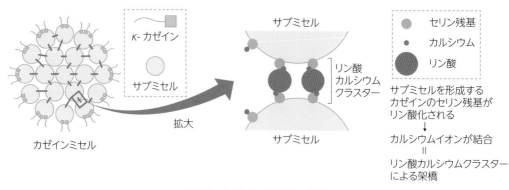

図13 カゼインミセルの構造
(文献4を参考に作成)

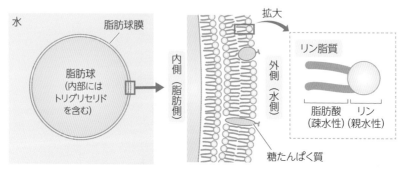

図14 牛乳中の脂肪球
(文献6を参考に作成)

2)脂質

牛乳中に約3.8%含まれる脂質は98%がトリグリセリドであり,他にリン脂質,ステロール類,カロテノイドを含む.脂質のほとんどは,たんぱく質や複合脂質からなる脂肪球膜に覆われた脂肪球として乳汁中に分散し,両親媒性のリン脂質が脂肪球膜を構成することで,牛乳の脂質はエマルション(乳濁液)の形を維持している(図14)[5].

脂質を構成する脂肪酸の組成は,パルミチン酸,ステアリン酸,ミリスチン酸などの飽和脂肪酸が60%,オレイン酸などの不飽和脂肪酸が40%含まれる.反芻動物の乳脂肪には,炭素数の少ない酪酸,カプロン酸,カプリル酸などの**短鎖～中鎖脂肪酸**が含まれる.これらの脂肪酸は揮発性であるとともに酸化されやすく,牛乳や乳製品の風味に関与する.人乳には,リノール酸やドコサヘキサエン酸などの**多価不飽和脂肪酸**が含まれる[5].

3)糖質

牛乳中の炭水化物の99%がラクトースであり,牛乳全体の4.8%を占める主要なエネルギー源である.ラクトースは小腸上皮でラクトース分解酵素β-ガラクトシダーゼ(ラクターゼ)により加水分解されて,グルコースとβ-ガラクトースとして吸収される.

ラクターゼの活性は乳幼児では高いが,成長に伴って次第に低下する.また,その活性は人種によっても異なり,白色人種,インド人では成人でも活性が高いが,黄色人種では活性が低くなる.ラクターゼ活性の低い人が牛乳を飲むと,ラクトースが消化管下部にたまり,腹痛・鼓腸・下痢などの**乳糖不耐症**の症状を呈するが,この状態はアレルギーとは異なる.乳糖不耐症の人向けに**ラクトース分解乳**が市販されている[5].

4) ミネラル（無機質）

牛乳中にはミネラルが0.7％含まれ，カルシウムやリンが多く含まれている．カリウム，ナトリウム，マグネシウムも比較的多く含まれるが，鉄はわずかしか含まれない[5]．

牛乳は他の食品に比べてカルシウムや鉄の吸収率が優れているが，これはカゼインたんぱく質が消化管内で分解され，セリン残基にリン酸が結合することで形成される**カゼインホスホペプチド（CPP）**の作用によるものである．CPPはリン酸基を介してカルシウムと結合体を形成し，カルシウムを可溶性に保つことで吸収を促進するはたらきを有する[5]．

5) ビタミン

牛乳中には，ほとんどすべてのビタミンが含まれているが，その含量は季節や飼料の影響を受け，牛乳や乳製品の色にも影響を及ぼす．脂溶性のビタミンA，D，Eは牛が青草を食べる夏に多く，冬に少ないため，夏期に調製されるバターや牛乳は青草のカロテンが移行して，やや黄色味を帯びる[5]．

人乳に比べて牛乳は，ビタミンB群，特にB$_2$が多く含まれる[5]．カゼイン凝固後の乳清が黄色であるのは，このビタミンB$_2$に起因する．

C. 乳類の成分の変化

乳類の成分の変化は，乳製品の成り立ちに大きく寄与している．乳製品の成分変化と乳製品の特徴を関連付けて学習しよう．

1) たんぱく質の変化

①κ-カゼイン

牛乳中のカゼインミセルは，ミセル外側のκ-カゼインの負電荷による電気的反発により，凝集が抑制されている．牛乳のpHは約6.6であるが，ヨーグルト製造においては，乳酸菌が産生する乳酸によりpHが徐々に低下する．pHが4.6まで低下すると，カゼインたんぱく質の電気的な偏りがなくなるため（等電点），カゼインミセル同士が凝集して，ゲル状のヨーグルトが形成される[1]．

チーズ製造時には凝乳酵素（**キモシン**または**レンニン**）の添加により，κ-カゼインの105番目のフェニルアラニンと106番目のメチオニンの間のペプチド結合が切断される．これによりκ-カゼインの親水性部分であるグリコマクロペプチドが遊離して，カルシウム反応性のパラ-κ-カゼインとなり，カゼインミセル全体が疎水性結合およびカルシウムを介したイオン結合により凝固して，カード[※17]が生成される[5][7]．

②β-ラクトグロブリン

乳清たんぱく質である**β-ラクトグロブリンは75℃以上**になると凝固する性質を有するため，加熱による変化に寄与する．牛乳を加熱すると表面に薄い皮膜（ホットミルクの皮）が形成される現象（ラムスデン現象）は，加熱により牛乳表面から水分が蒸発することで空気との界面のたんぱく質が濃縮熱変性し，周辺の脂質を巻き込むことにより生じる．

また，β-ラクトグロブリンは含硫アミノ酸であるシステインを多く含み，これらの加熱による開裂により，牛乳特有の加熱臭（イオウ臭）にも寄与する[5]．

2) 脂質の変化

牛乳やクリームの脂質は，牛乳中に脂肪球が分散している**水中油滴型（O/W型）エマルション**の状態である（姉妹書「食品学Ⅰ 改訂第2版」第5章5-A参照）．バターの製造工程では，激しい撹拌により脂肪球膜の破裂が起こり，油同士の結合・水分の分離が促される．これにより相転移が起こり，油の中に水が分散する**油中水滴型（W/O型）エマルション**となる[1]（図15）．

牛乳やバターに多く含まれる，炭素鎖が短い短鎖〜中鎖脂肪酸は，非常に揮発性が高いため，乳製品特有の風味や口腔内での口どけのよさに寄与する．また，非常に酸化されやすいことから，古くなったバターの変性臭の原因となる[5]．

3) 糖質の変化

牛乳を高温で加熱すると褐色になるが，これはラクトースのカルボニル基とたんぱく質のアミノ酸によってアミノ・カルボニル反応が起こるためである[5]．

D. 飲用乳

生乳からは多様な乳製品が生成され，乳製品を原料として種々の二次加工品が製造されている．飲用乳や乳製品の成分規格や衛生規格については，厚生労働省の「乳及び乳製品の成分規格等に関する省令（乳等省

※17 カード：カゼインたんぱく質の凝集したゲル状のもの．

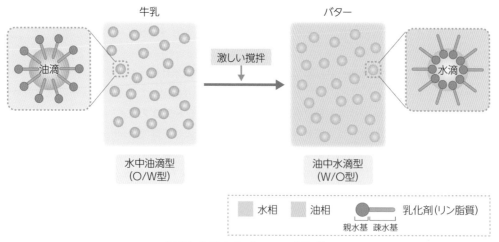

図15　牛乳からバターへ：相転移

表16　飲用乳の分類

名称	無脂乳固形分	乳脂肪分	細菌数(/1 mL)	大腸菌群
特別牛乳	8.5％以上	3.3％以上	3万以下	
牛乳		3.0％以上		
成分調整牛乳		規定なし		
低脂肪牛乳	8.0％以上	0.5％以上1.5％以下	5万以下	陰性
無脂肪牛乳		0.5％未満		
加工乳		規定なし		
乳飲料	乳固形分3.0％以上		3万以下	

令）」により細かく規定されている．また，業界の自主規制である「飲用乳の表示に関する公正競争規約」も設けられている．

1）飲用乳の分類

「乳」は乳等省令では，生乳，牛乳，特別牛乳，生山羊乳，殺菌山羊乳，生めん羊乳，生水牛乳，成分調整牛乳，低脂肪牛乳，無脂肪牛乳，加工乳と定義されており，乳飲料は「乳製品」に定義されている．これとは別に公正競争規約では，牛乳，特別牛乳，成分調整牛乳，低脂肪牛乳，無脂肪牛乳，加工乳，乳飲料についての表示規定などが定められている．これらの詳細は表16にまとめてあるが，いずれの飲用乳でも大腸菌群は陰性であることが必要である．

①牛乳

搾乳した生乳を殺菌しただけのもので，無脂乳固形分8.0％以上，乳脂肪分3.0％以上含有するもの．成分調整は認められない．特別牛乳とは，「特別牛乳搾乳処理業」の営業許可を受けた業者のみが販売できる無殺菌牛乳（殺菌する場合には63〜65℃，30分間）．

②成分調整牛乳

生乳100％を原料とするが，水分や乳脂肪分の除去により成分を調整したもの．無脂乳固形分8.0％以上，乳脂肪分についての規定はない．

③低脂肪牛乳

生乳100％を原料とするが，乳脂肪分を除去したもの．無脂乳固形分8.0％以上，乳脂肪分0.5％以上1.5％以下のもの．

④無脂肪牛乳

生乳100％を原料とするが，乳脂肪分を除去したもの．無脂乳固形分8.0％以上，乳脂肪分0.5％未満のもの．

表17　牛乳の殺菌方法

殺菌方法		温度	時間
低温長時間殺菌法	LTLT (low temperature long time)	63〜65℃	30分
高温短時間殺菌法	HTST (high temperature short time)	72〜85℃	10〜15秒
超高温殺菌法	UHT (ultra high temperature)	120〜130℃	2〜3秒
超高温滅菌殺菌法	LL (long life)	130〜150℃	2〜20秒

(文献5をもとに作成)

表18　粉乳の分類

分類	詳細
全粉乳	生乳，牛乳または特別牛乳を粉乳にしたもの
脱脂粉乳（スキムミルク）	脂肪分を除去した生乳，牛乳または特別牛乳を粉乳にしたもの
調製粉乳	乳児用，妊産婦・授乳婦用，病者用など目的に応じて成分を調製したもの

(文献5より引用)

⑤加工乳

生乳，牛乳，特別牛乳もしくは生水牛乳，またはこれらを原料として加工したもの．原料に，乳・乳製品（バター，クリーム，粉乳，濃縮乳など），水を添加して成分調整した，無脂乳固形分8.0％以上のもの．乳脂肪分についての規定はない．

⑥乳飲料

生乳，牛乳，特別牛乳もしくは生水牛乳，またはこれらを原料として製造された乳製品を主要原料としたもの．原料に乳・乳製品以外のものを添加することが認められている．乳固形分3.0％以上のもので，以下のような種類に大別される．

● 嗜好性重視タイプ：果汁・コーヒーなどの風味をつけたもの
● 栄養素・機能性タイプ：カルシウム，鉄，食物繊維などを添加したもの
● ラクトース分解タイプ：ラクトース分解酵素でラクトースを処理した，乳糖不耐症の人向けのもの

2）均質化処理

生乳中の乳脂肪は脂肪球の大きさにばらつきがあり（直径0.1〜17 μm），放置しておくとクリーム層が分離する．これを防止するため，脂肪球を1 μm程度にそろえる均質化処理（ホモゲナイズ）を行う[5]．

3）殺菌

乳等省令では，「63℃で30分間加熱殺菌するか，これと同等以上の殺菌効果のある方法で殺菌すること」と定義されている．日本の牛乳は一般に，超高温殺菌法（UHT）で殺菌[※18]されている（表17）．UHT法では，熱に弱い乳清たんぱく質の変性とカルシウムの吸収低下が起こるが，加熱時間が短いためビタミンB群の損失は少ない[5]．

超高温滅菌殺菌法と無菌充填法[※19]を組み合わせたものをLL（long life）牛乳といい，常温・長期間（2〜3カ月）の保存が可能である．

E. 主な乳製品

1）粉乳

粉乳は原料乳を殺菌した後，固形分が30〜50％になるように濃縮し，熱風中（130〜160℃）で噴霧・乾燥させるスプレードライ方式で調製される．粉乳の分類を表18に示す．水分がほとんど除去（2.5〜5％）されているため，保存性・輸送性・貯蔵性に優れている[7]．

2）練乳

練乳は濃縮により容積が縮小できること，缶詰として市場流通できることから保存性・輸送性に優れてい

※18　殺菌と滅菌：殺菌ではすべての菌を完全に殺滅しているわけではないが，滅菌はすべての菌を完全に殺滅することである．

※19　無菌充填法：空気中に浮遊するホコリ，チリが一定基準以下に制御されている部屋（クリーンルーム）で無菌的に充填する方法．

表19 クリーム類の分類

表19　クリーム類の分類

種類	タイプ	詳細
クリーム		乳脂肪分18.0％以上，酸度0.20以下，添加物無使用
乳または乳製品を主要原料とする食品	乳脂肪100％タイプ	乳化剤（飽和モノグリセリドなど），安定化剤（カラギーナンなど）添加
	乳脂肪・植物性脂肪混合タイプ	乳脂肪・植物油混合脂質．乳化剤，安定化剤添加
	植物性脂肪100％タイプ	ヤシ油，パーム油などの植物油100％．乳化剤，安定化剤添加

（文献2をもとに作成）

る．市場では，牛乳を約2/5に減圧濃縮した無糖練乳（エバミルク）と，砂糖を加えて約1/3に減圧濃縮した高糖濃度（40～50％）の加糖練乳が流通している[7]．

3) クリーム類

クリームは乳等省令で「生乳，牛乳，特別牛乳または生水牛乳から乳脂肪分以外の成分を除去したもの」と定義されており，他の成分の添加は認められていない．乳化剤，安定化剤などの添加物を加えたものや植物性脂肪を添加したものは，「乳製品」ではなく名称「乳または乳製品を主要原料とする食品」に分類される[5]（表19）．

クリーム類は脂肪分の含有割合により起泡性・食味に差があり，用途が異なる．市場では脂肪分40％前後のホイップ用，20％前後のコーヒー用が一般に流通している[5]．

4) バター

バターは乳等省令で「生乳，牛乳，特別牛乳または生水牛乳から得られた脂肪粒を練圧したもので，乳脂肪分80.0％以上，水分17.0％以下のもの」と定義されている．

原料クリームの乳酸発酵の有無により発酵バターと非発酵バターに分類され，食塩添加の有無により有塩バターと無塩バターに分類される．有塩バターは重量あたり0.9～1.9％の食塩を添加している．また，製菓用の無塩バターにはホイッピング性[※20]を高めるため，水分含量を15％前後まで低下させたものがある[7]．

5) 発酵乳・乳酸菌飲料

発酵乳（ヨーグルト）は乳等省令で「乳または乳等を乳酸菌または酵母で発酵させ，のり状または液状としたものまたはこれらを凍結したもの」と定義されて

表20　発酵乳・乳酸菌飲料の規格 (乳等省令)

表示	無脂乳固形分	生菌数 (/1 mL)
乳製品発酵乳	8％以上	1,000万以上
乳製品乳酸菌飲料	3～8％	1,000万以上
乳酸菌飲料	3％未満	100万以上

おり，無脂乳固形分8.0％以上で，乳酸菌数または酵母数は1 mLあたり1,000万以上である（表20）．日本ではプレーン，ハード，ソフト，ドリンク，フローズンタイプのヨーグルトが流通している．近年，胃内ピロリ菌の低減作用をもつLG21や，免疫力を高める作用をもつOLL1073R-1など，種々の生理的作用をもった乳酸菌を使用したプロバイオティクスヨーグルトが数多く製造・販売されている（第7章4-Bも参照）．

乳酸菌飲料には，生菌タイプと殺菌タイプがあり，殺菌タイプには生菌数の定義は適応しない．

6) アイスクリーム類

アイスクリーム類は乳等省令で，乳固形分，乳脂肪分の含有率により，アイスクリーム，アイスミルク，ラクトアイスに分類される（表21）．

アイスクリーム類は，原料を殺菌し，泡立てながら凍結させることで，脂肪球や氷結晶の間に細かい気泡を抱き込ませて，ふんわりとした質感を形成する．この空気混入率（容積増大率）をオーバーラン[※21]という（通常60～100％）[5]．

オーバーラン（%）
＝〔（アイスクリーム容積 － もとのミックス[※22]容積）÷ もとのミックス容積〕× 100

※20　ホイッピング性：撹拌すると空気を抱き込む性質．
※21　オーバーランが低い＝なめらかな口どけ，高い＝ふんわりした口ど

け，口腔内で溶けやすい．
※22　ミックス：原料のこと（生クリーム，卵黄，砂糖，牛乳など）．

表21 **アイスクリーム類の分類**（乳等省令）

分類	規定
アイスクリーム	乳固形分15％以上，乳脂肪8％以上
アイスミルク	乳固形分10％以上，乳脂肪3％以上．植物性脂肪を加えた製品もある
ラクトアイス	乳固形分3％以上，乳脂肪の規定なし．主な脂肪は植物性脂肪

表22 **ナチュラルチーズの分類**

水分含量タイプ	水分含量	脂肪含有タイプ*	代表的なチーズ
軟質	50％以上	低脂肪	カッテージ
		高脂肪	クリームチーズ，マスカルポーネ
		全脂肪	カマンベール
半硬質	40〜50％	中脂肪	モッツァレラ
		全脂肪	ロックフォール
硬質	25〜40％	中脂肪	エダム
		全脂肪	ゴーダ，チェダー，エメンタール
超硬質	20％以下	中脂肪	パルミジャーノ・レジャーノ

* 固形物中脂肪含量　低脂肪：10〜25％，中脂肪：25〜45％，全脂肪：45〜60％，高脂肪：60％以上
（文献1，7をもとに作成）

7) チーズ

チーズは乳等省令で「乳，バターミルク，クリームまたはこれらの混合物中のたんぱく質を酵素や凝固剤により凝乳から乳清を除去し，固形状にしたもの，または熟成させたものをナチュラルチーズといい，さらにこれを粉砕，加熱溶融，乳化したものをプロセスチーズという」と定義されている．

チーズにすることで保存性が向上し，嗜好性も増すことから，牛乳を原料とする乳製品のなかで最も多く生産されている．

①ナチュラルチーズ

乳を乳酸菌・カビなどの微生物（スターター）およびキモシン（レンニン）の作用でカードと乳清に分け，カードに塩と乳酸菌などを加えて一定期間熟成させて調製する．熟成によりたんぱく質が分解してアミノ酸となることで，うま味や風味が増す．熟成方法，微生物の種類，原料乳の違いなどによって分類することができる（表22）．チーズ文化の長いヨーロッパでは，消費されるチーズの90％以上がナチュラルチーズである[5]（第7章4-Cも参照）．

②プロセスチーズ

ナチュラルチーズを粉砕，加熱溶解，乳化して調製する．加熱などによりナチュラルチーズに含まれる微生物が死滅し，各種酵素も失活することから保存性が高く，品質も維持しやすい．日本で消費されるチーズの半分以上がプロセスチーズである[7]．

4 卵類

2019（令和元）年度の鶏卵の生産量は264万トンで，その自給率は96％であり，食品のなかでも高い自給率を維持している．また，日本人の鶏卵の消費量は，2018年に国民一人あたり年間平均337個となり，メキシコに次いで世界第2位である．さらに鶏卵は価格が安定していて安価であることから，「物価の優等生」といわれている．

A. 卵類の種類と特徴

わが国では生産量，消費量ともに鶏卵が最も多く，

その他にうずら卵，あひる卵などがある.

　鶏卵はビタミンC以外の主要なビタミンやミネラルを有し，そのたんぱく質の栄養価は非常に高く，他の食品たんぱく質の栄養価の基準とされている.うずら卵は，卵殻は独特のまだら模様をもち薄いが，卵殻膜が厚いため保存性がよく，ゆで卵では殻がむきやすい.あひる卵は中国料理のピータン（皮蛋）の材料である.

B. 卵の構造

　鶏卵の構造を図16に示す.鶏卵は，大きく分けて卵殻部，卵白，卵黄の3つの部分からなり，それぞれの重量比はおおよそ1：6：3である.鶏卵は紡錘球状のいわゆるタマゴ型をしていて，この形状は一定方向からの力に対して非常に強靭であるといわれている.かたい卵殻と抗菌性の高い卵白が卵黄を取り囲み，外部からの衝撃や乾燥，微生物による汚染などから保護する構造になっている.

1）卵殻部

　卵殻部は，**クチクラ，卵殻，卵殻膜**からなる.

①クチクラ

　卵殻の最外面はクチクラとよばれる層に覆われている.複数の不規則な気泡状の空間が何重にも重なり，空気を通すが微生物を通しにくいという構造をしている.

②卵殻

　卵殻は外部環境と卵の内部を遮断するのが主な役目であり，カルシウムとリンによって構成されている.

③卵殻膜

　2種類の繊維状たんぱく質が重なり合ってできたもので，卵殻同様，空気を通し，胚の呼吸を助ける他，外部からの微生物の侵入を妨げるはたらきがある.卵殻膜は外卵殻膜と内卵殻膜の2層からなり，気室部分ではこの2つの膜がはがれる形で構成されている.

2）卵黄

　卵黄は黄色が濃い部分（黄色卵黄）と薄い部分（白色卵黄）がいくつもの層を形成している.また中心は**ラテブラ**とよばれ，ラテブラから頭頂部の胚までの細い管状の組織を「ラテブラの首」とよび，卵黄の栄養を胚へ送るはたらきをしている.卵黄は半透明の卵黄膜に覆われていて，卵黄と卵白を隔てている.長期間の保存で卵黄膜は脆弱化し，卵白の水分の移行により膨大化する.

3）卵白

　卵白はたんぱく質含量が多く，卵黄を直接取り囲んでいる内水様卵白，濃厚卵白と外水様卵白に分けられる.カラザはオボムチンからなるらせん状の組織で，両端は濃厚卵白内に固定され，卵黄を卵の中心部に固定する役割を担っている.

C. 卵類の成分

　卵には，ひなが孵化後，間もなく立って歩くために必要な栄養素がすべて含まれていることから，栄養的にたいへん優れている.しかし，卵黄と卵白では栄養成分は大きく異なっている.卵類の栄養成分を表23に

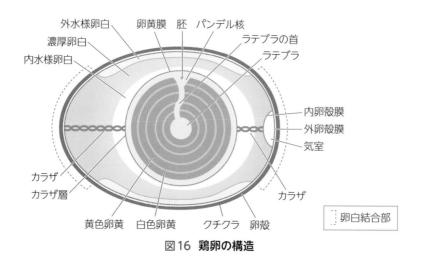

図16　鶏卵の構造

示す.

1) たんぱく質

　鶏卵のたんぱく質は，アミノ酸組成のバランスがよく，アミノ酸価は100である．そのため，不可欠アミノ酸であるリシン（リジン）が不足しがちな穀類と一緒に摂取することによって，アミノ酸を補足することができる．また鶏卵には，卵黄，卵白ともに多種類の

たんぱく質が含まれている．

2) 卵黄のたんぱく質

　卵黄のたんぱく質は，大部分が脂質と結合しているリポたんぱく質である．**低密度リポたんぱく質**（**LDL**）や**高密度リポたんぱく質**（**HDL**）とよばれるリポたんぱく質と，脂質と結合せず卵黄中に存在するたんぱく質（ホスビチン・リベチンなど）の2つに分けられる．

表23　卵の成分（可食部100 gあたり）

成分名	エネルギー		水分	たんぱく質		脂質			炭水化物*
				アミノ酸組成によるたんぱく質	たんぱく質	脂肪酸のトリアシルグリセロール当量	コレステロール	脂質	
	kJ	kcal	g	g	g	g	mg	g	g
鶏卵（全卵　生）	594	142	75.0	11.3	12.2	9.3	370	10.2	0.4
鶏卵（卵黄　生）	1394	336	49.6	13.8	16.5	28.2	1200	34.3	0.2
鶏卵（卵白　生）	188	44	88.3	9.5	10.1	0	1	Tr	0.5
うずら卵（全卵　生）	655	157	72.9	11.4	12.6	10.7	470	13.1	0.3
あひる卵（ピータン）	783	188	66.7	—	13.7	13.5	680	16.5	0

成分名	ミネラル（無機質）				ビタミン					
	カリウム	カルシウム	リン	鉄	レチノール活性当量	ビタミンB₁	ビタミンB₂	ビタミンB₆	葉酸	ビタミンC
	mg	mg	mg	mg	μg	mg	mg	mg	μg	mg
鶏卵（全卵　生）	130	46	170	1.5	210	0.06	0.37	0.09	49	0
鶏卵（卵黄　生）	100	140	540	4.8	690	0.21	0.45	0.31	150	0
鶏卵（卵白　生）	140	5	11	Tr	0	0	0.35	0	0	0
うずら卵（全卵　生）	150	60	220	3.1	350	0.14	0.72	0.13	91	(0)
あひる卵（ピータン）	65	90	230	3.0	220	Tr	0.27	0.01	63	(0)

Tr：微量，トレース　　（　）：推計値
*　差引き法により求めた値.
（文献1をもとに作成）

Column

卵白の力！

　卵白はアクを含む液体（コンソメスープやワインゼリーなど）を澄んだ透明にすることができるのをご存じだろうか？なぜそんなことができるのか，それは卵白の3つの性質が関係している．
①卵白の固形分のほとんどがたんぱく質でできていて，他のアクの強い成分を含んでいない
②卵白を構成しているたんぱく質が，アクの成分と強く吸着する性質がある
③卵白のたんぱく質は比較的弱い熱で凝固するため，アク

を吸着したまま，凝固させて簡単に取り除くことができる
という特性がある．赤ワインにはアクが多く含まれていて，そのままゼリーをつくると濁ったゼリーになってしまう．このワインのアクも卵白で取り除ける．この際，液体が酸性であればあるほど卵白のたんぱく質は凝固しやすくなるので，レモン汁を加えたりするとよい．ただし，ゼラチンは酸や熱に弱いので，アクを取り除いた後のアツアツの液体の中にゼラチンを入れないように気を付けよう．

LDLが卵黄のたんぱく質の約65％を占める.

①低密度リポたんぱく質 (LDL)

脂質含量が高く（約90％）, 密度が小さいため, 超遠心分離をした際, 上層部の低密度画分に集められる. LDLの構造は, 主にトリグリセリドを中心に, そのまわりをリン脂質, コレステロール, たんぱく質が取り囲むミセル構造を形成しているといわれている. 卵黄の乳化性（後述, 本節D-3参照）や凍結によるゲル化に関与している.

②高密度リポたんぱく質 (HDL)

α-リポビテリン, β-リポビテリンとよばれるリポたんぱく質からなる. HDLはLDLに比べて脂質含量が少なく, 卵黄リンたんぱく質であるホスビチンと複合体をつくっている.

③ホスビチン

HDLの中にあるα-, β-リポビテリンとともに存在するリンたんぱく質で, 約10％のリンを含む.

④リベチン

α-, β-, γ-の3種類に分けられる. いずれも産卵鶏（母鶏）における血清たんぱく質が卵黄に移行したものである.

3) 卵白のたんぱく質

卵白のたんぱく質は, 数十種類のたんぱく質の溶液とその中にあるオボムシンの繊維からなる. たんぱく質は卵白全体に均一に存在している.

①オボアルブミン

卵白に含まれるたんぱく質の半分以上を占める主要たんぱく質で, 加熱変性に伴って凝集しやすく, 卵白の熱凝固性や泡立ち性に関係している. また, オボアルブミンは鶏卵のアレルゲンであるが, 熱によりたんぱく質が変性してアレルゲン性は低下する.

②オボトランスフェリン (コンアルブミン)

卵白たんぱく質のうちでは最も熱凝固温度が低く（53〜55℃）, 熱に対して不安定なたんぱく質である. その構造は血清中のトランスフェリン[23]や乳中のラクトフェリン[24]と類似していて, Fe^{3+}, Cu^{2+}, Zn^{2+}のような3価, 2価の金属イオンと結合する. そのた

め, 赤痢菌のような鉄要求性の微生物は鉄を利用できなくなり, 体内での生育が阻止される.

③オボムコイド

熱抵抗性の高い糖たんぱく質で, トリプシン活性阻害作用がある. ヒトのトリプシンは阻害されない. オボムコイドも鶏卵のアレルゲンであるが, 加熱しても凝固しないため, オボアルブミンほどアレルゲン性は低下しない.

④オボムチン

濃厚卵白に多く含まれている繊維状たんぱく質で, 可溶型と不溶型の2つの存在形態がある. 不溶型オボムチンは, 濃厚卵白の組織の維持, 卵白の泡立ち性に関与している. 可溶型オボムチンは, 内/外水様卵白のたんぱく質である.

⑤リゾチーム

リゾチームは塩基性たんぱく質で, カラザ層とカラザに多く含まれており, 腐敗原因菌であるグラム陽性菌の細胞壁を破壊する**溶菌作用**がある. またリゾチームは卵たんぱく質のなかで唯一工業的に単離され, 食品添加物や医薬品として利用されている.

4) 脂質

卵黄と卵白で大きく異なり, 卵白はほとんど脂質を含まないため（**表23**）, 鶏卵の脂質の特徴は, 卵黄に含まれる脂質成分の特徴となる.

卵黄の脂質組成は, トリグリセリド65.0％, リン, 窒素, 糖などが結合した複合脂質（主にリン脂質）28.3％およびコレステロールが5.2％であり, リン脂質とコレステロール含量の高いことが特徴である. 卵黄リン脂質はその約80％が**ホスファチジルコリン（レシチン）**であり, 卵黄の**乳化性**に関係する.

卵黄の可食部100 gあたりの主な脂肪酸は, オレイン酸（11 g/100 g）, パルミチン酸（6.8 g/100 g）, リノール酸（3.4 g/100 g）, ステアリン酸（2.4 g/100 g）であり, 不飽和脂肪酸が多く含まれる.

5) 炭水化物

炭水化物量は比較的少ない. 鶏卵に含まれる糖質は, 遊離型と, たんぱく質や脂質と結合している結合型に

※23　血清中のトランスフェリン：主に肝臓でつくられるたんぱく質で, 血液中では鉄と結合して鉄を体内の各組織に運搬するはたらきがある.
※24　乳中のラクトフェリン：人間を含めた哺乳類の乳汁・涙・汗・唾液

などの外分泌液中, 粘膜液, 白血球の一種である好中球にも存在する鉄結合性の糖たんぱく質. 外部から進入する細菌やウイルスからの攻撃を防ぐはたらきがある (p.119も参照).

分けられる．遊離型の糖質はほとんどがグルコースである．また炭水化物の75％が卵黄に含まれる．

6）ミネラル（無機質）

卵には非常に多くのミネラルが含まれるが，そのほとんど（約94％）は卵殻部にあり，そのうちの約98％がカルシウムである．卵黄は約1％のミネラルを含むが，そのほとんどがリンである．また卵黄中の鉄は，食後，体内で吸収されやすい他，ゆで卵をつくる際の卵黄の変色原因となる．卵白の主なミネラルは硫黄，カリウム，ナトリウムである．卵のミネラルの組成は，産卵鶏に与えた飼料中のミネラルの含量に大きく影響される．

7）ビタミン

卵黄には，脂溶性ビタミンとしてビタミンA，D，E，水溶性ビタミンとしてビタミンB_1，B_2，ナイアシンを含む．卵白には水溶性ビタミンのみが含まれ，主にビタミンB_2が多い．ビタミンCはいずれにも含まれていない．

8）色素

卵黄の色素は大部分がカロテノド系の脂溶性色素であり，そのほとんどはキサントフィル類である．キサントフィル類に属するものとして，**ルテイン**や**ゼアキサンチン**および**クリプトキサンチン**がある．卵黄の色をつくり出すカロテノイドは鶏の体内では合成されず，飼料に由来する（姉妹書「食品学Ⅰ 改訂第2版」第3章2-Bも参照）．

卵白の色素は水溶性の色素**リボフラビン**である．

殻の色は，卵殻および卵殻膜に含まれるプロトポフェリン色素の沈着量の違いによって，白色卵，褐色卵（赤玉）やピンク色の薄褐色卵となる．

9）アレルゲン性成分

卵は食品アレルギーを起こす食品とされており，使用した場合に表示が義務付けられている特定原材料である．卵白たんぱく質のオボアルブミン，オボムコイド，リゾチーム，オボトランスフェリンが主なアレルゲンとされている．

10）抗菌性成分

卵白の中に含まれる，リゾチーム，オボトランスフェリンは抗菌活性を示すたんぱく質であり，微生物が卵殻を通過して卵内部に侵入しても，これらのたんぱく質がその増殖を抑制して卵を保護し，保存性を高めている．

D. 卵の調理加工特性

卵を調理，加工する際，卵の物性の特性を理解しておくことは非常に重要である．物性の変化のほとんどは，卵を構成しているたんぱく質が変性を起こすことで示される．

1）凝固性

卵を加熱した場合，構成しているたんぱく質の熱凝固性の違いにより，卵白と卵黄とで凝固温度が異なる．卵白は60〜65℃でゲル状となり，80℃で流動性を失い完全固化する．一方，卵黄は65℃前後でゲル化が始まり，70℃で完全に固化する．卵黄は65℃くらいで

Column

プリンや卵豆腐に「す」が入るのはなぜ？

プリンや卵豆腐は，卵に牛乳やだし汁を合わせて加熱してつくる食べ物であるが，加熱しすぎると中に小さな気泡がたくさんできて，ボソボソの歯触りで口当たりが非常に悪くなる．その現象を「す」が入るという．これは，卵の中のたんぱく質が熱によって変性してしまったことが原因である．

卵は熱に弱いたんぱく質が多く含まれており，卵白では80℃で，卵黄は70℃で完全固化してしまう．水の沸騰する温度（100℃）よりもかなり低い温度で凝固することから，高い温度で長時間加熱していると，完全に凝固した卵の組

織内の水分が沸騰し気化しようとする．これが凝固した卵の組織を押し広げて気泡をつくり，「す」となる．この気泡はいったんできるともとに戻ることなく，そのままで残ってしまう．

「す」を阻止するには，加熱温度の調節が最も大事なポイントとなる．蒸し器を用いて加熱する際は，蒸し器の水が沸騰したら弱火にし，加熱中は蓋をずらして蒸気を逃し90℃くらいに保つとともに，長時間の加熱を避けると，ぷるぷるのつやがあるおいしいプリンや卵豆腐ができあがる．

も長時間加熱するとかなりかたくなるが，卵白は固化しない．温泉卵はこの卵黄と卵白の熱凝固性の違いを利用してつくられている．

卵白の熱凝固性には，温度や濃度の他，共存する塩，糖およびpHが影響する．

2）泡立ち性

卵の泡立ち性は，泡の立ちやすさ（起泡性）と泡の消えにくさ（安定性）に分けて考えられている．起泡性は主として卵白のオボアルブミン，オボトランスフェリン，オボグロブリンによるもので，泡の安定性には粘稠性の強いオボムチンの影響が大きい．粘度が高いほど泡沫の安定性は高いとされている．

さらに卵黄の起泡性は卵白より高いが，泡沫安定性が著しく低い．卵白に少量の卵黄が混在すると，卵白の起泡性に対して卵黄は抑泡剤としてはたらき，泡立ちが悪くなる．

3）乳化性

卵黄と卵白の両方に乳化性が認められるが，卵黄のほうが乳化安定性が高い．卵黄の乳化に関与する主な成分は，レシチンとたんぱく質の複合体であるリポたんぱく質といわれている．卵の乳化性を用いてつくられた食品として，マヨネーズやアイスクリームなどがある（姉妹書「食品学Ⅰ 改訂第2版」第6章Column"マヨネーズの構造"も参照）．

4）酸・アルカリによるゲル化

卵は加熱処理によって容易にゲル化する．pH12以上のアルカリ性および2.2以下の酸性の状態では，加熱しなくてもゲル化する．アルカリゲルは半透明になるのに対して，酸ゲルは乳白色である．

アルカリによるゲル形成を利用した食品として，あひる卵のピータンがある．そのつくり方は，紅茶葉やそのせんじ汁に，炭酸ソーダや生石灰などを含む草木灰を練り合わせたものを卵殻の表面に塗布し，25〜35℃で4〜6週間密閉保存する，というものである．アルカリ性の物質が卵殻を通して内部に浸透し，卵白と卵黄をアルカリ変性させゲル化する．

E. 卵類の品質と判定

1）鮮度

卵は保存中に気孔を通して卵内の水分を蒸散しており，気室の容積が増加することで，卵の重量や比重が減少する．比重は，新鮮卵で1.08〜1.09に対して，古くなると1.02程度まで下がる．

また卵白は，産卵後日数が経つにつれて，pHが上昇する．新鮮な卵白のpHは7.6程度に対して，20℃で数日間保存したものは，pH9.0〜9.4となる．卵白のpHの上昇に伴って，濃厚卵白の主体である不溶型オボムチンのゲル構造が破壊され，可溶型の卵白たんぱく質が増加することから，卵白の粘度が低下する．これらを濃厚卵白の水溶化現象という．

2）品質検査

卵の品質を検査する主な方法をいくつか紹介する．

①非割卵検査

●透視検査法：殻付卵の片側に光を当て，気室の大きさ，卵黄の輪郭，卵黄の位置などを検査し，鮮度の判定を行う方法．

●比重法：比重1.07の食塩水に卵を入れて判断する方法．新鮮卵は横向きに沈むが，古くなると比重が低下するので，気室のあるほうを上にして浮く．

②割卵検査

●卵黄係数：殻付卵を平板上で割卵し，卵黄の高さを卵黄の直径で割って算出する値．新鮮卵で0.36〜0.44で，古くなるにつれて低下する．

●ハウ・ユニット（HU）：殻付卵の鮮度を表す際に最もよく使われる．割卵した卵の濃厚卵白の高さ（H mm）と殻付卵の重量（W g）から，次の式で算出される．新鮮卵で80〜90である．

$$HU = 100 \times \log(H - 1.7\,W^{0.37} + 7.6)$$

F. 栄養強化卵

飼料にある種の栄養物を添加し，卵中の濃度を高め差別化した商品の生産が行われている．卵白の組成は鶏種や飼料の影響を受けることは少ないが，卵黄の脂肪や脂溶性画分を容易に変えることができるので，栄養素を強化した栄養強化卵が商品化されている．種類として，ヨウ素，鉄，ビタミンD，E，葉酸，エイコサペンタエン酸（EPA），ドコサヘキサエン酸（DHA）強化卵などがある．

日本人は魚をおいしく食べる工夫をしてきた

　魚好きの日本人が工夫してきた魚のおいしい食べ方を2，3紹介したい．まず，歯ごたえのよい新鮮なさしみやすしだねとして利用されるのは死後硬直前の活魚あるいは硬直中の生鮮魚とされる．こい，ふな，たい，ひらめ，くるまえびなどでは「あらい」という調理法でコリコリした食感を楽しむことができる．くるまえびのあらいでは，温度と時間を変えることによって，表のような歯ごたえや味に違いが出る．

　またおいしく食べる工夫は，うま味成分イノシン酸（IMP）を増やす操作がある．代表例として，はもの湯引きやかつおのたたきがある．前者は骨切りしたはもを軽く熱湯にくぐらせ，その後，冷水でさっと洗って冷やすことによって，ATPからIMPへの分解を促進させる．後者は新鮮なかつおを3枚におろし，皮付

きのまま串を打って塩をふり，わら火で表面を軽く焼くことによってIMPの生成を促す．

　おいしさには味覚，嗅覚，触覚のみならず，視覚（食品の外観）も影響する．一例として日本人が好きなさしみ用冷凍まぐろについていえば，3カ月間−20℃で冷凍したものは解凍時に黒褐色，−30℃の場合は褐色となってさしみやすしだねとして使えない．いずれの場合も褐変の指標であるミオグロビンのメト化（$Fe^{2+} \rightarrow Fe^{3+}$）が起きるからである．解凍後も鮮赤色を再現できるのは，超低温の−65℃以下で冷凍した場合であることがわかり，遠洋まぐろ漁船では超低温冷凍を装備して日本に水揚げされている．

　ふぐの卵巣や肝臓は強い毒性のテトロドトキシンを多く含む．石川県金沢市ではふぐの卵巣のぬか漬けがつくられている．メカニズムは不明だが，ぬか漬けによって無毒化される，いわば奇跡の珍味食品である．

　他にも日本各地で魚介類をおいしく食べる工夫やかまぼこなどの練り製品，ふなずし，塩辛などの発酵食品など多くの水産加工食品（表13参照）があるが，いずれも私たちの祖先が長い年月をかけ，試行錯誤を繰り返しながら，日本の魚食文化をつくり上げたのである．

表　くるまえびのあらい

温度と時間	遠心後の滲出液量	官能試験
生	5 %	生でもおいしい
0℃，2分	4.9 %	生とは違う歯ごたえが出る
18℃，2分	5.4 %	同上
49℃，20秒	10.8 %	甘味，うま味が増す

（文献1より作成）

文　献

〈第3章1〉

1) 「肉の科学（シリーズ〈食品の科学〉）」（沖谷明紘/編），朝倉書店，1996
2) 「食肉製品の知識」（鈴木　晋/著），幸書房，1992
3) 「畜産加工 改訂版（新農学シリーズ）」（細野明義，鈴木敦士/著），朝倉書店，1989
4) 「食べ物と健康Ⅱ（はじめて学ぶ 健康・栄養系教科書シリーズ）」（喜多野宣子，他/著），化学同人，2010
5) 「三訂版 視覚でとらえるフォトサイエンス生物図録」（鈴木孝仁/監修），数研出版，2017
6) 「調理学の基本」（中嶋加代子/編著），同文書院，2007
7) 「牛・豚の基礎知識──部位別の名称」（東京都中央卸売市場）（https://www.shijou.metro.tokyo.lg.jp/syokuniku/kisotisiki/kisotisiki-01-03/）
8) 「食品学各論 第4版（栄養科学シリーズNEXT）」（小西洋太郎，他/編），講談社サイエンティフィク，2021

〈第3章2〉

1) 「食品学各論 改訂第2版（栄養・健康科学シリーズ）」（加藤保子/編），南江堂，1996
2) 「日本食品標準成分表2020年版（八訂）」（文部科学省）（https://www.mext.go.jp/a_menu/syokuhinseibun/mext_01110.html），2020
3) 「日本食品標準成分表2020年版（八訂）脂肪酸成分表編」（文部科学省）（https://www.mext.go.jp/a_menu/syokuhinseibun/mext_01110.html），2020
4) 「魚類の死後硬直（水産学シリーズ）」（日本水産学会/監　山中英明/編），恒星社厚生閣，1991
5) 「魚の科学（シリーズ〈食品の科学〉）」（鴻巣章二/監　阿部宏喜，福家眞也/編），朝倉出版，1994
6) 「水産食品の加工と貯蔵」（小泉千秋，大島敏明/編），恒星社厚生閣，2005

〈第3章3〉

1) 「新版 お菓子「こつ」の科学」（河田昌子/著），柴田書店，2012
2) 「科学でわかるお菓子の「なぜ？」」（辻製菓専門学校/監　中山弘典，木村万紀子/共著），柴田書店，2009
3) 「日本食品標準成分表2020年版（八訂）」（文部科学省）（https://www.mext.go.jp/a_menu/syokuhinseibun/mext_01110.html），2010
4) 青木孝良：コロイド状リン酸カルシウムの研究の歩みとカゼインミセル．乳業技術，65：1-22，2015
5) 「乳の科学（シリーズ〈食品の科学〉）」（上野川修一/編），朝倉書店，1996
6) 三谷朋弘：乳牛の飼養管理と生乳の品質，風味について．乳業技術，69：1-11，2019
7) 「畜産加工 改訂版（新農学シリーズ）」（細野明義，鈴木敦士/著），朝倉書店，1989
8) 「調理学の基本」（中嶋加代子/編著），同文書院，2007

〈第3章4〉

1) 「日本食品標準成分表2020年版（八訂）」（文部科学省）（https://www.mext.go.jp/a_menu/syokuhinseibun/mext_01110.html），2020
2) 「平成元年度 食料自給表」（農林水産省）（https://www.maff.go.jp/j/zyukyu/fbs/attach/pdf/index-9.pdf），2020
3) 「新版 お菓子「こつ」の科学」（河田昌子/著），柴田書店，2012
4) 「乳肉卵の機能と利用」（阿久澤良造，他/編著　井越敬司，他/著），アイ・ケイコーポレーション，2005
5) 「卵（光琳テクノブックス）」（浅野悠輔，石原良三/編著），光琳，1985
6) 「三訂 マスター食品学Ⅱ（食べ物と健康）」（小関正道，吉川秀樹/編著　海老塚広子，他/共著），建帛社，2021
7) 「食べ物と健康1 第3版（エキスパート管理栄養士養成シリーズ）」（池田清和，柴田克己/編），化学同人，2016
8) 「卵の調理と健康の科学」（佐藤　泰，他/著），弘学出版，1989
9) 「食品学各論 第4版（栄養科学シリーズNEXTシリーズ）」（小西洋太郎，他/編），講談社サイエンティク，2021

〈第3章 章末コラム〉

1) 「さしみの科学（ベルソーブックス）」（畑江敬子/著），成山堂書店，2005

チェック問題

問題

□ □ **Q1** 食肉の色を構成するたんぱく質の名前と，酸素化，酸化および加熱後の名前をそれぞれ1つずつ答えよ

□ □ **Q2** 畜肉と比較すると魚肉がやわらかいのはなぜか

□ □ **Q3** ヨーグルト製造時とキモシン（レンニン）添加時では，カゼインミセルの凝集機構は異なる．それぞれの凝集機構について簡潔に答えよ

□ □ **Q4** 卵白の主要なたんぱく質のなかで，細菌に対する溶菌作用および増殖阻止作用を示すものを答えよ

解答&解説

A1 食肉の色を構成するたんぱく質は，ミオグロビンである．酸素化によりオキシミオグロビン，酸化によりメトミオグロビン，加熱によりメトミオグロモーゲンとなる

A2 骨格筋を構成するたんぱく質のうち，筋基質たんぱく質（コラーゲンほか）の割合が小さいため

A3 ヨーグルト製造時のカゼインミセルの凝集は，等電点沈殿による．また，キモシン（レンニン）添加時の凝集は，κ-カゼインの部分分解による親水性の低下によるものである

A4 オボトランスフェリン，オボムコイド，リゾチーム
→ ● オボトランスフェリンは鉄（Fe^{3+}），銅（Cu^{2+}），亜鉛（Zn^{2+}）などの金属イオンと結合する性質をもつため，赤痢菌のような鉄を必要とする微生物では鉄不足により増殖が阻害される
● オボムコイドはトリプシン活性阻害作用があり，リゾチームは腐敗原因菌であるグラム陽性菌の細胞壁を破壊する溶菌作用がある

第4章 油脂類の分類と成分

Point

1. 食用油脂（トリグリセリド，トリアシルグリセロール，中性脂肪）の種類と分類を理解する
2. 油脂の基本構造は，1分子のグリセリンに3分子の脂肪酸がエステル結合したものであることを理解する
3. 油脂の性状には，グリセリンに結合する脂肪酸の二重結合の数（不飽和度）や長さ（鎖長）が関与することを理解する
4. 各種油脂の特徴を理解する
5. 油脂の製造方法および評価方法を理解する

概略図 **食用油脂の分類**

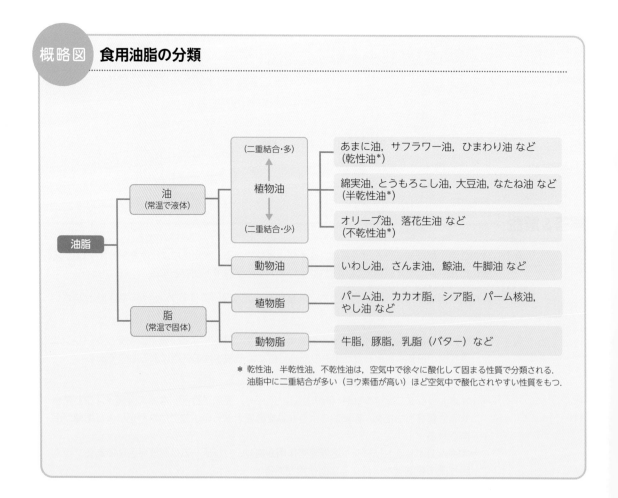

* 乾性油，半乾性油，不乾性油は，空気中で徐々に酸化して固まる性質で分類される．
油脂中に二重結合が多い（ヨウ素価が高い）ほど空気中で酸化されやすい性質をもつ.

1 食用油脂の特徴と分類

A. 特徴

油脂の主成分は**グリセリン（グリセロール）**1分子に**脂肪酸**3分子が**エステル結合**した**トリグリセリド**（トリアシルグリセロール，中性脂肪）である（図1）。油脂は生体内で代謝されると，1gで9kcalの熱量が生じる。生体の重要な構成成分であり，皮下脂肪などの形で非常時のエネルギーとして蓄えられている他，脂肪酸は細胞膜の主な成分となる。

また**食用油脂**は，調理加工する際の原材料となる。油脂には揚げ物，いため物の際に熱を伝える，調味・風味油として料理においしさを加える，食事の際に脂溶性ビタミンの吸収を助けるなどさまざまなはたらきがある。各種油脂の特徴を理解し，調理作業に合わせて油種を選択し利用することが重要である（姉妹書「食品学Ⅰ 改訂第2版」第2章3も参照）。

B. 分類

食用油脂の原料はすべて天然物であり，化学合成品ではない。食用油脂は，一般に**原料の種類**もしくは**物理化学的性質**により分類される。前者は，**植物性**や**動物性**といった分類であり，後者は**常温で液状のものは油**（大豆油，ごま油など），**固体のものは脂**（ラード，バターなど）といった分類である。

油脂はさまざまな種類の脂肪酸によって構成されており（図2），この脂肪酸の種類や割合によって油脂の性質が異なってくる。例えば，油脂を構成する脂肪酸にシス型の二重結合をもつ不飽和脂肪酸があると，油脂の融点は低くなる。これは二重結合がない飽和脂肪酸を主とする油脂のように整列することができないためである（図3）。また脂肪酸の炭素鎖長が短いほど融点が低くなる。

2 植物油脂

A. 植物油脂の特徴と性質

1）植物油脂の種類

植物油脂とは植物性の原料から採取された油脂であり，日本においては日本農林規格（JAS規格）によって，全18種類の食用植物油脂が**規格化**[※1]されている（表1，表2）。一般に広く利用されている**油（16種類）**やそれらの油脂を調合した**食用調合油**，油脂に風味付けした**香味食用油**については，等級（精製度合

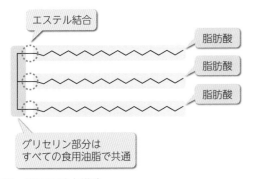

図1　油脂の基本構造
油脂の主成分はトリグリセリド＝トリアシルグリセロール (triacylglycerol) である。
グリセリン（グリセロール）が「3カ所 (tri-)」，「脂肪酸とエステル結合 (acyl)」したものであり，3本足の凧 (たこ) のような構造をしている。

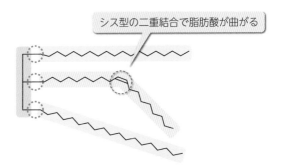

図2　不飽和脂肪酸を含む油脂の構造
脂肪酸の不飽和度や炭素鎖長により油脂の性質が変化する。二重結合があるため，酸化されやすく安定性が低い。

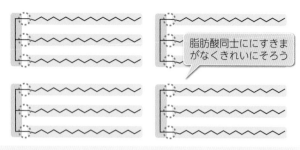

飽和脂肪酸のみで
構成される油脂の場合

脂肪酸同士ににすきま
がなくきれいにそろう

脂肪酸が整列 ➡ 結晶化しやすい（融点が高い）➡ 常温で固体（脂）

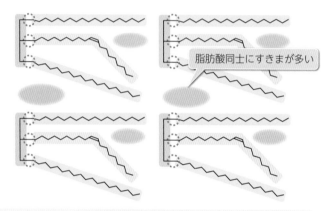

不飽和脂肪酸を含む
油脂の場合

脂肪酸同士にすきまが多い

脂肪酸が整列しない ➡ 結晶化しにくい（融点が低い）➡ 常温で液体（油）

図3　不飽和脂肪酸を含む油脂の融点のイメージ

表1　植物油脂総覧（JAS規格）

油種	等級（精製度合いによる分類）		
	精製度が低い	精製油	サラダ油
食用サフラワー油		精製サフラワー油	サフラワーサラダ油
食用ぶどう油		精製ぶどう油	ぶどうサラダ油
食用大豆油		精製大豆油	大豆サラダ油
食用ひまわり油		精製ひまわり油	ひまわりサラダ油
食用とうもろこし油		精製とうもろこし油	とうもろこしサラダ油
食用綿実油	綿実油	精製綿実油	綿実サラダ油
食用ごま油	ごま油	精製ごま油	ごまサラダ油
食用なたね油	なたね油	精製なたね油	なたねサラダ油
食用こめ油		精製こめ油	こめサラダ油
食用落花生油	落花生油	精製落花生油	
食用オリーブ油	オリーブ油	精製オリーブ油	
食用パーム油		精製パーム油	
食用パームオレイン	食用パームオレイン		
食用パームステアリン	食用パームステアリン		
食用パーム核油		精製パーム核油	
食用やし油		精製やし油	
食用調合油	調合油	精製調合油	調合サラダ油
香味食用油	香味食用油（食用植物油脂に，香味料，香辛料を加えたもの）		

表2 **各種植物油脂の定義**（JAS規格）

油脂の名称	定義
食用サフラワー油	サフラワーの種子から採取した油であって，食用に適するよう処理したものをいう
食用ぶどう油	ぶどうの種子から採取した油であって，食用に適するよう処理したものをいう
食用大豆油	大豆から採取した油であって，食用に適するよう処理したものをいう
食用ひまわり油	ひまわりの種子から採取した油であって，食用に適するよう処理したものをいう
食用とうもろこし油	とうもろこしの胚芽から採取した油であって，食用に適するよう処理したものをいう
食用綿実油	綿の種子から採取した油であって，食用に適するよう処理したものをいう
食用ごま油	ごまから採取した油であって，食用に適するよう処理したものをいう
食用なたね油	あぶらな，またはからしなの種子から採取した油であって，食用に適するよう処理したものをいう
食用こめ油	米ぬかから採取した油であって，食用に適するよう処理したものをいう
食用落花生油	落花生から採取した油であって，食用に適するよう処理したものをいう
食用オリーブ油	オリーブの果肉から採取した油であって，食用に適するよう処理したものをいう
食用パーム油	パームの果肉から採取した油であって，食用に適するよう処理したものをいう
食用パームオレイン	パームの果肉から採取した油に溶剤などを加え，または加えないで冷却した後，これを滴下式，ろ過式または遠心式による分離操作を行って分離し，かつ，食用に適するよう処理したもののうち，ヨウ素価が56以上であるものをいう
食用パームステアリン	パームの果肉から採取した油に溶剤などを加え，または加えないで冷却した後，これを滴下式，ろ過式または遠心式による分離操作を行って分離し，かつ，食用に適するよう処理したもののうち，ヨウ素価が48以下であるものをいう
食用パーム核油	パーム核から採取した油であって，食用に適するよう処理したものをいう
食用やし油	コプラから採取した油であって，食用に適するよう処理したものをいう
食用調合油	食用植物油脂に属する油脂（香味食用油を除く）のうちいずれか2以上の油を調合した油をいう
香味食用油	食用植物油脂に属する油脂に香味原料（香辛料，香料または調味料）などを加えたものであって，調理の際に当該香味原料の香味を付与するものをいう

い），**油種の確認**（各油種が有する特徴），**油脂の品質の確認**（食用に適する品質か確認）の3項目について規格化されている（表3）．なお，家庭調理において最もなじみのある**サラダ油**は，指定された9種の原料を精製し，1種もしくは2種類以上を調合し，低温下においても濁る，もしくは固化することのないように製造した精製度が高いものをいう[1]．

2）植物油脂に含まれる脂肪酸の特徴

一般に，植物油脂は**不飽和脂肪酸**を多く含む．そのため融点が低く，常温で液体なものが多い（図4）．ただし，やし油やカカオ脂のように飽和脂肪酸を大量に含む油脂もある．

不飽和脂肪酸の一部は，生体で合成できない必須脂肪酸であり，植物油脂から摂取する必要がある．

B. 植物油脂の製造と評価

1）植物油脂の製造法

原料から油脂を取り出す**採油工程**と，取り出された原油を食用に適するように仕立てあげる**精油工程**からなる．採油工程は**前処理，圧搾，抽出**がある〔採油工程では粗油（原油）と脱脂かす（ミール）が得られる〕．精油工程は**脱ガム，脱酸，脱色，脱ろう，脱臭**がある（表4）．

①前処理

収穫された原料は不純物（種子以外の植物組織，損傷種子，土砂，金属）を含む．よって大きさによるふるい分け，比重差や磁石による除去を行って精選する．そして粗油の圧搾・抽出を容易にするため原材料を粗砕する．続く乾燥加熱の工程では，たんぱく質を熱変成させて油脂を抽出しやすくする．その後，圧偏し，厚さ0.2～0.3 mmのフレークにする．

表3 油脂の規格基準 (JAS 規格)

	目的	JAS規格の事例
等級 （油脂の精製度合い）	「等級」というと品質の優劣を示すように聞こえるが，食用植物油脂の場合は品質の優劣ではなく，用途に応じた精製度合いの差異による区分を等級と称している	ごま油の場合 ①ごま油 　焙煎したごま油を搾油し，浮遊物の除去など軽度の精製を行ったもの ②精製ごま油 　生のごまを搾油し，脱色，脱臭などの精製を行ったもの ③ごまサラダ油 　精製ごま油より精製度を高め，天然のろう（ワックス）成分を除去したもの
油種の確認 （それぞれの油種が有する特有の性質）	油種ごとに特有の性質を確認できる要件を定め，まがい物や間違いのないことを科学的に確認する	油種により特定の値を有する項目 　比重　　屈折率　　けん化価　　ヨウ素価　　不けん化物 　脂肪酸組成*　　融点*
油脂の品質の確認 （食用に適する製品であるために備えるべき品質）	油脂が適切に製造されて，基準とする品質レベルの範囲にあることを科学的に確認する	油脂の品質を示す項目 ①一般状態（清澄度，風味など） ②色 ③水分夾雑（きょうざつ）物 ④酸価 ⑤過酸化物価* ⑥不けん化物*

＊　油種によって規格基準あり

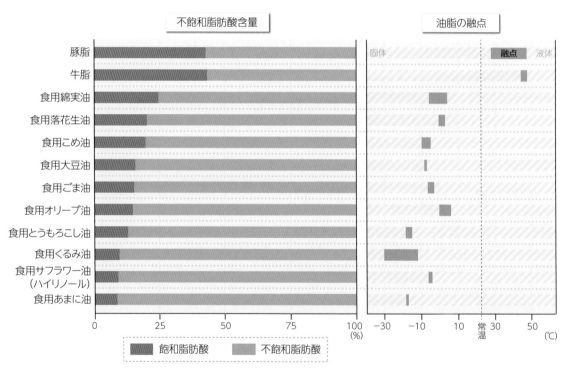

図4 油脂の融点と脂肪酸の不飽和度の関係性
多くの植物油が常温で液体なのは，不飽和脂肪酸含量が多いためである．
（文献1 表データより作図）

表4 採油・精油工程の処理

工程	語句	解説
採油	前処理	精選→粗砕（脱皮・脱穀）→乾燥加熱→圧偏（あっぺん）の工程．圧偏して得られたフレークが油脂の原料となる
	圧搾	加熱後，エキスペラーという機械による圧搾で採油する方法
	抽出	ヘキサンを用いて，原料フレークから粗油を抽出する方法
精油	脱ガム	圧搾・抽出で得られた粗油に，リン酸酸性の水を加えて撹拌し，リン脂質をガム状に析出させ，遠心分離で除く工程
	脱酸	アルカリを加えて脂肪酸を塩（せっけん）に変えて，水洗で除く工程
	脱色	活性白土を加え減圧下に加熱し，残存する葉緑素，せっけん，金属塩を吸着除去する工程
	脱ろう	冷却し，析出するろうと油脂結晶を分離する工程．ウインタリングともいう
	脱臭	減圧下の高温で水蒸気蒸留によって，残存する遊離脂肪酸，アルコール，アルデヒド，ケトンなどを除去する工程

②圧搾・抽出

原料フレークから圧搾法や抽出法で油分を得る．両者を併用する場合（圧抽法）もある．風味が重要なオリーブ油や焙煎ごま油などには圧搾法が用いられる．加熱後，エキスペラーという装置でフレークから油分を絞り出し粗油を得る．一方，原料中に油分が少ない大豆などの種子には抽出法が用いられる．原料フレークから n-ヘキサンで油分を抽出する．抽出後，ヘキサンは蒸留して回収し，粗油を得る．

③精油工程

粗油は，微細な圧搾かす，リン脂質（レシチンなど），遊離脂肪酸，色素，ワックス（ろう）などの不純物を含む．固形物は沈降，遠心分離，ろ過といった物理的な方法で除く．次に，リン酸酸性の水を加えて析出させて遠心分離で除く，脱ガム工程がある．そして，遊離の脂肪酸をアルカリを加えることで塩（せっけん）とし，水洗いして除去する脱酸という工程に進む．

脱色工程は，活性白土や活性炭を加え減圧下で加熱して，残存する葉緑素，せっけん，金属塩を吸着除去する．

脱ろう工程では，冷却し析出するろうと油脂結晶を分離する．サラダ油の規格を満たすために低温でも清澄である必要があるので，この脱ろう工程で油脂結晶を除く（**ウインタリング**）作業は非常に重要である．

最後に脱臭のために，減圧下の高温で水蒸気蒸留を行う．残存する遊離脂肪酸，アルコール，アルデヒド，ケトンなどを除去する．この際，クエン酸の添加により金属は不活性化され，残留農薬なども除かれる．

表5 油脂の品質に関する分析評価法

評価法	内容
官能的分析評価方法	・官能検査（香り，味の評価）
化学的分析評価方法	・酸化・劣化の評価 　（酸価，過酸化物，カルボニル価） ・安定性・特性の評価 　（ヨウ素価，けん化価，不けん化物） ・精製過程の評価 　（クロロフィル，リン脂質，せっけん，金属）
物理的分析評価方法	・精製度合いの評価（比重，屈折率，水分） ・加熱劣化の評価（色度，粘度，発煙点）

2) 油脂の分析評価法

油脂の性状は，原料の種類，各種精製段階，保存状態および使用経歴などによって変化する．工業的な生産現場のみならず，大量調理の現場においても，油脂の性状に対する理解と意識は役立つ．特に揚げ調理の際は，油脂が劣化するので，油脂の品質管理は重要である．油脂の性状を評価するための分析方法には，主に官能的分析評価方法（官能評価），化学的分析評価方法，および物理的分析評価方法がある（表5）．

①官能的分析評価方法

専門の官能検査員（パネリスト）が油脂の香り，味などの評価を行う．官能検査の方法は，油脂を口に含んだ状態で，口から息を吸って鼻から出すときに油脂の香りを，舌の感じで味を評価する．口中での香り，味，舌触りなどを総合的に評価する．その他の特徴として，もどり臭，酸敗臭，枯れ草臭，ペンキ臭，淡白，うま味があるなどの特徴を評価する（姉妹書「食品学Ⅰ 改訂第2版」第3章5も参照）．

②化学的分析評価方法

（姉妹書「食品学Ⅰ 改訂第2版」第2章3-Eも参照）

- **酸価**：試料1g中に含まれている遊離脂肪酸を中和するのに必要な水酸化カリウムのmg数で評価する．製造工程においては，原料保存中のリパーゼによる油脂の加水分解の程度から保存の良し悪しがわかる．使用段階では，特に揚げ調理の過程で加水分解，熱分解により遊離脂肪酸は増加する．厚生労働省「弁当及びそうざいの衛生規範」によると，揚げ調理中に酸価が2.5を超えると，新しい油に交換することとなっている．酸価は揚げ油の管理上，重要な項目である．

- **けん化価**：油脂1g中に含まれるトリグリセリドや遊離脂肪酸を完全にけん化するのに必要な水酸化カリウムのmg数をいう．脂肪酸の平均分子量が大きいほどけん化価は小さくなる．

- **不けん化物**：油脂をけん化した後，残った物質の量．けん化物を基準として百分率で表す．トコフェロール，ステロールおよび色素類がこれにあたる．油脂精製の良否の指標となる他，油種の特定にも寄与する．

- **ヨウ素価**：試料100gにハロゲン※2を作用させた場合に吸収されるハロゲンの量を，ヨウ素に換算した際のヨウ素のg数．ハロゲンは二重結合部分に結合するので，ヨウ素価は油脂の不飽和度を示し，酸化安定度の指標となる．

- **過酸化物価**：油脂にヨウ化カリウムを加えた際，過酸化脂質と反応して遊離する試料1kgあたりのヨウ素のミリ当量※3数．油脂が自動酸化されることによって生成する一次産物である過酸化脂質の量を表す．自動酸化の程度を評価する方法である．

- **カルボニル価**：自動酸化により生成した過酸化脂質が二次酸化され生成する，アルデヒドやケトンの量を表す指標．油脂の酸化による劣化を示す値である．他にチオバルビツール酸（TBA）反応物量で評価する方法もある．

- **クロロフィル（色素），リン脂質，せっけん，金属**：原料に含まれる不純物か油脂製造の際の副産物であり，通常は油脂精製過程で取り除かれる物質．これ

※2　実際には，一塩化ヨウ素（ICl）の吸収量を測定し，その値から算出する．
※3　ミリ当量（meq）は1mEq＝1mmol/イオン価数となる．

表6　油脂の特性値と意味（JAS規格）

特性値項目	意味
比重と屈折率	植物油脂を構成する脂肪酸の長さと不飽和度の状況がわかる
けん化価	植物油脂の平均分子量がわかる
ヨウ素価	油脂の不飽和度がわかる
不けん化物	油脂に含まれている特有の成分の量がわかる
脂肪酸組成	植物油脂を構成する脂肪酸の種類と量（比率）がわかる

らの残存は精製工程の適否を判断する指標となる．

③物理的分析評価方法

色度，融点，比重，粘度，屈折率，発煙点，引火点，燃焼点，曇り点，冷却点，水分などから評価する．揚げ調理では油脂が長時間高温にさらされるので，油脂の劣化が起こる．一般に，加熱劣化した油脂は発煙点が下がり，色度が増加して，粘度が上昇する．

泡立ちも油脂の劣化の指標である．新しい油で揚げ物を行った場合に出てくる泡は水蒸気であるが，揚げ物を繰り返すうちに，揚げ油の表面に持続性の泡が発生する．粘りの強い，細かい泡である．静かにじわっと広がっていくようすから「かに泡」とよばれる．これは油脂中の重合物の蓄積の証拠であり，劣化の指標となる．

3）製造された油種の確認（JAS規格）

安全で安定した品質を保った食用油脂製品を供給することを目的として，食用植物油脂の製造工程を保証する分析評価法と基準がJAS規格により定められている．

- **油種**：油脂の特性値（**比重，屈折率，けん化価，ヨウ素価，不けん化物**）（表6）を測定し規格基準と照合することで，製造された油脂製品が表示どおりの内容物か推定できる（表7）．

- **品質**：製品の品質は，精製度合いを判定できる以下の6つの検査で確認されている．
  - ①**一般状態**は，植物油脂の清澄度と風味を視覚や嗅覚・味覚で評価する．
  - ②**色**は，黄と赤を組み合せて測定して，それぞれの植物油脂特有の色を数値で評価する．
  - ③**水分夾雑物**は，水分と植物油脂特有の濁りなどの量を評価する．
  - ④**酸価**は，植物油脂に含まれている遊離脂肪酸を測

表7 各油脂の特性値

油脂名	比重	屈折率	けん化価	ヨウ素価	不けん化物 (%)
食用サフラワー油	0.919～0.924	1.473～1.476	186～194	136～148	1.0以下
食用サフラワー油 (ハイオレイック)	0.910～0.916	1.466～1.470	186～194	80～100	1.0以下
食用ぶどう油	0.918～0.923	1.472～1.476	188～194	128～150	1.5以下
食用大豆油	0.916～0.922	1.472～1.475	189～195	124～139	1.0以下
食用ひまわり油	0.915～0.921	1.471～1.474	188～194	120～141	1.5以下
食用ひまわり油 (ハイオレイック)	0.909～0.915	1.465～1.469	182～194	78～90	1.5以下
食用とうもろこし油	0.915～0.921	1.471～1.474	187～195	103～135	2.0以下
食用綿実油	0.916～0.922	1.469～1.472	190～197	102～120	1.5以下
食用ごま油	0.914～0.922	1.470～1.474	184～193	104～118	2.5以下
食用なたね油	0.907～0.919	1.469～1.474	169～193	94～126	1.5以下
食用こめ油	0.915～0.921	1.469～1.472	180～195	92～115	4.5以下
食用落花生油	0.910～0.916	1.468～1.471	188～196	86～103	1.0以下
食用オリーブ油	0.907～0.913	1.466～1.469	184～196	75～94	1.5以下
食用パーム油	0.897～0.905	1.457～1.460	190～209	50～55	1.0以下
食用パームオレイン	0.900～0.907	1.458～1.461	194～202	56～72	1.0以下
食用パームステアリン	0.881～0.890	1.447～1.452	193～205	48以下	0.9以下
食用パーム核油	0.900～0.913	1.449～1.452	230～254	14～22	1.0以下
食用やし油	0.909～0.917	1.448～1.450	248～264	7～11	1.0以下

(文献1，p17より引用)

第4章 油脂類の分類と成分

定して，精製度合いを評価する．

⑤**過酸化物価**は，植物油脂の酸化による劣化度合いを評価する．

⑥**不けん化物**は，植物油脂の確認と同時に，精製度合いが確認できる．

C. 大豆油

1）特徴

　大豆油は，日本で製造される油脂のなかでキャノーラ油（なたね油）に次いで生産量が多い．日本の植物油消費の1/4を占める．必須脂肪酸である**リノール酸**と**α-リノレン酸**を多く含むという特徴がある．大豆から抽出法によって得られる半乾性油である．

　大豆油の利点は，脂肪酸の不飽和度が高く，比較的低温まで液状を保つことである．また，原料中に含まれる酸化防止効果のあるトコフェロールが，精製後も残存することがあげられる．

　一方，α-リノレン酸を多く含むため，酸化され劣化しやすいのは欠点である．大豆油の保存中に，青豆臭や枯れ草臭が発生することがある．これは大豆油に限ったことではないが，α-リノレン酸を含有する油脂では酸化のごく初期の段階（過酸化物価で10以下）に起こるもので，本格的な劣化臭とは異なる．

2）用途

　精製大豆油や大豆サラダ油は安価で色もにおいもなく，てんぷらやサラダなどの調理に適している．てんぷら特有の揚げた際の香ばしさはリノール酸によるものである．一部は硬化してマーガリンやショートニングなど硬化油[※4]の原料になる．

　また，大豆油の脱ガム工程から得られたガム質を減圧下で脱水乾燥して**大豆レシチン**[※5]が得られる．大豆レシチンは乳化・分散・酸化防止などの作用が強い天然乳化剤として重用される．

3）脂肪酸組成（図5）

　主な脂肪酸組成はパルミチン酸：8～13.5％，ステアリン酸：2～5.4％，オレイン酸：17～30％，リノール酸：48～59％，α-リノレン酸：4.5～11％である．

※4　硬化油：不飽和結合に水素添加し，硬化させた固形油のこと（マーガリンなど）．
※5　主成分はリン脂質であるホスファチジルコリン．

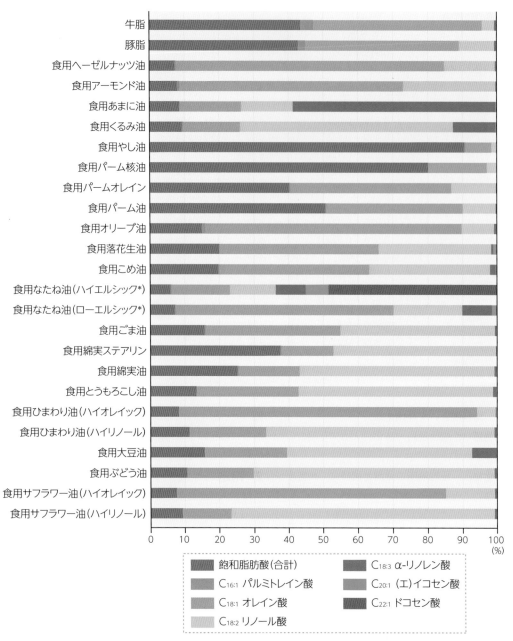

図5　油脂の脂肪酸組成

ほとんどの油脂で，不飽和脂肪酸はオレイン酸（青）とリノール酸（黄）の2つで構成されている．油脂ごとの各種脂肪酸含有量の特徴を理解し，使用することが重要である．
＊ハイエルシック：高エルカ酸，ローエルシック：低エルカ酸
（文献1 表データより作図）

D. キャノーラ油（なたね油）

1）特徴

キャノーラ油は，日本で最も生産量が多い油種である．大豆油とともに，わが国の植物油脂消費量の大部分を占めている．

在来種のなたね油は，心疾患を引き起こすなど健康上問題があるとされた**エルカ酸**を40～50％含んでいたが，現在流通しているカナダ産を主とする輸入なたねは，品種改良によりエルカ酸含量が1％以下にとどまっている．このカナダで品種改良された「なたね」は**キャノーラ**とよばれている．そのため食料品売り場ではキャノーラ油という名称で販売されている．キャノーラ種の普及により，日本国内ではそれまで最大の採油量であった大豆油にかわって，最多量植物油になった．

2）製造法，成分

種子洗浄後，圧抽または圧搾法によって採油され，脱酸，脱色，脱臭の通常の精製工程を経て食用とされる．脱臭しない油は特徴的なからし様のにおいがある．飽和脂肪酸含量が低く（7％），**オレイン酸**が多い（60％）．またトコフェロールと植物ステロールを比較的多く含むという特徴がある．風味が淡白でわずかなバター風味がある．

3）用途

幅の広い調理特性があり，家庭ではサラダ油やてんぷら油として広く利用されている．業務用では，比較的安定性が良好なため，調理加工食品，製菓，製パンなどに用いられる．また安価なうえ，低温での固体脂の析出が少なく，マヨネーズやドレッシングの原料油として用いられている．

4）脂肪酸組成（図5）

主な脂肪酸組成はオレイン酸：51～70％，リノール酸：15～30％，α-リノレン酸：5～14％，エルカ酸：0～2％である．

E. ごま油

ごま油はごまの種子から，圧搾法または圧抽法で得られる半乾性油である．冷圧油は淡黄色でほとんど香味を有しない．ごま油特有の風味は焙煎によって得られる．種子をあらかじめ煎ったのち，圧搾して得た油は黄褐色で特有の香りと味がある[6]．焙煎ごま油が利用されるのは，中国，朝鮮，日本などの限られた地域である．この風味を保存するため，ろ過工程だけで製品にする．

不けん化物は比較的多い．抗酸化物質である**セサモール**や**セサミノール**といった**リグナン**およびその誘導体が含まれ，植物性油脂のなかでは酸化に対する安定性が非常に高い．主な脂肪酸組成はパルミチン酸：7.9～12.0％，ステアリン酸：4.8～6.7％，オレイン酸：35.9～43.0％，リノール酸：39.1～47.9％である（図5）．

用途はドレッシング類，てんぷらなどの揚げ油，いため油として使用される．

F. オリーブ油

1）製造法，特徴

オリーブの果実は卵状の核果（第2章7-A-2参照）で，果肉と果皮部分から圧搾により採油を行う．得られた油は黄緑色を帯びた特有の香りを有する油で，精製などの操作を施さずに**バージンオリーブ油**として製品になる．圧搾かすを溶媒抽出した後，一般的な精製を施し**精製オリーブ油**を得る．ごま油などと同様に風味が重要とされる．大部分が一価不飽和脂肪酸である**オレイン酸**のため，安定した不乾性油である．

2）用途

いため油，揚げ油など調理油の用途だけでなく，イタリア料理，スペイン料理などにおいてバターの代わりやドレッシングなど，調味料の一種として用いられることも多い．オリーブ油は地中海沿岸地域の主要な調理油であり，特にバージンオリーブ油は健康的な油脂として位置づけられている．

3）定義

粗悪品の流通を防止するため，**国際オリーブ油会議**で「オリーブ油とはオリーブの果実から採取した油であって，化学的抽出，エステル交換を行わず，他の油の混合のないものである」ことを基本原則として定めた．その際，**オリーブ油**（バージンオリーブ油，精製オリーブ油，オリーブ油），**オリーブ・ポマス油**（粗オ

※6　種子を焙煎し搾油する食用油は，ごま油の他は落花生油ぐらいである．

表8 オリーブ油の定義

大区分	中区分	小区分
オリーブ油 （オリーブの果実から搾取した油であって，化学的抽出，エステル交換を行わず，他の油と混合していないもの）	バージンオリーブ油 （オリーブの果実から機械もしくは物理的によってのみ採取した油であって，水洗，デカンテーション，遠心分離およびろ過以外の方法を用いていないもの）	エクストラ・バージンオリーブ油 （オレイン酸で表現した遊離脂肪酸が100 gあたり0.8 g未満のもの）
		バージンオリーブ油 （オレイン酸で表現した遊離脂肪酸が100 gあたり2 g未満のもの）
		オーディナリー・バージンオリーブ油 （オレイン酸で表現した遊離脂肪酸が100 gあたり3.3 g未満のもの）
	精製オリーブ油 （バージンオリーブ油を精製して得られる油で，脂肪酸組成に変化のないもの．オレイン酸で表現した遊離脂肪酸が100 gあたり0.3 g未満のもの）	
	オリーブ油 （バージンオリーブ油と精製オリーブ油を混合したものであって，オレイン酸で表現した遊離脂肪酸が100 gあたり1 g未満のもの）	
オリーブ・ポマス油 （バージンオリーブ油の搾りかすや種子から，溶剤抽出およびその他物理的方法により採取した油であって，エステル交換や他の油との混合を行わないもの）	粗オリーブ・ポマス油 （食用のために精製を必要とする油）	
	精製オリーブ・ポマス油 （粗オリーブ・ポマス油を精製し，脂肪酸の組成に変化のないものであって，オレイン酸で表現した遊離脂肪酸が100 gあたり0.3 g未満のもの）	
	オリーブ・ポマス油 （精製オリーブ・ポマス油とバージンオリーブ油を混合したものであって，オレイン酸で表現する遊離脂肪酸が100 gあたり1 g未満のもの）	

（文献2，p83より引用）

リーブ・ポマス油，精製オリーブ・ポマス油，オリーブ・ポマス油）の分類と規格が定められている（表8）.

4) 脂肪酸組成（図5）

主な脂肪酸組成はパルミチン酸：7.5〜20.0％，パルミトレイン酸：0.3〜3.5％，ステアリン酸：0.5〜5.0％，オレイン酸：55.0〜83.0％，リノール酸：3.5〜21.0％である.

G. とうもろこし油

1) 製造法

胚芽[※7]から圧抽法で得られる半乾性油である．原油は甘みのあるにおいがあり，色が非常に濃く，ふつうの植物油のように精製しても淡色になりにくい．この油は長鎖アルコールのエステルからなるろうを約0.05％含み，くもりを生じやすいので，精製工程で脱ろう処理を行う.

2) 特徴，用途

トコフェロールやフェルラ酸のような天然抗酸化物質の含有量が多く，酸化安定性が高い．淡黄色で，わ

ずかなナッツ風味とかすかな甘さをあわせもつ特有の香味があるので，食用油として高く評価されている．貯蔵安定性に優れ，サラダ油用，ドレッシング用に適し，てんぷら油，揚げ油，いため油としても劣化しにくいので，家庭用の調理油として用いられる．また加工食品としても，風味と安定性の必要な製品，例えばスナック食品などにも用いられる．その他，硬化油の原料としても使用される.

3) 脂肪酸組成（図5）

主な脂肪酸組成はパルミチン酸：8.6〜16.5％，ステアリン酸：0〜3.3％，オレイン酸：20〜42.2％，リノール酸：34〜65.6％，α-リノレン酸：0〜2％である.

H. サフラワー油

1) 製造法，特徴

サフラワー油の原料は，べにばなの種子である．べにばなの種子から圧抽法によって得られる．植物油中で最もリノール酸を多く含むことから「べにばな油」は日本で健康的な油脂とされ，プレミアムな地位を占めてきた．近年，n-6/n-3脂肪酸比が栄養上の重要問

※7 胚芽はとうもろこしからコーンスターチを製造するときに分離される.

題となり，n–6系のリノール酸のとりすぎが問題視されるようになってきた．そのためn–9系のオレイン酸を多く含む**ハイオレイック（高オレイン酸）種**への転換が進んだ．現在は，ハイリノール（高リノール酸）タイプとハイオレイックタイプがあるが，市販品はハイオレイックタイプのものが多い．

2）脂肪酸組成（図5）

ハイリノールタイプの主な脂肪酸組成は，パルミチン酸：5.3〜8.0％，ステアリン酸：1.9〜2.9％，オレイン酸：8.4〜21.3％，リノール酸：67.8〜83.2％である．

ハイオレイックタイプは，品種改良されたハイオレイック種の種子から採取したものであり，主な脂肪酸組成は，パルミチン酸：3.6〜6.0％，ステアリン酸：1.5〜2.4％，オレイン酸：70.0〜83.7％，リノール酸：9.0〜19.9％，α–リノレン酸：0.0〜1.2％である．

I. パーム油

1）製造法

パーム油はパーム（アブラヤシ）の果肉部分から得られる油である．また核（種子）からはパーム核油が得られる．果肉の油脂含有量は45〜50％で，圧搾法によって採油される．**β-カロテン**を含むためオレンジ色を呈する．果肉は収穫後，時間が経つとリパーゼの作用により遊離脂肪酸が多くなるため，収穫後はただちに加熱して失活させる必要がある．パーム原油はその遊離脂肪酸含有量によって品質に多くの段階（3〜45％）があるが，精油工程を経て均一にされる．

2）特徴，用途

パルミチン酸含量が高く，ほとんどが飽和脂肪酸と一価不飽和脂肪酸であるため，酸化や加熱に対する安定性が高い．そのため，長期保存される加工食品や他の植物油と混合して揚げ油に使用される．パーム原油には，多量のビタミンEとβ-カロテンが含まれることから，パーム油は健康的な油脂であるといえる．健康維持の見地から，未脱色精製油の調理用油脂としての利用価値がある．特に栄養不良を抱える途上国などでの利用が望まれる．

なおパーム油は半固体の油脂であり，室温では液状部分と固体部分が共存する．そのため常温放置によるウインタリングにより分別が行われる．分別処理された液状油をパームオレイン，固体脂部分をパームステアリンとよぶ．パームステアリンはチョコレートの代替脂として用いられる．パーム油は安価なため，高価なバターの代替としても利用される．年々，生産量が増加し，現在世界で最も生産される油種となっている．

3）脂肪酸組成（図5）

主な脂肪酸組成はミリスチン酸：0.5〜2.0％，パルミチン酸：39.3〜47.5％，ステアリン酸：3.5〜6.0％，オレイン酸：36.0〜44.0％，リノール酸：9.0〜12.0％である．

J. こめ油

こめ油は，ぬかを加熱処理した後に抽出法で得られる．こめ油は保存中や加熱による酸化に対して安定性が大きい．α–リノレン酸含量が少なく，**トコフェロール**と**トコトリエノール**が多量に含まれることが寄与している．ややコクのある風味をもち，揚げ物用，てんぷら用，スナック類の揚げ油として需要がある．こめ油は高価なため，健康食品として扱われる傾向がある．特に，こめ原油に2％程度含まれる**γ-オリザノール**には種々の健康効果が報告され，注目を集めている．

主な脂肪酸組成はパルミチン酸：14〜22％，ステアリン酸：0.9〜2.5％，オレイン酸：38〜46％，リノール酸：33〜40％，α–リノレン酸：0.2〜2.9％である（図5）．

K. カカオ脂

植物油脂には例外的に，常温で固体となる植物脂として，**カカオ脂**，シア脂，ボルネオ油などがある．カカオ脂は，特有の芳香をもちチョコレートの原料に欠かせない．アオギリ科のカカオの果実中の種子（カカオ豆）から得られる油脂である．

1）製造法

カカオ脂の製造は，まず，カカオの果実を果肉とカカオ豆に分離し，**カカオ豆**をかごに入れて2〜8日発酵させる．すると発芽能力が失われ，カカオ特有の風味と色が生じる．得られたカカオ豆を洗浄，**ロースティング**，種皮・胚除去の工程で**カカオニブ**にする．カカ

オニブを粉砕しロールにかけると**カカオマス**が得られる．カカオマスを加熱下でアルカリ処理し，圧搾すると，カカオ脂とピュアココアが得られる（第5章図18参照）．

2）特徴，用途

カカオ脂は酸化に対してきわめて安定で，チョコレートのような長期間保存される食品に適している．また融点32～35℃のシャープな溶解性は，チョコレートの口溶けのなめらかさに寄与する．これはトリグリセリドの構造中にパルミチン酸，ステアリン酸（1,3位）およびオレイン酸（2位）が対称形構造をとるためであるとされている．

3）脂肪酸組成

主な脂肪酸組成はパルミチン酸：24.4％，ステアリン酸：33.6％，オレイン酸：37.0％，リノール酸：3.4％，α-リノレン酸：0.1％である．

3 動物油脂

A. 動物油脂の特徴と性質

1）動物油脂の種類

動物性の原料から製造される主な油脂は**牛脂（ヘット）**，**豚脂（ラード）**，**魚油**である．豚脂に関しては，**精製ラード**，**純製ラード**，**調製ラード**に関するJAS規格基準が定められている（表9）．かつて牛脂は豚脂とともに，**ショートニング**，**マーガリン**や揚げ油などの大量調理に用いられたが，主に健康上の理由により消費が減少している．

2）動物油脂に含まれる脂肪酸の特徴

一般に，動物油脂は**飽和脂肪酸**を多く含む．そのため，植物油脂と比較して融点が高く，常温で固体のものが多い．ただし，魚由来の油（魚油）は例外で，**エイコサペンタエン酸（EPA）**や**ドコサヘキサエン酸（DHA）**といった**多価不飽和脂肪酸**を含むため常温で液体である．

3）動物油脂の製造法

陸産動物では，解体後，脂肉，骨，筋などの非肉食部から直火または水蒸気などによる高温融出法で油脂を採取する乾式と，熱湯で煮沸する湿式がある．目的により原料を区分する他，新鮮脂肉からは上等の食用脂をとるように配慮されている．

B. 牛脂（ヘット）

牛の脂肉から高温融出法で採取する．融点40～50℃であり，融点付近の温度で圧搾して得られる脂をオレオマーガリンまたはオレオ油と称す．一方，かたい固形脂肪を牛脂ステアリンという．前者は主としてオレイン酸グリセリド，後者はパルミチン酸およびステアリン酸グリセリドよりなる．アメリカ，オーストラリア，カナダの生産量が多い．

主な脂肪酸組成はミリスチン酸：2～6％，パルミチン酸：20～30％，ステアリン酸：15～30％，オレイン酸：30～45％，リノール酸：1～6％である（図5）．

C. 豚脂（ラード）

豚の各部から高温融出法で採取する．融点は36～48℃で，融点付近の温度で圧搾して，豚脂油と豚脂ステアリンに分ける．牛脂より融点が低く，揚げ物やいため物に使用される．

表9 **豚脂（ラード）の分類**（JAS規格）

用語	定義
精製ラード	次に掲げるものをいう ① 食用油脂〔食用植物油脂の日本農林規格（昭和44年3月31日農林省告示第523号）第2条に規定する香味食用油を除く．以下同じ〕のうちの精製（脱酸，脱色，脱臭などをいう．以下同じ）した豚脂または精製した豚脂を主原料としたものを急冷練り合わせし，または急冷練り合わせしないで製造した固状または流動状のもの ② ①に香料など（乳化剤を除く）を加えたもの
純製ラード	精製ラードのうち，精製した豚脂のみを使用しているものをいう
調製ラード	精製ラードのうち，精製した豚脂が主原料である食用油脂を使用しているものをいう

主な脂肪酸組成はミリスチン酸：1.0〜2.5％，パルミチン酸：20〜30％，ステアリン酸：8〜22％，オレイン酸：35〜55％，リノール酸：4〜12％である（図5）．

D. 魚油

魚油は水産・畜産飼料に用いられる魚粉とともに併産され，世界の魚油生産量のうち約2/3が食用になる．

他の油脂に比べてDHAやEPAなどn-3系の多価不飽和脂肪酸を多く含む．冠状動脈疾患や心臓疾患に対する予防効果が期待され，健康食品やサプリメントに利用されている．魚油の健康効果への期待は高いが，きわめて酸化されやすく，脱酸，水素添加後，精製したもの以外は通常は食用にならない．通常はいわし，さば，にしん，たらなどから得られる．

硬化魚油は，結晶の安定性や口溶けのよさ，ショートニングにしてホイップすると高い比容積が得られるなどの物理特性をもち，マーガリンやショートニングなど食用加工油脂原料に利用される．

E. その他

1）骨脂

主に牛骨を原料として高温融出法によって採取，あるいはこれを冷圧して骨油を除去したもの．用途はせっけん，ろうそくなど．

2）バター

チベットなどの牧草地帯では，空気で膨らました羊の皮袋に入れた乳を揺すって振動させるバターづくりが今日も行われている．工業的な製造方法は以下のとおりである．

①牛乳を加熱（40〜50℃）した後，遠心分離してクリームを得る

②高温加熱による殺菌と酵素の不活性化を経て冷却後，数時間の熟成を行う．発酵バターの場合はこの時点で乳酸菌を加える

③次いで，**チャーニング**という撹拌操作を行うことで，クリームが**水中油滴型（O/W型）エマルション**から**油中水滴型（W/O型）エマルション**へ転相する（第3章 図15参照）

④食塩を添加したのち，混練し全体を均一にする

融点28〜32℃で，白色ないし黄色の軟膏状であり，特有の芳香と美味を有する．ふつうのバターは水を含み，バターの脂含有量は82〜87％である．主な脂肪酸組成は，酪酸：3.0〜3.5％，カプロン酸：2.3〜2.6％，カプリル酸：1.2〜2.4％，カプリン酸：2.5〜3.1％，ラウリン酸：2.7〜3.6％，ミリスチン酸：9.7〜11.8％，パルミチン酸：25.9〜31.3％，ステアリン酸：9.1〜12.2％，オレイン酸：21.8〜30.0％，リノール酸：0.4〜1.5％などである．

4 加工油脂

マーガリン類，ショートニング，食用精製加工油脂

Column

食用油脂との健康的な付き合い方

純粋な油脂に対し，人間は特別な味やにおいを感じない．しかし，料理に油脂をわずかに添加すると格段においしくなる．油脂は無味無臭なのに，おいしさとして強く認識され，好まれることは不思議である．これまでは，脂肪のやわらかいテクスチャーがおいしさの要因と説明されてきた．しかし，スープのしあげに使われる一滴の油が醸し出すコクは，脂肪のテクスチャーだけでは説明が難しい．

近年の研究によると，口の中には脂肪酸を識別するセンサーがあり，ごくわずかな量の脂肪酸を感知しているという

ことがわかってきた．また，それが油脂のおいしさに関与するといわれている[3)4)]．微量の脂肪酸を口の中で感じることが，油脂のおいしさにつながるのであれば，たっぷりの油でなくても満足できることになる．そういった油脂の性質を理解することで，無理なく，おいしい食事が可能になるのではないか．太りたくないからといって油脂を極度に避けるようなことはしなくてもいいのである．ほんの少し，うまく使って，油を楽しむ．そのうちに結果として，健康的な食生活につながっていくのではないだろうか．

表10 食用精製加工油脂における主な処理

語句	解説
水素添加	原料油脂にニッケル，銅などの触媒を加えて加熱し，水素を送入することにより，当該原料油脂のグリセリド組成の不飽和部の一部または全部を飽和させる工程をいう
分別	原料油脂に溶剤などを加え，または加えないで冷却した後，遠心式，ろ過式または滴下式による分離操作を行う工程をいう
エステル交換	原料油脂にナトリウムメトキシド，水酸化ナトリウム，酵素などの触媒を加えて加熱し，または加熱しないで反応させ，当該原料油脂のグリセリド組成の脂肪酸配位を変えさせる工程をいう

表11 食用精製加工油脂の品質に関する規格（JAS規格）

区分		基準
品質	性状	①鮮明な色調を有し，異味異臭がないこと ②清澄であること（固状のものにあっては，融解時に清澄であること
	水分	0.2%以下であること
	融点または曇り点	表示している融点または曇り点に適合していること
	酸価	0.3以下であること
	過酸化物価	3.0以下であること
	原材料　食品添加物以外の原材料	次に掲げるもの以外のものを使用していないこと ①植物油脂 ②動物油脂
	食品添加物	①国際連合食糧農業機関および世界保健機関合同の食品規格委員会が定めた食品添加物に関する一般規格（CODEX STAN 192-1995, Rev.7-2006）3.2の規定に適合するものであって，かつ，その使用条件は同規格3.3の規定に適合していること ②使用量が正確に記録され，かつ，その記録が保管されているものであること
	内容量	表示重量に適合していること

に関してJAS規格が定められている．マーガリンやショートニングなどの原料には，植物油脂や動物油脂，あるいはこれらの混合油脂を用いる．食用精製加工油脂は，原料に**水素添加**，**分別**および**エステル交換処理**を行い，融点を調整し酸化安定性を付与した，食用に適するように精製したものを指す（**表10，表11**）．

加工食品に用いる動植物油脂は多くの場合，水素添加したものである．水素添加の目的は，油脂の酸化安定性を増すこと，および油脂にバターのようなかたさを与えることである．一般に液状油にはリノール酸，α-リノレン酸といった多価不飽和脂肪酸が含まれ，酸化安定性が不十分である．そのため，水素で二重結合部分の一部または全部を飽和させる．また液状の油脂を固体または半固体に硬化することで，製菓，製パン，調理，その他の用途に利用することができる．

A. マーガリン類（マーガリン，ファットスプレッド）

種々の食用油脂を配合したものに水などを加えて乳化したものをいう．原料油脂には，主として大豆油，パーム油，なたね油などの植物油に，それらの硬化油または魚油硬化油，牛脂や豚脂などの固体脂をブレンドしたものが用いられている．ただし，家庭用のものはほとんどが植物性油脂からつくられている．油脂以外の副原料には，乳成分，乳化剤，着色料，食塩，香料などが使用されている．

JAS規格ではマーガリン類を油分および水分により，**マーガリン**（油分80％以上で，水分は家庭用が16％以下，業務用が17％以下）および**ファットスプレッド**（油分80％未満で，油分と水分の合計が80％以上）に区分している．

マーガリン用油脂に求められる特性としては，油脂の適度なかたさである．家庭用では，冷蔵庫から取り

出してすぐにパンに塗ることができる伸びのよいやわらかさ（伸展性）をもち，しばらく放置しても形が崩れないこと（保形性），また口の中で適度な速さですっきり溶けること（口溶け性）が求められる．最近は，伸展性や口溶け性を重視するため，家庭用マーガリンでは，ファットスプレッドやソフトタイプのマーガリンが主流となっている．

B. ショートニング

ショートニングは，マーガリンと違い水分や乳成分を含まず，油脂のみからなる製品である．原料油脂の種類は，業務用マーガリンとほぼ同じである．種類は用途によっていろいろであるが，固形可塑性のもの（窒素ガス混入の有無の2種）と流動性のものとに大きく分けられる他，乳化剤を添加したものがある．JAS規格では，水分0.5％以下，酸価0.2以下（ただし，レシチンおよびグリセリン脂肪酸エステルを使用したもの

は2.0以下），ガス量100 g中20 mL以下と規定されている．

用途としては，主として製菓，製パン，揚げ物用である．ショートニングに求められる性能は，ビスケットやクッキー用ではサクサクともろく口のなかで崩れる**ショートニング性**をもつことである．他に，砂糖やシロップを混ぜ込むときに空気を抱き込む**クリーミング性**がある．ショートニングを使ったビスケットなどが空気存在下に長時間保存されることを想定して，酸化安定性に優れた性質が必要である．

C. 低カロリー油脂代替物

低カロリー油脂代替物として，油脂の基本構造であるグリセリン部分をスクロース（ショ糖）に置き換えた**ショ糖脂肪酸エステル**がある．これはヒトの消化酵素では消化されにくく，ほとんどエネルギーにならない．

おいしい低カロリー食品開発の未来

「美しくありたい」という願いは，いつの時代も人を魅了するテーマである．しかし，時代によって美しさの基準は変わる．最近では，健康上適切であっても体重を気にする傾向があるといわれている．そういった太りたくないというニーズに応えるべく，食品開発現場では食品の低カロリー化が進められている．

近年，最も成功を収めているのは，ゼロカロリー飲料である．ゼロカロリー飲料は，昔に比べ格段においしくなっている．砂糖の代わりに使用できる甘味料の種類が増え，その組み合わせにより自然な甘味を表現できるようになってきたためである．

油脂に関しても，たんぱく質や糖を物性的に油脂に近づけた油脂代替物が開発されてきたが，油脂の風味，食感などを完全に代替はできていない．代表的な油脂代替物としてショ糖脂肪酸エステルがある．これは，その名のとおりスクロース（ショ糖）に脂肪酸を6～8個くっつけたものである．体内で分解されにくく，吸収されないため，低カロリーである．ただし，液体状態で排泄（はいせつ）されるため，肛門漏洩（ろうえい），脂溶性ビタミン吸収阻害などの問題が指摘されている．その他，非吸収性の油脂代替物にポリグリセリン脂肪酸ポリエステルなどがある．いずれも食感，風味ともに満足できるものとは言いがたく，広く実用化には至っていない．カロリー制限が必要な病気のときならまだしも，健康な状態にあっては，人はおいしいものを食べたいという欲求が，健康に対する不安に先行する．

通常の油脂はグリセリンに3つの脂肪酸がエステル結合したものであり，それぞれの油脂の物理化学的性質は，構成する脂肪酸の炭素鎖長と二重結合の数が影響することを本章で学んだ．油脂代替物開発は，油脂のグリセリン部分を他の物質（スクロース，ポリグリセリンなど）と置き換え，これまでにない性質をもった素材の開発をめざすものである．人の嗜好（しこう）を満足させる油脂代替物や低カロリーの食品の開発はこれからである．将来の食品開発職をめざす者にとって，本章で学んだ油脂の構造や性質に関する知識が一助となれば幸いである．

文　献

1) 「我が国の油脂事情 2009年10月」（農林水産省食品産業振興課/編），農林水産省，2009
2) 「改訂 食用油脂」（藤田　哲/著），幸書房，2011
3) Matsumura S, et al：GPR expression in the rat taste bud relating to fatty acid sensing. Biomed Res, 28：49-55, 2007
4) Yoneda T, et al：The palatability of corn oil and linoleic acid to mice as measured by short-term two-bottle choice and licking tests. Physiol Behav, 91：304-309, 2007

問題

□ □ **Q1** 油脂はグリセリンに何が3つエステル結合した物質の総称か，答えよ

□ □ **Q2** 油脂の融点に影響する脂肪酸の化学構造的要因を2つあげよ

□ □ **Q3** 常温で固体の油脂および液体の油脂を，漢字1文字でそれぞれ何と書くか，答えよ

□ □ **Q4** 油脂の種類を確認する特性値を3つあげよ

□ □ **Q5** 魚油は動物脂肪では珍しく常温で液体であるが，それはなぜか，答えよ

□ □ **Q6** 加工油脂のうち，マーガリン，ファットスプレッド，ショートニングを，油分の含量が多い順に並べよ

第
4
章
油脂類の分類と成分

解答&解説

A1 脂肪酸

A2 脂肪酸の二重結合の数（不飽和度）と，脂肪酸の炭素鎖長

A3 常温で固体の場合は「脂」，常温で液体の場合は「油」

A4 比重，屈折率，けん化価，ヨウ素価，不けん化物から3つを答える
→これらを測定して油脂の種類を確認する

A5 DHAやEPAといった二重結合が多い多価不飽和脂肪酸を含むため

A6 ショートニング（水分を含まない）＞マーガリン（80％以上が油分）＞ファットスプレッド〔油分80％未満（油分と水分合わせて80％以上）〕

第**5**章 調味料類，香辛料類，嗜好飲料類

Point

1 調味料は，甘味，塩味，酸味，うま味を付与するはたらきをもつことを理解する

2 調味料はさまざまな製法によって製造されていることを理解する

3 香辛料は香り，辛み，色などを付与することによって食品の嗜好性を向上させることを理解する

4 嗜好飲料には種々の種類が存在し，さまざまな場面において嗜好を満足させることができることを理解する

概略図 調味料，香辛料，嗜好飲料の分類と特徴

	主な食品	特徴成分	利用と加工
調味料	食塩 酢 うま味調味料	塩化ナトリウム 酢酸 アミノ酸　核酸	塩味付け 酸味付け うま味付け
香辛料	スパイス ハーブ	シンナムアルデヒド (シナモン) バニリン (バニラ) オイゲノール (クローブ) カプサイシン (とうがらし) クルクミン (ターメリック)	香り付け 矯臭作用 辛み付け 着色作用
嗜好飲料	茶類 コーヒー 清涼飲料 果汁飲料	カテキン (茶類)　テアニン (茶類) カリウム (スポーツドリンク) ナトリウム (スポーツドリンク)	嗜好の満足 水分補給 ミネラル補給

152　●栄養科学イラストレイテッド

1 調味料

A. 調味料の特徴と性質

1) 調味料がもたらす効果

調味料は，塩味，甘味，酸味，うま味など飲食物の味を整えるために用いられる．これらは単独で用いられることがあるが，組み合わせて用いることも多い．これは，食物を味わうときには複数の味の相互作用が起こり，同じ味質や単一の味強度の場合とは異なることが多く，多様なおいしさを感じることができるからである（姉妹書「食品学Ⅰ 改訂第2版」第3章3-Hも参照）．

①対比効果

甘味をもつ食物に少量の食塩を添加すると甘味が際立ち，より明瞭に感じられるようになる．すいか，トマト，おしるこなどに少量の食塩を加えると，甘味と塩味を同時に味わうことにより塩味が甘味を強める「**対比効果**」が起こる．これは「**同時対比**」ともよばれる．

また，甘いものを食べたあと塩味のものを食べる，あるいは塩味のものを食べたあと甘いものを食べることによって，味が明瞭になっておいしく感じるが，この場合は「**経時対比**」とよばれ，対比効果の一種である．甘いぜんざいに塩こんぶが添えられているのはそのよい例である．

②抑制効果（相殺効果）

高濃度の甘味は苦味に対して「**抑制効果（相殺効果）**」を示す．コーヒーに砂糖を入れると，苦味が和らいでおいしく感じられるようになる．チョコレートや抹茶の苦味も，砂糖の甘味によって穏やかなおいしい苦味として楽しむことができるようになる．さらに，うま味調味料が「**相乗効果**」を示すこともあり（本節Dにて後述），これらの効果は，食べ物のおいしさや好ましさに大きな影響を与えている．

2) 調味料の種類

調味料は，微生物の作用を利用しないで製造される調味料と，微生物の作用を利用して製造される**発酵調味料**に大別される．前者には，食塩，甘味料，ソース類，トマト加工品，マヨネーズ，ドレッシングなどが

ある．後者には，みそ，しょうゆ，食酢，みりんなどがあり，日本の伝統的な調味料として広く用いられている．東南アジアで用いられている魚醤もこれに含まれる（第7章3参照）．

B. 食塩

1) 特徴

食塩は，塩化ナトリウム（NaCl）を主体とし，ナトリウム（Na）は，人体生理上欠くことのできないミネラル（無機質）である．そして，塩味は5つの基本味の一つとして，調理において古くから利用されてきた．一方で，食塩の過剰な摂取は，高血圧や心疾患などの疾病に悪影響を及ぼすことが指摘されており，「日本人の食事摂取基準（2020年版）」において日本人の成人に勧められている1日の塩分摂取の目標値は，18歳以上の男性7.5 g未満，女性6.5 g未満と定められている．

2) 利用法

食塩には，塩味を付与すること以外に，

- 水分活性を低下させ，細菌の増殖を抑制する作用
- 溶存酸素濃度を低下させ，好気性細菌の増殖を抑制する作用
- 塩素イオンによる細菌への阻害作用

などがあり，これを用いて雑菌による汚染を防止することができる．また，食肉加工品（ハム・ソーセージ，かまぼこなど）の製造に際して，筋肉たんぱく質のアクトミオシンを可溶化したり，めんやパンの製造時に，小麦グルテンの生成を促し，弾力性を付与するなど，食品加工の分野でも広く利用されている．他に，各種酵素活性を抑制するためにも利用される（りんごの皮をむいたときに食塩水に漬ける：ポリフェノールオキシダーゼ活性を抑え，褐変を防ぐ）．

3) 製造法

食塩は，岩塩や塩土などの固体，および海水や塩湖などの液体からつくられる．日本では，古くから塩田において，大量の海水から水分を蒸発させ塩化ナトリウムを精製し，食塩として用いてきたが，現在では，イオン交換膜と電気エネルギーを利用して海水を濃縮し，減圧下で水分を蒸発させ結晶状の塩化ナトリウムを製造している．

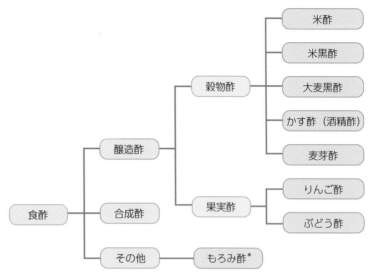

図1 **食酢の分類**

* 「泡盛」の製造過程で生じたもろみかすを圧縮ろ過したもので，酢酸はほとんど含まれておらず，クエン酸を主成分とする.

C. 食酢

1）特徴

食酢は，4〜5％の酢酸を主成分とする調味料で，食塩に次いで歴史のある調味料である（紀元前5000年ごろ，バビロニアで酢がつくられていたという記録がある）．食品に酸味や独特の香りを付与する．これに加えて食材の色調や風味，食感を改良したり，抗菌性を活かして食品の日もち向上に用いられる.

2）分類，製造法

食酢は，アルコールを酢酸菌で酸化発酵させて製造し（$CH_3CH_2OH + O_2 \rightarrow CH_3COOH + H_2O$），**醸造酢**と**合成酢**に大別される（図1）.

日本では，醸造酢のうち，蒸し米を米麹で糖化し，アルコール発酵したものに種酢を加え，**酢酸発酵**させてつくる米酢（図2），および清酒かすを再発酵させたかす酢（酒精酢）が古くから製造されてきた．米酢は，酸味が強く，多くのアミノ酸を含むのでうま味があるが，米を原料として糖化，アルコール発酵，酢酸発酵を行うため，製造に長期間を要する．かす酢は，アルコールを5〜6％に希釈し，酒かす，グルコース，無機塩などを添加して酢酸発酵を行い製造する．香味は少なく淡白である.

欧米では，麦芽からつくる麦芽酢や，果実を原料と

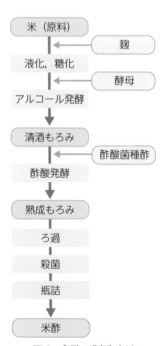

図2 **食酢の製造方法**

した果実酢〔ぶどう酢（ワインビネガー，バルサミコ酢），りんご酢（アップルビネガー）など〕がある．ぶどう酢，りんご酢は，酸味が穏やかで，それぞれ特有の芳香がある.

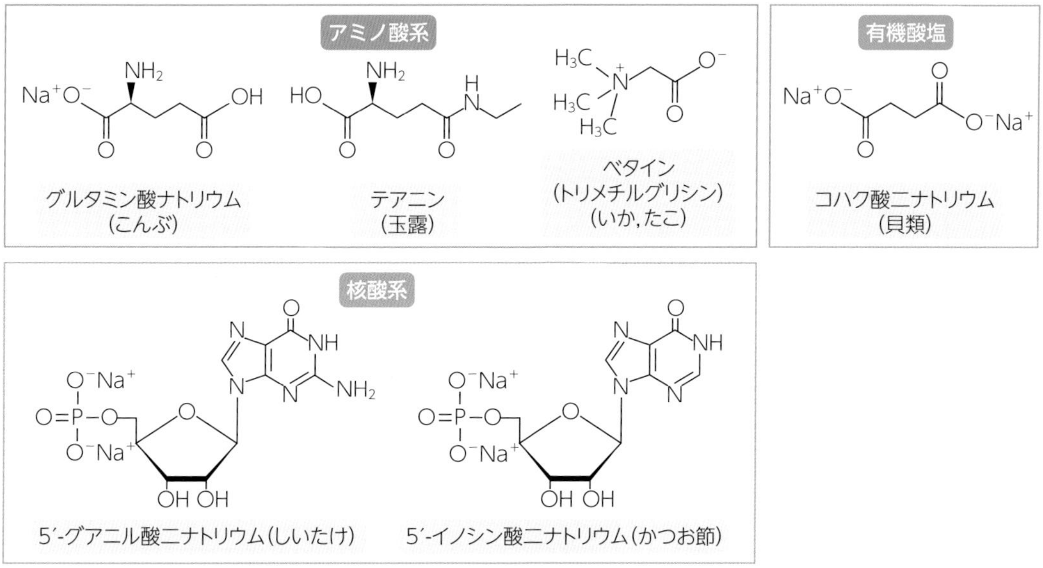

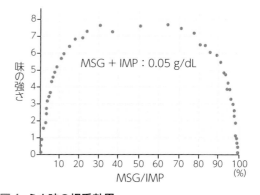

アミノ酸系

グルタミン酸ナトリウム
（こんぶ）

テアニン
（玉露）

ベタイン
（トリメチルグリシン）
（いか，たこ）

有機酸塩

コハク酸ニナトリウム
（貝類）

核酸系

5′-グアニル酸ニナトリウム（しいたけ）

5′-イノシン酸ニナトリウム（かつお節）

図3　うま味成分

合成酢は，酢酸を水で希釈して，甘味料，調味料，有機酸，食塩などを加えて調味したものである．

D. うま味調味料

1）特徴

うま味成分は，アミノ酸系と核酸系の2つに大別され，これらを単独で，あるいは複合して**うま味調味料**として利用している．**うま味**を呈する化合物の代表的なものを図3に示した．

①アミノ酸系

アミノ酸系としては，こんぶに含まれる**グルタミン酸ナトリウム**が著名である．また，玉露や抹茶に含まれる**テアニン**（グルタミン酸エチルアミド），いかやたこに含まれる**ベタイン**（トリメチルグリシン），ハエトリシメジのトリコロミン酸やイボテングダケのイボテン酸も知られている．後者2つは，ともにL-グルタミン酸の誘導体で，うま味強度はグルタミン酸より強い．

②核酸系

核酸系では，かつお節や肉類に含まれる**5′-イノシン酸**，しいたけに含まれる**5′-グアニル酸**が代表的である．グルタミン酸は，5′-イノシン酸や5′-グアニル酸と共存すると**相乗効果**がみられ，単独で利用するときに比べ，より強いうま味を呈することが知られてい

図4　うま味の相乗効果

MSG（グルタミン酸ナトリウム）とIMP（5′-イノシン酸）の総量を0.05 g/dLとし，その比率を変化させて，味の強さを官能検査により評価した．
（文献1より引用）

る（図4）[1]．

③その他

この他に貝類の**コハク酸ニナトリウム**もうま味成分として知られている（図3）．コハク酸ニナトリウムは，日本酒のうま味にも関与している．

[1] うま味の特徴は，基本味と異なり，アミノ酸系と核酸系の組み合わせで相乗効果を示すことである．

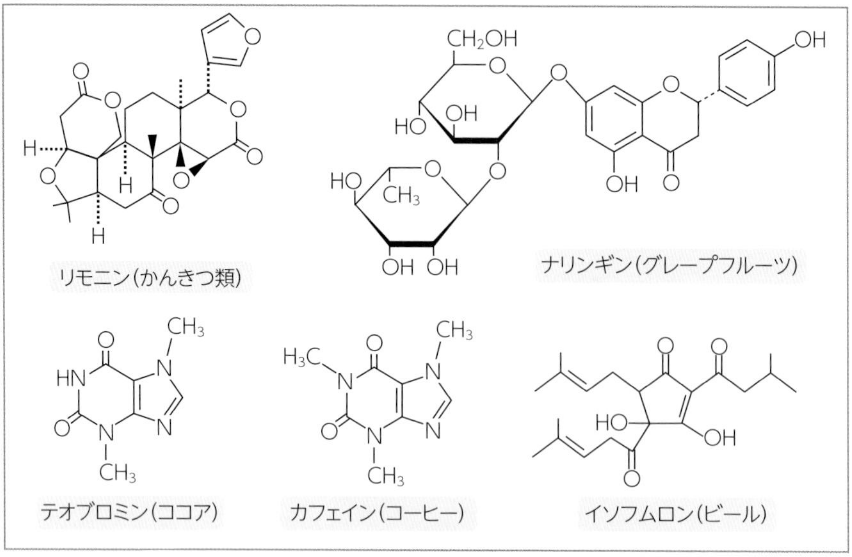

リモニン（かんきつ類）　　ナリンギン（グレープフルーツ）

テオブロミン（ココア）　カフェイン（コーヒー）　イソフムロン（ビール）

図5　苦味成分

2）製造法

　これらのなかでは，グルタミン酸ナトリウム，5′-イノシン酸二ナトリウム，5′-グアニル酸二ナトリウムの3つがうま味調味料として広く用いられている．

　グルタミン酸ナトリウムは，当初，小麦グルテンを加水分解して製造されていた．その後，多様な製造法が開発されたが，グルタミン酸生産菌が発見され，これを用いて廃糖蜜※2などを発酵させてグルタミン酸を得る手法が安全性，コスト面において優れていることから，現在では発酵法による生産が主流となっている．5′-イノシン酸二ナトリウム，5′-グアニル酸二ナトリウムは，酵母のリボ核酸（RNA）を酵素分解することで製造されている．

E. 嗜好品の苦味

　苦味は，生薬などに含まれるアルカロイドやテルペン類，フラバノン配糖体，多くのアミノ酸などの疎水性物質が呈する味で，基本味のなかで最も閾値が低い．かんきつ類の苦味の主体は**リモニン**，グレープフルーツの苦味は**ナリンギン**，チョコレートやココアの苦味は**テオブロミン**，コーヒーやお茶の苦味は**カフェイン**

※2　廃糖蜜：さとうきびやてんさいなどから砂糖を精製するときに，副産物として発生する糖分以外の成分も含んだ黒褐色の液体．モラセスまたはモラッセスともいう．

で，ビールの苦味は**イソフムロン**である（図5）．たんぱく質の加水分解では，苦味ペプチドも生じる．毒物は苦味を呈することが多く，一般に忌避されるが，上記のような嗜好品では，その苦味が楽しまれている．

2　香辛料

A. 香辛料の特徴と性質

1）香辛料の食品機能

　香辛料は植物性食品群（第2章参照）の一つである．穀類や野菜類などに比べると，ヒトが摂取する量はごく少量のため香辛料に栄養機能はほとんど望めないが，特有の香り，辛みなどの刺激性のある味，あるいは色を有し，食品や料理に独特の風味や色を付与することにより嗜好性を高める機能（二次機能）をもつ重要な食材である．また，多くの香辛料は経験的に食品の保存や民間伝承薬として利用されてきた歴史があり，生体調節機能（三次機能）をあわせもつことが知られている．

2）香辛料の分類

　近年の食生活の多様化を反映して，現在わが国では

表1 主な香辛料の植物学的分類

	科	香辛料名（利用部位）
双子葉植物	コショウ科	こしょう（果実，種子），ながこしょう（果実）
	モクレン科	スターアニス（果実）
	ニクズク科	ナツメグ（種子の仁），メース（仮種皮）
	クスノキ科	シナモン（樹皮），カシア（樹皮），ローレル（葉）
	アブラナ科	からし（種子），わさび（地下茎）
	マメ科	フェヌグリーク（種子）
	ミカン科	さんしょう（果実，葉）
	フトモモ科	オールスパイス（果実），クローブ（花蕾）
	セリ科	アニス（種子），キャラウェイ（種子），クミン（種子），コリアンダー（葉，種子），セロリ（葉，茎，種子），ディル（種子），パセリ（葉，種子），フェンネル（葉，種子）
	シソ科	オレガノ（葉），しそ（葉，花穂，果実），セージ（葉，花穂）タイム（葉，花穂），バジル（葉），ミント（葉），ローズマリー（葉，花穂）
	ナス科	とうがらし（果実），パプリカ（果肉）
	ゴマ科	ごま（種子）
	キク科	よもぎ（葉）
単子葉植物	ヒガンバナ科 ネギ亜科	にら（葉，花），にんにく（鱗茎），ねぎ（葉，葉莢）
	アヤメ科	サフラン（雌しべ）
	ショウガ科	カルダモン（果実），しょうが（根茎），ターメリック（根茎），みょうが（花穂）
	ラン科	バニラ（種子，種子莢）

およそ100種類の香辛料が市場に流通している．これらの香辛料には次のようないくつかの分類法がある．

①利用部位による分類

香辛料は植物のあらゆる部位から調製される．厳密な区別はできないが，一般的に香辛料のうち，種子，果実，樹皮，根茎を利用しているものは**スパイス**とよばれ，葉，茎，花を利用しているものは**ハーブ**とよばれている．クローブのように花蕾が，サフランのように雌しべがスパイスとして利用されているものもある．

②植物学的分類

香辛料を植物学的に分類すると表1のようになる．特定の科に集中しているわけではなく多岐にわたっているが，シソ科，セリ科に属する香辛料が比較的多い．

③嗜好性にかかわる機能による分類

香辛料には，飲食物に香り付けをする作用（賦香作用），畜肉や魚肉などの生臭みを消す（消臭作用）あるいはマスキングする作用（矯臭作用），辛味を付与する作用，着色する作用があり，これらの嗜好性にかか

わる機能によって分類する方法である（詳細は本節B，C，D参照）．しょうがやさんしょうが矯臭作用と辛味を付与する作用の両方をもつように，香辛料のなかには1つ以上の作用をもつものもある．

B. 香り付けのための香辛料

オールスパイス，カルダモン，クローブ，シナモン，スターアニス，ナツメグ，にんにく，バニラ，メース，ローリエ，シソ科およびセリ科香辛料など，多くの香辛料が，その特有の含有香気成分によって賦香作用や矯臭作用を示す．

1）シナモン

クスノキ科に属する香辛料である．乾燥した樹皮を利用する．シナモンはスリランカ原産で，甘味のある菓子類や紅茶などによく合う．南インド原産のカシアも類似の風味をもち，広義ではカシアも含めてシナモンとよんでいる．古くから生薬としても利用されてきた．主な香気成分は**シンナムアルデヒド**（図6）で，カ

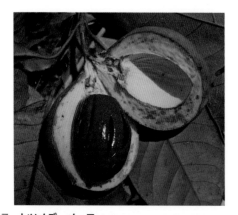

図の化学構造:

シンナムアルデヒド（シナモン）

オイゲノール（クローブ）

バニリン（バニラ）

アリシン（にんにく）

ジアリルジスルフィド（にんにく）

メチルアリルトリスルフィド（にんにく）

1,8-シネオール（ローズマリー）

チモール（タイム, オレガノ）

カルバクロール（タイム, オレガノ）

ペリルアルデヒド（しそ）

図6　香辛料に含まれる香気成分

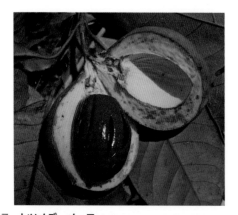

図7　ナツメグ, メース
撮影：W.A. Djatmiko
(https://commons.wikimedia.org/wiki/File:Myris_fragr_Fr_080112-3294_ltn.jpg?uselang=ja)

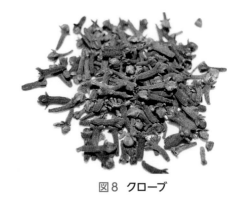

図8　クローブ

ビに対する抗菌性が知られている.

2) ナツメグ, メース（図7）

　ニクズク科に属する香辛料である. モルッカ諸島原産のニクズクの種子の仁をナツメグ, 種子を覆っている赤い網目状の仮種皮をメースという. 香気成分としてピネン, ミリスチシンなどを含む. ナツメグのほうがメースよりも芳香が強く肉料理に, メースは菓子類や乳製品など肉類に比べて淡泊な食材によく合う.

3) クローブ, オールスパイス

　ともにフトモモ科に属する香辛料で, 肉料理, ピクルス, 菓子類の風味づけに利用される. モルッカ諸島原産の**クローブ**は, 開花前の花蕾を乾燥させたものを香辛料として用いる（図8）. 形状が釘に似ていることから丁子とよばれている※3. 中米原産のオールスパイスは乾燥した果実を利用する. クローブ, ナツメグ, シナモンを合わせたような香味をもっていることからこの名前がついた. クローブ, オールスパイスともに主な香気成分は**オイゲノール**（図6）で, 抗酸化性や抗菌性を有する.

※3　丁字の「丁」は「釘」を表す文字である.

4）バニラ

中米原産のラン科のつる性植物から得られる．開花後にできるさやの部分を乾燥したもので，甘い芳香をもち，アイスクリームをはじめ菓子類の風味付けに利用される．バニラを特徴付ける香気成分は**バニリン**（図6）である．

5）にんにく（ガーリック）

中央アジア原産のヒガンバナ科，ネギ亜科の香辛料である．辛味を伴う刺激的な芳香が特徴の鱗茎部分を利用する．肉料理やドレッシングなど広く料理に利用されている．

香気成分に**アリシン**や**ジアリルジスルフィド**（図6）などがある．切砕によって組織が破壊されると，含硫アミノ酸のアリインがアリイナーゼによって分解され，アリシン，さらにはジアリルジスルフィドが生成される（姉妹書「食品学I 改訂第2版」第3章図16参照）．アリシンは抗菌性を示す．また，香気成分の一つであるメチルアリルトリスルフィド（図6）には強い血小板凝集抑制効果が認められている．

6）シソ科香辛料

地中海沿岸地域原産のローズマリー，セージ，タイム，オレガノ，バジル，ミントや，日本でも古来利用されてきた中国原産のしそなどがある．乾燥，生のいずれの状態でも利用される．

それぞれ特有の芳香をもっており，肉・魚料理，野菜料理など幅広く利用されている．ローズマリーの主な香気成分は1,8-シネオール（図6），タイム，オレガノの主要香気成分は抗酸化性や抗菌性をもっている**チモール**，カルバクロール（図6）である．しその主要香気成分ペリルアルデヒド（図6）には抗カビ性がある．シソ科香辛料に共通する成分として，抗酸化性や抗アレルギー性などが知られているポリフェノールの一種であるロスマリン酸がある．

7）セリ科香辛料

アニス，キャラウェイ，クミン，コリアンダー，ディル，パセリ，フェンネルなどがある．乾燥した種子を肉・魚料理，菓子，パン，リキュール類などの香り付けに利用する．コリアンダー（パクチー），ディル，パセリ，フェンネルは生の葉や茎も料理の香り付けに利用されている．

C. 辛み付けのための香辛料

1）とうがらし（レッドペッパー，チリペッパー）（図9）

中南米原産．果実を香辛料として利用する．ナス科に属し，数千種類以上の栽培品種がある．

辛味成分の主体は**カプサイシン**（図10）で，その含有量でとうがらしの辛味の強さが決まる．たかのつめには乾燥果実の0.1〜0.5％のカプサイシンが含まれている．辛味の強い栽培品種のハバネロはたかのつめの6〜7倍の辛さをもっており，一方，ピーマンにはカプサイシンは含まれていない．

カプサイシンは強い持続性のある辛味が特徴で，英語では「Hot」と表現される．体内のグリコーゲンや脂肪の分解を促進して体熱を上昇させる効果がある．また，抗酸化性や抗菌性も知られている．

2）こしょう（ペッパー）

インド原産．完熟前の緑色の状態の成熟果を乾燥させたものが黒こしょう（ブラックペッパー），赤く完熟した果実の果皮を取り除いた種子が白こしょう（ホワイトペッパー）である．香気成分が果皮に多く含まれているため，黒こしょうのほうが芳香は強い．辛味成分は**ピペリン**（図10）である．

3）さんしょう（山椒）

日本原産のミカン科に属する香辛料である．果実には舌にしびれ感を伴う辛味がある．主な辛味成分は**サンショオール**（図10），ヒドロキシサンショオールである．

緑色の未熟果は実ざんしょうとよばれ，ゆでたあと冷凍や塩漬けにして保存され，料理の風味付け，つく

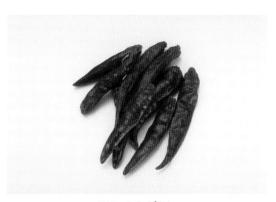

図9 とうがらし

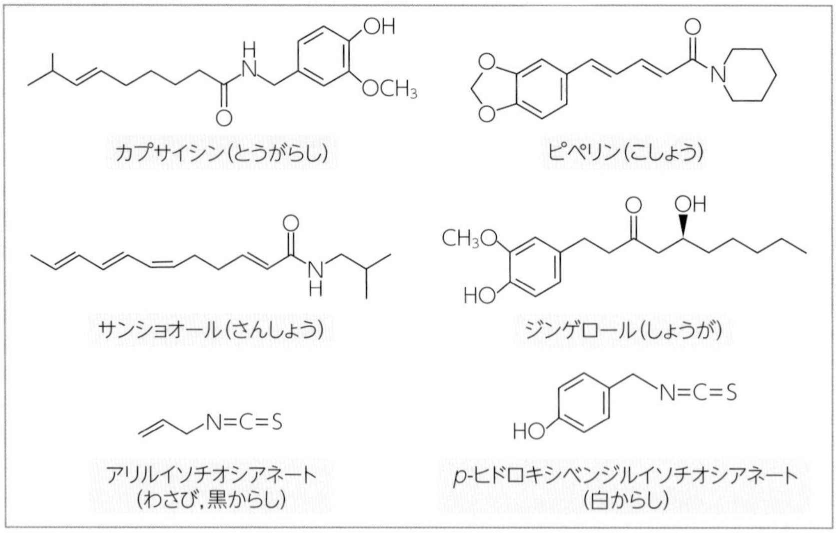

図10 香辛料に含まれる主な辛味成分

だ煮などに利用される。完熟直前の暗緑色の果実から種子を取り除き，果皮をひいたものが粉山椒である。若芽は「木の芽」とよばれ，春の食卓を彩る和え物や薬味として利用されている。

4）しょうが（ジンジャー）

熱帯アジア原産。さわやかな辛味が特徴の根茎部分を香辛料として利用する。日本では生のしょうがを薬味や甘酢漬けにして利用することが多いが，ヨーロッパでは乾燥させたものをパンや菓子類の風味付けに利用している。主要辛味成分は**ジンゲロール**（図10）で，抗酸化性を示す。

5）わさび，からし（マスタード）

ともにアブラナ科の香辛料である。**わさび**は日本原産で，地下茎部分が日本料理の薬味として広く利用されている。種子を香辛料として利用するからしには，黒からし，白からしなどがある。

わさびと黒からしの主な辛味成分は揮発性の**アリルイソチオシアネート**（図10）で，英語で「Sharp」と表現される，鼻を刺激する辛味をもっている。白からしの辛味は黒からしより穏やかで，非揮発性のp-ヒドロキシベンジルイソチオシアネート（図10）に起因する。これらのイソチオシアネートは，組織を破壊する

Column

香辛料で減塩

2019年の国民健康・栄養調査の結果によると，日本人成人の塩分摂取量は男性が10.9 g，女性が9.3 gであった。この10年間で減少傾向にあるものの，「日本人の食事摂取基準（2020年版）」ではその目標量が成人男性7.5 g，成人女性6.5 g未満で，なお減塩努力が必要である。そこで塩分量を抑えても料理をおいしく食べる工夫として，うま味や酸味を効かすという方法の他に香辛料の香味を利用することが提唱されている。

香辛料にはたして減塩効果があるのか？という疑問から，

動物実験やヒトを対象とした官能検査がなされている。ラットを対象にした実験では，0.014％のカプサイシンを添加したエサと無添加のエサで飼育したラットに食塩水を自由に与えたところ，カプサイシン添加群は無添加群に比べて食塩水を飲む量が減少した。またヒトを対象とした官能検査では，クミン，セロリ，パセリ，バジルなどに塩分増強効果が認められている。なぜそのような現象が起こるのか，解明研究が進行中である。

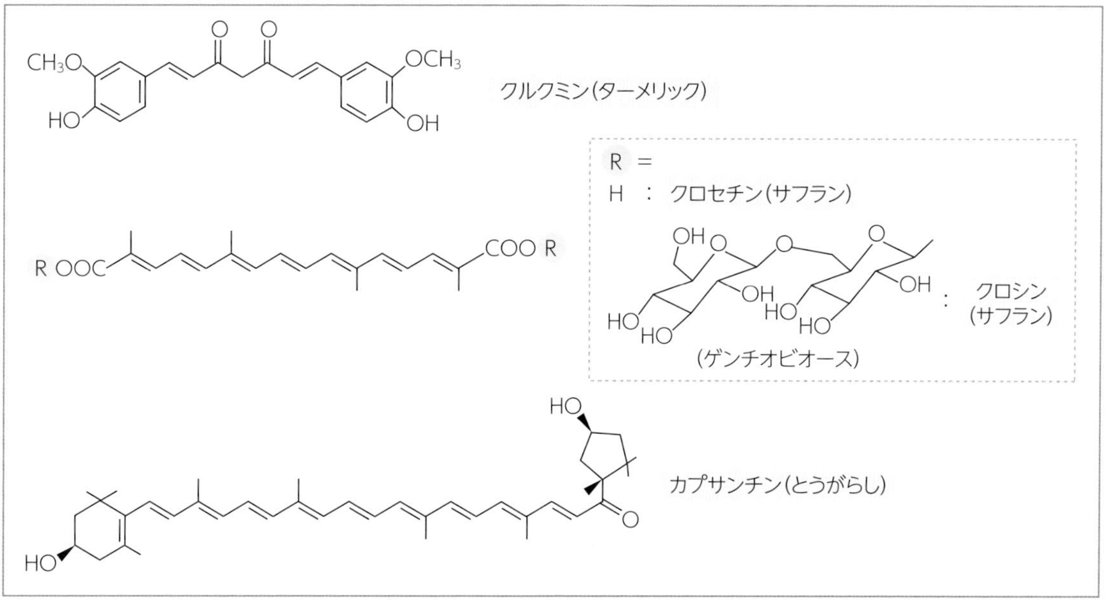

図11で示される構造式：クルクミン（ターメリック）、R OOC〜COOR（R = H：クロセチン（サフラン）、クロシン（サフラン）、ゲンチオビオース）、カプサンチン（とうがらし）

図11 香辛料に含まれる主な色素

ことによりミロシナーゼが活性化し，前駆体の配糖体グルコシノレートが加水分解されて生成する（姉妹書「食品学Ⅰ 改訂第2版」第5章図24参照）．アリルイソチオシアネートは強い抗菌性を示す．

D. 着色のための香辛料

1）ターメリック（ウコン）

熱帯アジア原産のショウガ科に属する香辛料である．根茎を煮沸後，乾燥して粉末状にして利用する．カレーに利用される他，食品着色料としても利用されている．含有黄色色素は脂溶性の**クルクミン**（図11）で，抗酸化性，抗炎症性など種々の薬理作用が知られている．

2）サフラン（図12）

南ヨーロッパ原産のアヤメ科に属する香辛料である．乾燥した雌しべを利用する．10 gのサフランを得るのに1,500個以上の花が必要とされ，最も高価な香辛料である．黄色色素は水溶性のクロセチンとその配糖体の**クロシン**（図11）である．ブイヤベース，パエリアなどに利用されている．

3）とうがらし

とうがらしの赤色はカロテノイドの一種であるカプサンチン（図11）に起因する．とうがらしの甘味種で

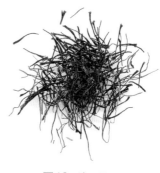

図12 サフラン

あるパプリカが，ハンガリー料理をはじめ料理の色付けに用いられている．

E. 香辛料の利用形態と加工

1）ホールスパイスとグラウンドスパイス

生の香辛料を洗浄，乾燥して，異物を取り除いて殺菌したものをホールスパイス，これを粉砕したものをグラウンドスパイスという．ホールスパイスはグラウンドスパイスに比べると香味の発散が遅く，長時間加熱調理をする場合に，グラウンドスパイスは料理のし

あがり時期の使用に向いている.

2）ブレンドスパイス

複数の香辛料を配合したもので，相互作用によりバランスのとれたマイルドな香味を形成することができる.

①カレー粉

10～30種類の香辛料を混合し粉末状にしたもの. 主な香り付け香辛料としてクミン，コリアンダー，カルダモン，辛味付け香辛料としてこしょう，とうがらし，しょうが，着色系香辛料としてターメリックが配合されている. 香辛料の種類や配合比率は製造者によって異なる.

②五香粉（ウーシャンフェン）

八角（スターアニス），桂皮（シナモンまたはカシア），丁子（クローブ），茴香（フェンネル），陳皮（乾燥したみかんの皮）を混合した中国料理のブレンドスパイスである. 花椒を使用したものもある.

③七味とうがらし

17世紀に日本で考案された，7種類の香辛料を混合したスパイスである. とうがらしの他，さんしょう，ごま，麻の実，陳皮，けしの実，しそ，しょうが，青のりなどが使用される.

この他，フランス料理に欠かせないローズマリー，タイム，ローリエなど数種類のハーブを混合したエルブドプロバンスやブーケガルニなどがある. また，料理・用途別に香辛料と調味料が配合されたシーズニングスパイスもある.

3）香辛料の加工

天然香辛料には微生物リスクが伴うが，香辛料を水蒸気蒸留して得られる精油（**エッセンシャルオイル**）や有機溶剤抽出物（オレオレジン）は，衛生的で品質管理がしやすい. これらの香辛料抽出物に油脂や多糖類を加えて液体状，乳化状，粉末状などに加工された香辛料抽出物製剤は，加工食品の風味付けや食肉加工品の風味改良などに利用されている.

3 嗜好飲料

嗜好飲料は，個人の嗜好を満足させることを主な目的とした飲み物である. 茶類，コーヒー，ココア，清涼飲料，ジュース，果実飲料，スポーツ・機能性飲料などがそれにあたる. 生存に必ずしも必要ではないが，多くの場合，これらを適切な範囲で摂取することで**食生活の満足度**が向上する.

A. 茶類

茶は世界各地で飲まれている嗜好飲料である. 紅茶，ウーロン茶，緑茶などがある. 茶類はすべて，同じツバキ科の多年生の常緑樹の葉が原料となる. 製法の違いによりそれぞれ発酵茶，半発酵茶，不発酵茶に分類される（図13）.

1）紅茶

紅茶は世界で最も飲用されている茶である. ダージリン，アッサムといった世界有数の産地をもつインドが最も生産量が多い[1]. 図14に紅茶の産地，表2に各地の紅茶の特徴を示した. 紅茶の製造方法は，
①新芽と2枚の若葉（1芯2葉）を摘んだ後，萎凋（陰干しなどで水分を抜く）させる.

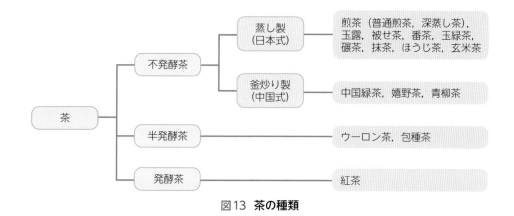

図13 茶の種類

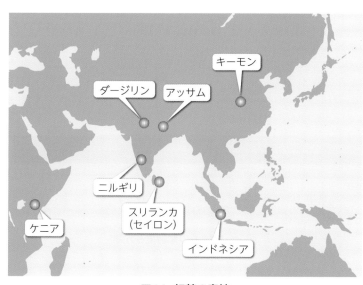

図14 紅茶の産地

②**揉捻**（発酵を促すため葉の組織を砕いて形を整える）して，**発酵**させる．

③発酵後，乾燥させて，茶葉の等級分けを行う．

茶葉の等級区分は上からオレンジ・ペコー，ペコー，ブロークン・ペコー，ブロークン・オレンジ・ペコーがある．ただし，この等級区分は，茶葉の大きさと外観を表すだけなので品質とは必ずしも一致しない．

紅茶をおいしくいれるポイントは，汲み置きではない，新鮮な水（酸素を豊富に含む）を使うこと，沸騰させた直後のお湯を使い，ティーポットの中で茶葉を上下運動（ジャンピング）させることである．それにより紅茶の味，色，香気成分を十分に引き出すことが

できる．

2）ウーロン茶

ウーロン茶は茶葉の発酵を途中で止める**半発酵茶**の代表格である．中国茶は数百種類ともいわれる茶が存在しており，発酵の程度によって6種類（**緑茶，白茶，黄茶，青茶，紅茶，黒茶**）に分類される（図15，表3）．ウーロン茶は青茶に分類される．これは，茶葉が発酵過程で銀青色になるためにそうよばれる．

中国茶をいれる際は，茶葉に応じて温度や抽出時間を調整する．また中国茶の特徴として，同じ茶葉を使って繰り返し（約4〜5煎）いれることがあげられる．

表2 各地の紅茶の特徴

産地	特徴
ダージリン （北インド）	• 北インド，ヒマラヤ山系の高地に産する紅茶で，その優れた独特の香りは「紅茶のシャンペン」といわれる • 非常に香り高く，きりっとした香味
アッサム （北インド）	• 北インドのアッサム地方でとれる紅茶で，渋味はそれほど強くなく，くせはないが，力強く，コクのある紅茶 • ミルクティーに向いている
ニルギリ （南インド）	• 南インド，ガッツ山脈の高原産の紅茶 • 色はオレンジがかった褐色である • 渋味，香味のもととなるタンニンが少なく，フレッシュでくせがない
スリランカ	• スリランカの産地は南部の中央山脈一円で，最高地ヌワラエリヤを中心に，ウバ，ディンブラ，ディコヤなどがある • 全般的に色，味，香りのバランスがとれた端正な紅茶といわれている
インドネシア	• ジャワ島を中心に栽培されている • 渋味があまりなく，マイルドで，軽い味わいで主にブレンド用に広く使用されている
ケニア	• マウントケニア山麓のケリチョ，ニエリ，ナンディ，ソティック地区が主産地 • スリランカ産の紅茶に似たコクがあり，フレッシュな香りが特徴 • ブレンド用に広く世界で使われる • ミルクやレモンによく合う
キーモン	• 中国安徽（あんき）省南部でとれる紅茶で，明るい色と自然なスモーキーな香りが特徴 • ストレートに適している

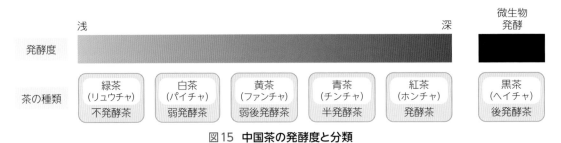

図15 中国茶の発酵度と分類

表3 各種中国茶の特徴

茶の種類	特徴
緑茶（リュウチャ）	• 生産量，消費量ともに最も多い • 日本と製法が違い，釜でいって発酵を止める 【代表的な茶】龍井茶（ロンジンチャ），碧螺春（ピロチュン），緑牡丹（リョクボタン），黄山毛峰（コウザンモウホウ）
白茶（パイチャ）	• 茶葉の白毛のとれないうちに採取し，発酵が浅い段階で自然乾燥した茶 【代表的な茶】銀針白毫（ギンシンハクゴウ），白牡丹（パイムータン）
黄茶（ファンチャ）	• 荒茶製造中に，軽度の発酵を行った茶 【代表的な茶】君山銀針（クンザンギンシン），蒙頂黄芽（モウチョウコウガ）
青茶（チンチャ）	• ウーロン茶に代表される茶 • 見た目が青っぽく見えるため青茶とよばれる 【代表的な茶】凍頂烏龍（トウチョウウーロン），文山包種（ブンザンホウシュ），鉄観音（テッカンノン），武夷岩茶（ブイガンチャ），黄金桂（オウゴンケイ），水仙（スイセン）
紅茶（ホンチャ）	• 中国独自に発展した紅茶 【代表的な茶】祁門（キーモン），正山小種（ラプサンスーチョン）
黒茶（ヘイチャ）	• 完成した茶葉を微生物利用し発酵させた茶．年代物には高い価値が付く 【代表的な茶】普洱茶（プアールチャ），六堡茶（ロッポチャ）

表4 各種緑茶の特徴

茶の種類	特徴
煎茶・深蒸し茶	• 最もよく飲まれている茶 • 新芽を蒸して揉み，乾燥したもの • 爽やかな香りとほどよい渋みが特徴 • 上級品ほどうま味や香りがある深蒸し茶は，煎茶より長い蒸し時間でしあげた煎茶で，香りは弱いが濃厚な味わい
玉露・被せ茶	• 新芽の開き始めに「よしず棚」などで茶園を覆い日光を遮り，うま味を増やし，苦味を抑えた高級茶 • 被せ茶は，玉露に比べ日光を遮る時間が短い
番茶	• 夏・秋づみのかたくなった新芽や茎などを原料とした茶 • 苦味，渋みが特徴 • 製法は煎茶と同じ
ほうじ茶	• 番茶や煎茶を強火でいり，香ばしさとすっきり感を出した茶
玄米茶	• 番茶や煎茶に玄米をブレンドした茶．煎茶の香りに玄米の香りが調和した茶
抹茶・碾茶	• 香りと味がはっきり出る • 玉露と同様に栽培し，蒸した葉を揉まずに乾燥したものが碾茶 • 臼でひいたものが抹茶
玉緑茶	• 製法は煎茶と同様 • 勾玉（まがたま）状に整えながら揉む

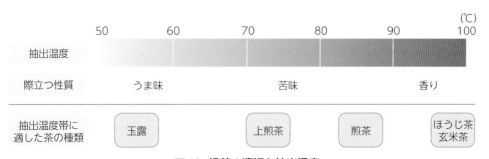

図16 緑茶の適切な抽出温度

3）緑茶

　緑茶は茶葉収穫後に，蒸気による加熱処理にて酸化酵素を失活させ発酵を止めた，**不発酵茶**である．日本において，茶といえば通常，緑茶を指す．また中国や台湾においても，茶のなかで緑茶が最もよく飲用されている．

　日本の緑茶の生産は3分の2が**煎茶**である[2]．その他の主な緑茶として，新芽が開き始めた頃に茶葉を覆い日光を遮って栽培（被覆栽培）した**玉露**，同じく被覆栽培し茶葉を揉まずに，そのまま乾燥させた**碾茶**がある．なお，この碾茶を臼でひくと**抹茶**となる（表4）．

　日本茶は茶葉の特徴に合わせて抽出温度を調整することが望ましい（図16）．例えば，温度が高い（80℃

以上）と**カテキン**が溶出し渋みが強くなるため，玉露などは低めの温度（約60℃）でうま味成分**テアニン**をじっくり抽出する．また急須は小さめ（90 mL程度）が好ましい．一方，ほうじ茶や玄米茶の場合は，熱湯を使って抽出し香りを引き出す．その際には大きめの土瓶（800 mL程度）が好ましい．

B. コーヒー

　コーヒーの原料は，アカネ科コーヒー属の常緑樹の果実の種子から取り出した生豆（胚乳と胚芽部分）である．**コーヒーの木**は**コーヒーベルト**とよばれる南北両回帰線の間の地域，約60カ国で栽培されている（図17）．コーヒーの木は大きく分けて，3種類（**アラビカ**

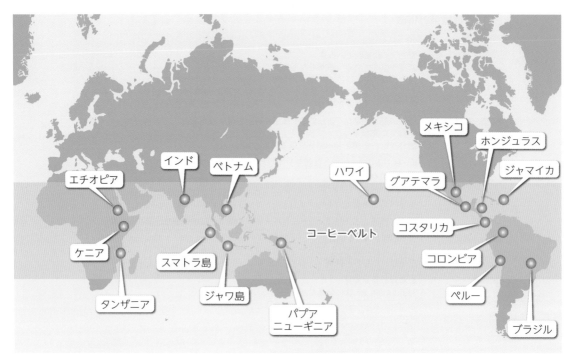

図17　コーヒーの産地
主な生産国を示した.

表5　コーヒーの種の分類

種	特徴
アラビカ種	● 味, 香りが優れており, 最も多くの国で生産されている ● 高地で栽培され, 気象条件や病害虫の影響を受けやすい品種 ● 酸味と香りが特徴 【主な生産国】中南米 (ブラジル, グアテマラ, エクアドル, コロンビア, メキシコ, コスタリカ, ペルー, エルサルバドル, ホンジュラス, ベネズエラ, ドミニカ, ニカラグア, ハイチ, キューバ, ボリビア, パナマ, ジャマイカ, パラグアイ), アフリカ (エチオピア, ケニア, マラウィ, ザンビア), アジア (インド, パプアニューギニア, フィリピン)
ロブスタ種	● 低地でも栽培され, 病害虫の影響を受けづらい品種 ● 苦味とコクが特徴 【主な生産国】中南米 (トリニダードトバコ), アジア (ベトナム, インドネシア, タイ, スリランカ), アフリカ (アンゴラ, ギニア, ナイジェリア, ガーナ, トーゴ, 中央アフリカ, リベリア, シェラレオーネ, 赤道ギニア, コートジボワール, ウガンダ, コンゴ, カメルーン, マダガスカル)
リベリカ種	● 西アフリカが原産の品種 ● ごく一部の地域でしか栽培されておらず, 栽培地域内だけで消費されている

種, **ロブスタ種**および**リベリカ種**) ある (表5). 最大の生産国はブラジルで, 世界の約3割を占める.

　生豆を**焙煎**することによって, コーヒー特有の香味が生じる. 焙煎した豆を粉砕したものがレギュラーコーヒーであり, この浸出液を乾燥粉末化したものがインスタントコーヒーである. 焙煎された豆を2種類以上合わせて抽出されるコーヒーをブレンドといい, 単一の豆から抽出されたコーヒーをストレートという.

　焙煎技術 (時間と温度) と豆の配合がコーヒーの味わいを大きく左右する. 焙煎の度合いは8段階あり,

焙煎度合いの低いものから，ライトロースト，シナモンロースト，ミディアムロースト，ハイロースト，シティロースト，フルシティロースト，フレンチロースト，イタリアンローストである．一般的に，焙煎が浅いものほど酸味が強く，深くなると苦味が強くなる．なお，緑色の生豆が褐変するのは，焙煎時の加熱処理により**アミノ・カルボニル反応（メイラード反応）**が起こるためである（姉妹書「食品学Ⅰ 改訂第2版」第5章6-A-2も参照）．

C. ココア

ココアはアオギリ科カカオ属の常緑樹の果実の種子（カカオ豆）を原料とする．カカオの木は，北緯20°～南緯20°の間の熱帯地方で，16℃以下にならず，一年中，高温多湿の土地でしか実をつけない．生育条件を満たす地域が限定されるため，古来では，**カカオ豆**は貴重品，贈答品として扱われた．

ココアの製造は，まずこのカカオ豆を**発酵・焙煎**させた後，外皮・胚芽を取り除いて磨砕する．これが**カカオマス**である．ここから**カカオ脂**といわれる脂肪分の一部を除去し，粉末化したものが**ピュアココア**である．通常，このピュアココアに砂糖や粉乳を加えたものがインスタントココアとして市販されている．一方，カカオマスに砂糖，乳製品，カカオ脂を加えてなめらかになるよう練り上げた後，固めたものがチョコレートである（図18）．

D. 清涼飲料

清涼飲料とは，食品衛生法の定義によるとアルコールを含まない飲料のことを示し（ただし，乳酸菌飲料，乳および乳製品を除く），一般には，その工業製品を指す．生産量の多い順に，**茶系（緑茶，紅茶，ウーロン茶）飲料，炭酸飲料，コーヒー飲料，ミネラルウォーター，果実飲料，スポーツ・機能性飲料**などがある．ペットボトルの導入，自動販売機やコンビニエンスストアの増加など食環境の構造的変化も加わり，清涼飲料水の生産量は約2,250万kL，1人あたり消費量は年間約180Lに達している[3)]．飲料そのものも昭和初期はサイダーやラムネといった炭酸飲料，みかん水などの果実飲料が主であったが，現在は茶系飲料やミネラ

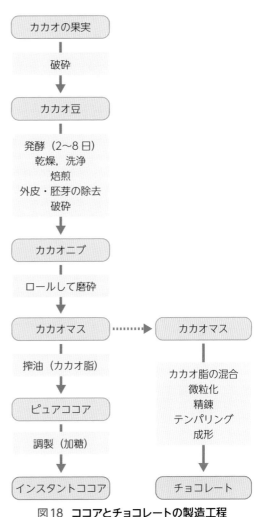

図18 ココアとチョコレートの製造工程

ルウォーターといった無糖飲料が主となっている．

1）炭酸飲料

炭酸飲料とは，「炭酸飲料品質表示基準（消費者庁告示）」によると，飲用に適した水に二酸化炭素を圧入したもの，およびこれに甘味料，酸味料，香料などを加えたものと定義されている（果実飲料・酒類・医薬品は除く）．近年，カロリーを余分にとりたくないというニーズに応え，甘味代替物（アスパルテームなど；第2章3-C参照）を含むノンカロリーの炭酸飲料が市場に出回るようになってきている．

表6 **果実飲料の分類**〔日本農林規格（JAS規格）〕

分類	原材料	原材料に占める果汁の重量割合
濃縮果汁	果汁の搾汁を濃縮したもの	
果実ジュース	1種類の果実の搾汁もしくは還元果汁	100%
果実ミックスジュース	2種類以上の果実の搾汁もしくは還元果汁を混合したもの	100%
果粒入り果実ジュース	果実の搾汁もしくは還元果汁に，かんきつ類の果実のさのう，もしくはかんきつ類以外の果実の果肉を細切りしたものなどを加えたもの	100%
果実・野菜ミックスジュース	果実の搾汁もしくは還元果汁に野菜を破砕して搾汁もしくは裏ごしをし，皮，種子などを除去したもの	50％以上（果汁と野菜汁で100％）
果汁入り飲料	還元果汁を希釈したもの，もしくは還元果汁および果実の搾汁を希釈したもの	10％以上100％未満
	果実の搾汁を希釈したもの	10％以上

2）果実飲料

　果実飲料とは，**濃縮果汁**，**果実ジュース**，**果実ミックスジュース**，**果粒入り果実ジュース**，**果実・野菜ミックスジュース**，**果汁入り飲料**などを指す．分類を表6に示した．

3）スポーツ・機能性飲料

　運動時に失われる水分，ミネラルおよびエネルギーの効率的な補給を目的とした飲料を指す．特に炎天下のスポーツ時における熱中症の予防・回復効果が期待されている．

食品の歴史　「うま味」——日本人が相次いで発見

　ヒトは，食物を味わうときに五感（視覚，嗅覚，味覚，触覚，聴覚）に加えて，外部環境（明暗や音，温湿度など），内部環境（健康や心理状態など），食環境（食経験や食文化など）等を総合的に駆使して味わうことが知られている．そのなかで味は，最も重要な要素の一つである．うま味は，甘味，酸味，塩味，苦味とともに基本味の一つである．基本味とは，他の味を組み合わせてつくることのできない，独特な味のことをいう．

　かつて，味を構成する基本味は，甘味，酸味，塩味，苦味の4つと認識されていたが，1908年に池田菊苗がこんぶからうま味成分を精製し，グルタミン酸であることを明らかにした．池田菊苗は，他の食物（トマト，チーズ，肉など）にも，甘味，酸味，塩味，苦味のどれにも分類できない独特の味を示すうま味成分が含まれていることを予測しており，学会でも発表していた．

　その後，研究は着実に進み，アミノ酸系ではグルタミン酸に加えて，テアニン〔グルタミン酸エチルアミド；1950年に坂戸弥二郎が玉露（茶）から〕が，核酸系では5′-イノシン酸（1913年に小玉新太郎がかつお節から），5′-グアニル酸（1957年に国中 明がしいたけから）が見出された．さらに，グルタミン酸と5′-グアニル酸，5′-イノシン酸との間で相乗効果（うま味の相乗効果；図4）が発揮されることが明らかとなった．このような研究成果をもとに，1985年に開催された「第1回うま味国際シンポジウム」で「Umami」という用語が国際的にも公式に使用されるようになった．このように，うま味の研究に関して，日本人が大いに貢献している．

　うま味物質の発見以前から，日本人は調理の際に，グルタミン酸を多く含むこんぶと5′-イノシン酸を多く含むかつお節を合わせた一番だしを多用してきた．これは，うま味の相乗効果を経験的に知っていたので，それをうまく利用してきた結果と考えられる．また，この相乗効果は，野菜ブイヨン（グルタミン酸）とチキンブイヨン（5′-イノシン酸）の組み合わせのように欧米でも利用されており，世界中の人たちが食を楽しむ一つの要因となってきたのである．

文　献

〈第5章1〉

1)　Yamaguchi, S：The synergistic taste effect of monosodium glutamate and disodium 5′-inosinate. J Food Sci, 32：473-478, 1967

〈第5章2〉

1)　「スパイスなんでも小事典（ブルーバックス）」（日本香辛料研究会／編），講談社，2011

2)　「食品学 第2版（新スタンダード栄養・食物シリーズ）」（久保田紀久枝，森光康次郎／編），東京化学同人，2021

〈第5章3〉

1)　「60周年記念史データ「世界の紅茶生産量の推移」」（日本紅茶協会）（http://www.tea-a.gr.jp/knowledge/tea_data/）

2)　「茶をめぐる情勢」（農林水産省）（http://www.maff.go.jp/j/seisan/tokusan/cha/pdf/cha_meguji_h27-10.pdf），2021

3)　「統計」（全国清涼飲料連合会）（http://www.j-sda.or.jp/statistically-information/）

第**5**章　調味料類，香辛料類，嗜好飲料類

問 題

□ □ **Q1** 味の相互作用について述べよ．また，その例を示せ
・対比効果
・抑制効果
・相乗効果

□ □ **Q2** 辛味を付ける香辛料を列挙し，それぞれ代表的な辛味成分を1つずつ答えよ

□ □ **Q3** 緑茶，紅茶，ウーロン茶のなかで，茶葉の発酵の程度が一番大きいものはどれか，答えよ

□ □ **Q4** カカオマスからカカオ脂の一部を除去して製造される嗜好飲料の名称は何か，答えよ

□ □ **Q5** コーヒーの生豆の焙煎時に，豆が褐変する反応の名称は何か，答えよ

解答&解説

A1 • 対比効果：2種類以上の異なる味を混合したときに，一方の味が強められる現象
　　　例）すいかに少量の食塩をかけて食べると甘味が強まる
　　　例）ぜんざいの後にみかんを食べると酸味を強く感じる

　　　• 抑制効果：2種類以上の異なる味を混合したときに，一方または両方の味が弱められる現象
　　　　例）食酢に砂糖や食塩を添加すると酸味が抑えられ，まろやかに感じる
　　　　例）コーヒーに砂糖を入れると苦味が弱まり飲みやすくなる

　　　• 相乗効果：同じ味をもつ2種類以上の呈味物質を混合したときに，相互に味を強め合う現象
　　　　例）かつおだしとこんぶだしを合わせるとうま味が強くなる
　　　　例）アスパルテームとアセスルファムカリウムを合わせると，甘味が強くなる

A2 （香辛料名）　　　→　（辛味成分）
　　とうがらし　　　→　カプサイシン
　　こしょう　　　　→　ピペリン
　　さんしょう　　　→　サンショオール
　　しょうが　　　　→　ジンゲロール
　　わさび・黒からし　→　アリルイソチオシアネート

A3 紅茶
　　→紅茶は発酵茶の代表格．ちなみにウーロン茶は半発酵茶，緑茶は不発酵茶

A4 ココア
　　→ココアはチョコレートと同様に，カカオマスが原料となる

A5 アミノ・カルボニル反応（メイラード反応）

第6章 加工食品

Point

1 食品の加工法について理解する

2 農産加工食品の代表的なものを理解する

3 畜産加工食品の代表的なものを理解する

4 水産加工食品の代表的なものを理解する

5 冷凍食品，インスタント食品，レトルトパウチ食品とその利用を理解する

6 食品添加物の役割，添加物の種類と用途を正しく理解する

概略図 加工食品と食品添加物

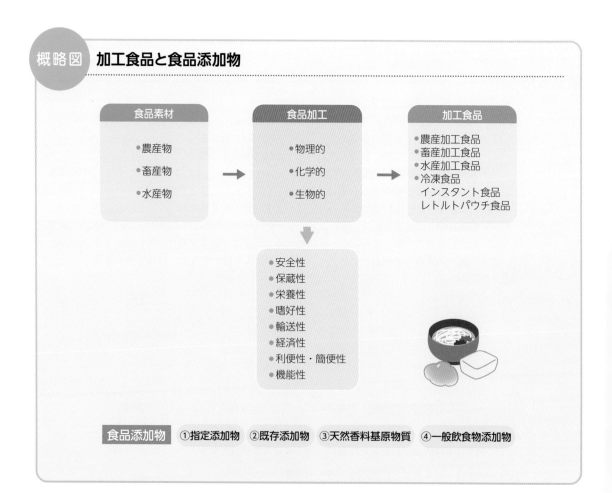

食品素材
- 農産物
- 畜産物
- 水産物

食品加工
- 物理的
- 化学的
- 生物的

加工食品
- 農産加工食品
- 畜産加工食品
- 水産加工食品
- 冷凍食品
  インスタント食品
  レトルトパウチ食品

- 安全性
- 保蔵性
- 栄養性
- 嗜好性
- 輸送性
- 経済性
- 利便性・簡便性
- 機能性

食品添加物　①指定添加物　②既存添加物　③天然香料基原物質　④一般飲食物添加物

1 加工食品とは

加工食品は，農・畜・水産物からなる食品素材を，食品の品質保持，有効利用，安定供給のため，物理的・化学的・生物的加工法の組み合わせにより加工・処理したものである．食品素材から可食の状態に加工されたものが一次加工食品であり，1種類または2種類以上の一次加工食品を加工したものが二次加工食品となる．さらに加工度を高くした調理済み食品などの三次加工食品がある．

A. 食品加工の意義・目的

食品は，**生鮮食品**と**加工食品**に分けることができる．加工食品とは，食品の品質保持，有効利用，安定供給などのために，さまざまな手段・方法・技術を用いて，原材料（農産物・畜産物・水産物）を加工・処理したものをいい，現在私たちが食べている食品の大半は，加工食品である．

食品の加工は，食べられない不要な部分や人体に有害な部分を除き**安全性**を高め，腐敗・変質などによる品質の劣化を防ぎ**保蔵性**を高め，**栄養価**の低下を防ぎ，**嗜好性**を向上させ，食品流通による**輸送性**を高め，**経済的**な価値を生むことにある．また，最近では**利便性**や**簡便性**，包装による保存性の向上や食品の**機能性**などの付加価値を高めることも目的となってきている．

近年，食品の加工技術の進歩に伴い，さまざまな加工食品が誕生し，私たちの食生活を支える食品としてなくてはならないものとなった．

B. 食品加工法

食品の加工は，**物理的，化学的，生物的**な3つの方法に分類されるが，実際の現場ではいくつかの方法が組み合わされる場合が多く，近年の進歩および食品工業の発展により，多様な加工法が開発されている．表1に食品加工方法と食品例を示す．

1）物理的加工法

食品の粉砕，切断，混捏などの物理的方法は昔から行われてきた．また，加熱，冷却，乾燥によって殺菌，濃縮，食品成分の機能特性の変換を行うなど，さまざまな加工方法が開発されている．

①粉砕

粉砕は，原材料に物理的圧力を加えて細かく砕く操作である．粉砕処理を行うことで，食品の利用価値の向上や，混合，分離，抽出，乾燥など，次の操作を効率よく行うことができる．

②切断

切断は，カッター，回転刀により原材料を切る，または剥皮する操作であり，不要部分の除去などにより次の操作が機械化できる．冷凍した食品を衝撃力で切断する場合もある．

③加熱

加熱操作はさまざまな工程で利用されている．加熱は，微生物の殺菌・滅菌，食品中の酵素の失活，乾燥による濃縮の目的で行われる．加熱の方法としては，焼く，揚げる，ゆでる，蒸す，焙焼，赤外線加熱，マイクロ波加熱などがある．

④冷却

冷却は原材料を低温にする操作であり，食品の品質保持に必要な操作である．低温にすることで微生物の生育は抑えられ，食品の保蔵が可能となる．食品が凍らない範囲の操作を冷却，凍った状態にまでする操作を冷凍とよぶ．

⑤乾燥

乾燥は食品から水分を取り除く操作で，各種成分濃度が高まり，浸透圧が上昇する．**水分活性**（Aw）が低

表1 食品加工方法と食品例

加工方法	主な処理法	食品例
物理的加工法	粉砕	小麦粉，コーンフラワー，香辛料
	遠心分離	バター，クリーム
	混捏	パン，めん類
	蒸留	ウイスキー，焼酎
化学的加工法	加水分解	水あめ，グルコース
	還元	ショートニング，糖アルコール
	乳化	マヨネーズ，バター
	抽出	植物油
生物的加工法	カビ	みそ，しょうゆ，かつお節
	酵母	アルコール飲料，パン
	細菌	食酢，ヨーグルト，納豆
	酵素	チーズ，みかん缶詰
	バイオリアクター	異性化糖，フラクトオリゴ糖

下して微生物の生育が抑制され，保存性が向上する（姉妹書「食品学Ⅰ 改訂第2版」第2章8-D参照）．また，商品の重量や容積の軽減により輸送性を高めることにも有効である．

乾燥方法として，**自然乾燥法**（陰干し，天日干し）と**人工乾燥法**がある．人工乾燥法は，食品に熱風を当てて乾燥する**熱風乾燥**，液状食品を高温気流中に噴霧し乾燥させる**噴霧乾燥**，真空度を高め昇華現象※1を利用した**真空凍結乾燥法**などがある．

⑥その他（遠心分離，混捏，蒸留）

遠心分離は，試料に遠心力をかけることで比重の差を利用して成分を分離または分画させる方法である．バターは，牛乳より遠心分離したクリームの脂肪を撹拌操作により塊状に集合させてつくったものである．

混捏は，粉体と液体を加えて練る操作である．パンは小麦粉，食塩，酵母に水を加えてこね上げて生地をつくり，焼きあげたものである．めん類は小麦粉やそば粉などに水または食塩水を加えてこねあわせた後，線状に成形したものである．

蒸留は，混合物を蒸発させた後，再び凝縮させることで，沸点の異なる成分を分離・濃縮させる操作である．蒸留酒は醸造酒を蒸留してアルコール度数を高くした酒類で，ウイスキー，焼酎，ブランデーなどがある（第7章2参照）．

2）化学的加工法

非酵素的化学反応を利用して，食品の成分あるいは成分間を化学変化（**加水分解，還元，乳化，抽出**など）させる加工法である．

①加水分解

高分子であるでんぷんのグリコシド結合を加水分解すると，低分子の水あめ，デキストリン，マルトース，グルコースが得られる．たんぱく質の加水分解では，脱脂大豆を塩酸で分解して得られたアミノ酸液が，しょうゆ製造に利用される場合もある．

②還元

植物油や魚油の不飽和脂肪酸の二重結合に水素を添加し（**還元反応**），二重結合の少ない脂肪酸からなる硬化油を製造する．硬化油はマーガリン，ショートニン

グなどの原料となる．水素添加により酸化安定性は高まるが，一部に天然にないトランス脂肪酸を生じる（姉妹書「食品学Ⅰ 改訂第2版」第2章3-E-10参照）．

③乳化

乳化とは，水と油のように互いに混じり合わない成分を，乳化剤を媒体として均一な分散状態としたものである．均一に分散した相をエマルションという．マヨネーズ，生クリームは，水の中に油粒子が分散した**水中油滴型**（O/W型）エマルションであり，バター，マーガリンは油の中に水が分散した**油中水滴型**（W/O型）エマルションである（姉妹書「食品学Ⅰ 改訂第2版」第5章5-A参照）．

④抽出

抽出とは，溶媒への溶解度の差を利用して目的とする成分や物質を溶け出させる方法である．水系抽出法，有機溶媒系抽出法，二酸化炭素による超臨界流体抽出法がある．

水系抽出法は広く行われており，紅茶，コーヒー，お茶などの抽出がある．有機溶媒系抽出法は，主にヘキサンを溶媒として，大豆，綿実，あま，ごま，なたねからの植物油脂の精製に用いられる．超臨界流体抽出法は，コーヒーからのカフェインの抽出，香料の抽出，ホップの抽出など付加価値の高い素材に使われる．

3）生物的加工法

微生物を利用する方法は発酵法として昔から用いられている（第7章参照）．また，食品原料の生命現象をそのまま活用する操作方法（熟成，発芽）も生物的方法である．近年は遺伝子操作，細胞融合，バイオリアクターなどのバイオテクノロジーなどの技術が確立されている（第8章1参照）．

①微生物

食品加工に用いられる微生物は，**カビ，酵母，細菌**があり，これらを利用してさまざまな**発酵食品**がつくられている．麹カビを利用したみそ，しょうゆ，かつお節，酵母を利用したビール，ワイン，パン，酢酸菌を利用した食酢，乳酸菌を利用したヨーグルト，納豆菌を利用した納豆の製造などがある．

②酵素

酵素は，化学的加工法に比べて穏和な条件下で，特定の成分に作用して，特定の化学反応のみを選択的に

※1　昇華現象：低圧下では100℃以下で水が沸騰し乾燥が促進される．真空度を高め4.6 mmHg以下にすると，水は氷のまま蒸発する昇華現象を起こす．

行うことができる．ナチュラルチーズの加工では，乳，バターミルクもしくはクリームに酵素剤としてキモシン（レンニン）を加えることで凝乳をつくる．また，みかん缶詰では，ヘスペリジナーゼを加えることで白濁原因物質であるヘスペリジンを分解するなど，食品加工の広い分野に適用されている．今後の機能性食品の製造などにも利用頻度が増すと考えられている．

③バイオテクノロジー

バイオテクノロジーのなかでも，特定の酵素や微生物の生体触媒機能を利用して目的物を生産する方法を**バイオリアクター**という．その例として固定化酵素があり，有用物質の連続生産や加工処理に利用されている．固定化酵素は，異性化糖の生産，ラクトースの分解，アミノ酸の精製などに用いられる（第8章1-F参照）．

C. 加工食品の分類

加工食品の種類はきわめて多く，原料による分類，構成成分による分類から，保存方法，流通面，包装方法，包装材料による分類など，さまざまな分類ができる．さらに，加工食品の品質表示基準からの分類，加工度からの分類がある．

①原料による分類

農産加工食品（小麦粉，豆腐），畜産加工食品（ハム，チーズ），水産加工食品（ちくわ）など．

②構成成分による分類

炭水化物系食品（パン，めん類），たんぱく質系食品（チーズ，かまぼこ），脂肪系食品（バター）など．

③保存方法による分類

乾燥食品，燻製食品，練り製品，発酵食品，醸造食品，塩蔵食品，糖蔵食品，冷凍食品など．

④流通面による分類

レトルト食品，チルド食品，冷凍食品など．

⑤包装方法による分類

真空包装食品，ガス置換包装食品，無菌包装食品など．

⑥包装材料による分類

缶詰食品，瓶詰食品，プラスチック容器詰食品，紙パック詰食品など．

⑦加工食品の品質表示基準からの分類

消費者庁告示第5号〔平成24（2012）年6月〕による「加工食品品質表示基準」において，加工食品が分

表2　加工食品品質表示基準による分類

1	麦類	14	食肉製品
2	粉類	15	酪農製品
3	でんぷん	16	加工卵製品
4	野菜加工品	17	その他の畜産加工品
5	果実加工品	18	加工魚介類
6	茶，コーヒーおよびココアの調製品	19	加工海藻類
7	香辛料	20	その他の水産加工食品
8	めん・パン類	21	調味料およびスープ
9	穀類加工品	22	食用油脂
10	菓子類	23	調理食品
11	豆類の調製品	24	その他の加工食品
12	砂糖類	25	飲料等
13	その他の農産加工品		

類されている．一般消費者に販売される形態となっていない「業務用加工食品」を除き，製造または加工された飲食料品のうち，容器に入れ，または包装された加工食品を25区分に分類し，これらを品質表示義務の適用対象としている．表2に加工食品品質表示基準による分類を示す．

⑧加工度からの分類

一次加工食品，**二次加工食品**および**三次加工食品**に分類される．従来は，加工食品のほとんどが一次加工食品であったが，近年は二次加工食品，三次加工食品が増加してきている．

食品の加工では，採取された農・畜・水産物は，食べることのできる可食部分と不可食部分に分け，原則として，可食部のみが使われる．この操作で得られた段階の食品が一次加工食品である．1種類または2種類以上の一次加工食品を整形，調味などの調理手段を施して包装殺菌して最終製品となり，二次加工食品となる．例えば，小麦の穀粒を粉砕し，ふるい分けして得た小麦粉が一次加工食品である．小麦粉に食塩，酵母，砂糖などの一次加工食品を加え，混合，発酵させてつくられたパンが二次加工食品である．さらに2種類以上の一次・二次加工食品を組み合わせて本来と異なる形にしたものが三次加工食品である．

昭和40（1965）年代の高度経済成長期を境とするライフスタイルの変化は，冷凍食品，レトルト食品，電

表3　加工食品の加工度からの分類と加工食品の例

一次加工食品	農・畜・水産物をそのまま処理・加工	精白米，精麦，小麦粉，米粉，食用油脂，酒類，みそ，しょうゆ，漬物など
二次加工食品	1種類または2種類以上の一次加工食品を加工	パン，めん類，精糖，マーガリン，マヨネーズ，ソースなど
三次加工食品	2種類以上の一次・二次加工食品を組み合わせて加工	調理済み食品，冷凍食品，レトルト食品，電子レンジ用食品

子レンジ用食品などの調理済み食品と，煮る，油で揚げる，いためるなどの簡単な調理の最終処理をすれば食べられる半調理済み食品といった三次加工食品の普及によるところが大きい．

表3に，加工度からの加工食品の分類と加工食品の例を示す．

2　農産加工食品

A. 農産加工食品の定義

農産加工とは，畜産物，水産物以外の食品（農産物）を加工することである．ここでは，精白米，精麦，製粉，パン，めん類，大豆加工食品，植物性たんぱく質，いも類加工品，野菜・果実類加工品，精糖について述べる．

B. 代表的な農産加工食品とその利用

1）精白米，精麦

米や大麦（裸麦）は，表層のぬかと胚芽を除いて，でんぷん主体の胚乳を食用にしている（第2章1参照）．ぬかは，味や消化吸収性，重金属類の残留性などの難点があるので，この除去処理によって，味，香り，色とも人間の嗜好に合うようになり，食べやすくなる．昔は穀粒を臼に入れ，杵で搗いてぬかを取り除いたので**搗精**といわれる．米の場合，**精米**または**精白**ともいう．

米ではぬかや胚芽の除去率は，玄米を0％とすると，半つき米50％，七分つき米70％，精白米（白米）100％となる．ビタミンB群は胚芽に含まれるので，精米によりその含量は低下する．現在の精米は，米飯用に穀粒同士の摩擦による摩擦式と，醸造用に砥石の円盤を高速で回転し穀粒の表面を削りとる研削式などの

精米機が使われる．米ぬかはこめ油製造の原料となる（第4章2-J参照）．

栄養素の補強を行う目的で，精白米にビタミンやミネラルなどの栄養素を添加した**強化米**は，学校給食などに取り入れられている．炊飯により糊化させた米飯を急速乾燥し，水分を5％程度とし，糊化状態で保蔵できる**アルファ化（α化）米**は，熱湯や冷水で飯の状態になることから，災害時の備蓄食としての利用がある．

2）製粉

水分の少ない乾燥穀粒，豆類，乾燥いも類などを粉末にする操作を製粉とよんでいる．小麦粉が代表的な製品である．小麦粉は，皮部が強靭でありながら胚乳部はやわらかいので，小麦粒を粉砕して外皮を除き加工処理することで利用効率が高くなる．一般に粉砕と篩別を繰り返して，灰分やたんぱく質含量などの異なる小麦粉を得ている．第2章表4に小麦粉の種類と用途が示されているので参照されたい．小麦粉の用途はたんぱく質含有量に影響される．

昔から米を粉にした米粉には，白玉粉や上新粉などがある．最近，気流粉砕など製粉技術の向上により微細米粉の製造が可能になり，**新規用途米粉**として，小麦粉を使わない米粉パンや米粉めんの加工が注目されている．表4に米粉の種類と用途を示す．原料にもち米とうるち米があり，それぞれ生のβでんぷんのまま製品にするものと，加熱により**糊化（αでんぷん）**したものがある（姉妹書「食品学Ⅰ 改訂第2版」第5章1-B参照）．

3）パン

パンは，小麦粉に水と食塩および酵母または膨張剤を加えてこねあげ，生地（ドウ）をつくり，焼き上げたものである．ふっくらとしたパンができるのは，小麦粉中の**グリアジン**と**グルテニン**が混捏により三次元

表4 米粉の種類と用途

米粉	使用原料	種類	用途
生粉製品（β型）	もち米	白玉粉	白玉団子，ぎゅうひ，しるこ，大福もち
		もち米	もなか，もち団子，しるこ，大福もち
	うるち米	上新粉	だんご，柏もち，草もち，ういろう
		新規用途米粉	パン，めん，ケーキ，その他
糊化製品（α型）	もち米	寒梅粉	押菓子，豆菓子，重湯（おもゆ）用など
		みじん粉	和菓子など
		道明寺粉	桜もち，おはぎ
		落雁粉	落雁（らくがん）
		上南粉	玉あられ，桜もち，椿もち，おこし，てんぷら粉用など
	うるち米	みじん粉	和菓子など
		上南粉	和菓子など
		乳児粉	乳児食，重湯用など

の網目構造を形成しグルテン膜をつくり（第2章図4参照），生地の中に発生した二酸化炭素が膜を膨張させ気泡をつくりだしてパン生地を膨らませるからである．二酸化炭素を発生させる方法として，酵母（イースト）による**発酵パン**と，膨張剤（ベーキングパウダー）による**無発酵パン**がある．無発酵パンの製造の所要時間は発酵パンに比べて短いが，現在の市販パンの大半は発酵パンであり，無発酵パンは少ない．

パンの製造方法としては，**直捏法**，**中種法**，**液種法**がある（表5）．直捏法は原材料を全部一度にこね，発酵させる方法であるのに対し，中種法は小麦粉の40〜70％と酵母でまず中種をつくり，これを発酵させた後，残りの原材料を混合して製造する方法である．直捏法は，比較的小規模の工場での製造に適し，中種法は，小麦粉の品質や発酵条件に影響を受けにくく均一な品質のパンができるので，大量生産に適している．液種法は，酵母，砂糖，水を混ぜ合わせ，あらかじめ液体中に酵母の発酵生成物をつくった後，小麦粉を加え混合し，こねて製造する方法である．また最近では，製法の技術向上による，湯捏製法や米粉パンなど新たな食感のパンが登場している．

4）めん類

めん類は，原料（小麦粉などの穀類）に水を加えてこねた生地を線状に細長く成形したものである（図1）．小麦粉に水・食塩を加えてこねるとグルテンが形成さ

表5 製パン法の種類

製法	特徴
直捏法	原材料（小麦粉，酵母，水，砂糖，食塩，油脂）を全部一度にこね，発酵させる方法
中種法	小麦粉の一部と酵母，イーストフードなどに水を加えて中種をつくり発酵させた後，残りの原材料を混合，こねて再度発酵させる方法
液種法	あらかじめ液体中に酵母の発酵生成物をつくり，小麦粉などを後から加え混合，こねて製造する方法

れ，その中にでんぷん粒子を包みこませてめん組織が形成される．

めん類は，原料によって，**うどん**（中力粉），**中華めん**（準強力粉とかん水），**そば**（そば粉，小麦粉），**マカロニ類**（デュラム粉と強力粉），**ビーフン**（米粉），**春雨**（でんぷん）に分類される．製法からは，生めん，乾めん，ゆでめん，即席めん，マカロニ類などに分類される．成形方法は，**撚り延べ式**[※2]（手延べそうめん，ラーメン），**線切り式（細切り式）**[※3]（うどんなど），**押し出し式**[※4]（マカロニ，スパゲッティ，ビーフンなど），**削り出し式**[※5]（刀削麺など）がある．最近では，タピ

※2 撚り延べ式：生地を引き延ばして1本の線とする伝統的手づくりの方法．
※3 線切り式（細切り式）：生地を延ばして平板状（めん帯）にし，包丁などで線切りにする方法．
※4 押し出し式：生地を孔のあいた金型から押し出す方法．
※5 削り出し式：丸太状に成型した生地を小刀などで細長く削り出す方法．

第**6**章　加工食品

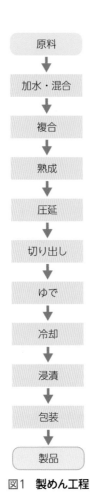

図1　製めん工程

オカでんぷんを加えためんや米粉めんなども製造されている.

5) 大豆加工食品

　大豆を利用した伝統的な加工食品として, **豆腐**, **湯葉**, **納豆**などがある. 豆腐は大豆を磨砕し, 加熱・ろ過した**豆乳**に凝固剤（塩化マグネシウム＝にがり, 硫酸カルシウム＝すまし粉, グルコノ－δ－ラクトン）を添加し, 凝固したものである. 木綿豆腐は, 原料大豆に対し10～11倍の加水をし, 磨砕, 加熱後, ろ過して得られた豆乳に凝固剤を加え, 孔のあいた型箱に入れて軽く圧搾し凝固させたものである. また絹ごし豆腐は, 木綿豆腐より濃い豆乳に凝固剤を入れて, 孔のない型箱で豆乳全体をなめらかに凝固させたものである. 豆腐の加工品には, 焼き豆腐, 油揚げ, 厚揚げ,

がんもどき, 凍り豆腐などがある. 豆乳を加熱凝固させたものが**湯葉**である. 微生物を利用した大豆の発酵食品としては**みそ**, **しょうゆ**, **納豆**などがある.

6) 植物性たんぱく質

　植物性たんぱく質は, 日本農林規格（JAS規格）により, 大豆などの脱脂物, 小麦などを加工処理し, たんぱく質含有率を50％以上に高めたものとされている. 脱脂大豆からたんぱく質と糖質を抽出し, 等電点沈殿させた**分離大豆たんぱく質**, 脱脂大豆の可溶性成分を糖質とともに濃縮した**濃縮大豆たんぱく質**などがある. 大豆たんぱく質は, 乳化性, 起泡性, 結着性, 保水性などの加工特性をもち, ハム, ソーセージなどの畜産加工品, 練り製品などの水産加工品, 総菜, 冷凍食品, 調理加工品に広く用いられている.

7) いも類加工品

　じゃがいもはでんぷんを多く含み, 加工食品としては, じゃがいもでんぷん, 春雨, マッシュポテト, ポテトチップスがある. じゃがいもを0～5℃の低温で保蔵するとでんぷんが糖化しスクロース（ショ糖）や還元糖が多くなり着色の原因となるので, じゃがいもを20℃で1～2週間ほど保蔵し, 糖分の80％がでんぷんに戻った状態でポテトチップス, フレンチフライの材料とする. この操作を**リコンデショニング**とよぶ.

　さつまいもの加工食品として, でんぷん, スイートポテトチップス, いもかりんとう, 焼酎などがある.

　こんにゃくいもの主成分はグルコマンナンである. グルコマンナンは多量の水を加え膨潤させ, アルカリ（水酸化カルシウム水溶液）を添加し加熱するとゲル化する. こんにゃくいもの加工食品としては, 生いもから製造したこんにゃく, いもからこんにゃく精粉を取り出し製造したこんにゃく, こんにゃく精粉を加えたゼリー, こんにゃくうどんなどがある.

8) 野菜・果実類加工品

　野菜の加工品は, 漬物, 瓶詰, 缶詰, 野菜飲料, 冷凍野菜などがある. 漬物は, 野菜の加工処理品として, 野菜類に食塩を加えて保存性と風味を付与したものである.

　漬物特有の呈味や香りは, 呈味成分の浸透作用と野菜中の酵素作用, 乳酸菌や酵母などの有用微生物の発酵作用により生じる酸味やアルコールによる. また漬

表6 漬物の漬込材による分類

塩漬	白菜漬，たかな漬，野沢菜漬，しば漬，すぐき漬，菜の花漬け，菊花漬，一夜漬，梅干し
ぬか漬	たくあん漬，ぬかみそ漬，ひの菜漬
しょうゆ漬	福神漬，きゅうりの刻み漬，なめたけのしゅうゆ漬
みそ漬	だいこん・なす・山菜・やまごぼうのみそ漬
酢漬	らっきょう漬，しょうが漬，はじかみ漬，ピクルス，千枚漬，はりはり漬，梅酢漬
からし漬	なす・ふき・きのこなどのからし漬
かす漬	奈良漬，わさび漬，守口漬，山海漬
こうじ漬	べったら漬，三五八漬，かぶらずし
もろみ漬	しょうゆもろみ漬，みそもろみ漬
その他	スンキ，発酵ピクルス，キムチ，ザーサイ，ザワークラウト

込材に用いる米ぬか，酒かす，麹などに含まれる酵素や微生物は，たんぱく質，でんぷんなどを分解し，独特の風味を与える．漬物の種類はきわめて多く，漬込材によって分類される．表6に漬込材による分類を示す．

果実類の加工品は，果実飲料，ジャム類，缶詰類，ドライフルーツ類がある（第2章7-C参照）．

9) 精糖

さとうきびからとれる**甘蔗糖**とさとうだいこん（ビート）からとれる**てんさい糖**の主成分がスクロースである．砂糖はスクロースの工業的製品としての総称であり，わが国で使われている砂糖の大部分は甘蔗糖である．鹿児島・沖縄で甘蔗糖を，北海道でてんさい糖がつくられるが，量的に少なく，消費されている精糖の70％は輸入された原料糖（粗糖）を加工して供給している．

さとうきびは微生物，転化酵素のためにスクロースが劣化するので収穫後なるべく早く圧搾法で搾汁を得る．さとうだいこんは，転化酵素の含有量は少ないが高い酵素活性があるため，薄片としたものを温湯で浸出して糖液を得る．図2のような工程でさとうきびから原料糖がつくられる．

できた**原料糖**は，消費地の精製工場に運ばれ，精製して白砂糖（**精糖**）がつくられる．原料糖から，洗糖工程（少量の洗浄水で結晶表面を洗い，不純物を除く），清澄，脱色の精製工程を経た糖液を濃縮して，真

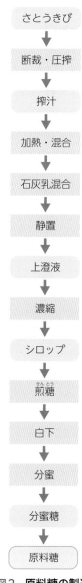

図2 原料糖の製造

空結晶缶で結晶させ，分蜜，乾燥して精糖をつくる．砂糖は原料から，結晶化により蜜を分離した分蜜糖と，蜜を分離しないで製造する含蜜糖に分類される（第2章図16参照）．

3 畜産加工食品

A. 畜産加工食品の定義

畜産加工食品は，肉，乳，卵などの畜産物を加工したものである．ここでは食肉加工品（ハム，ベーコンなど），乳製品，卵製品について述べる．

B. 代表的な畜産加工食品とその利用

1）食肉加工品

食肉加工品には，ハム類，ベーコン類，ソーセージ類，食肉缶詰などがある．

①ハム類

ハムは本来，豚のもも肉を原料とした加工品であるが，現在は材料肉の種類や製法はさまざまとなっている．材料肉を整形し，塩漬，ケーシングなどに充填，乾燥，燻煙，加熱（湯煮，蒸煮），冷却の工程により製造される（図3）．原料肉の部位により，骨付きハム，ボンレスハム，ロースハム，ショルダーハムがある．生ハムは，燻煙後の加熱を行わないもので，燻煙後の熟成期間が短いラックスハムと長期熟成を行うプロシュートの2種類がある．プレスハムは日本独自のハムで，各種の畜肉の細かい肉を混ぜて，つなぎ（でんぷん，小麦粉など）を加え，圧力をかけて塊にしたものである．

②ベーコン類

ベーコンは原料に脂肪の多いばら肉が使われることが多いが，ロースベーコン（ロース肉）やショルダーベーコン（かた肉）などもある．原料肉を整形し，塩漬，乾燥，燻煙，冷却の工程で製造される．工程はハムと似ているが，ベーコンは塩漬後の充填を行わない，長時間の燻煙を行い湯煮・蒸煮は行わないなどの違いがある（図4）．

③ソーセージ類

ソーセージはひき肉や細切り肉に，香辛料，調味料などを混ぜてケーシングに詰め，燻煙・加熱，乾燥により製造する．水分が多いドメスチックソーセージ（ウインナー，フランクフルト，ボロニアなど）と，乾燥して長期保存できるドライソーセージ（サラミソーセー

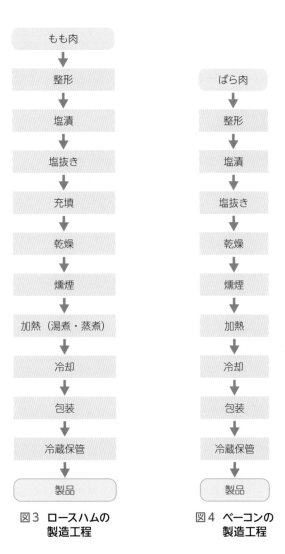

図3 ロースハムの製造工程

図4 ベーコンの製造工程

ジなど）に分けられる．ケーシングの太さと種類によって，ウインナーソーセージ（直径20 mm未満，または羊腸），フランクフルトソーセージ（直径20～36 mm未満，または豚腸），ボロニアソーセージ（直径36 mm以上，または牛腸）に分類される．

④その他

牛肉を塩漬，加熱処理後に繊維状にほぐし，食用油脂や調味料を加え，缶に詰めたコーンビーフ，牛肉を調味した牛肉大和煮の缶詰などがある．牛肉を調味，乾燥，燻煙，棒状にスライスしたビーフジャーキーなどがある．

2) 乳製品

　牛, 羊, 山羊などの哺乳動物の乳から食用に加工したものを乳製品という. 日本では原料として乳用牛 (ホルスタイン種, ジャージー種など) から搾乳した牛乳がほとんどである. 牛乳は飲用に利用される他, 粉乳, 練乳, クリーム, バター, 発酵乳・乳酸菌飲料, アイスクリーム, チーズに加工される. (詳細は第3章3-D, Eを参照).

3) 卵製品

①加工卵

　日本では, 生産消費される卵類の多くは鶏卵であり, 加工卵として, 卵殻を除いた液卵, 凍結卵, 乾燥卵がある. 次亜塩素酸ナトリウムなどで卵殻を殺菌した後割卵が行われ, 中身は低温殺菌して容器に充填される. 厚生労働省の「食品, 添加物等の規格基準」では, 鶏卵の成分規格として, 殺菌液卵はサルモネラ属菌が検体25 gにつき陰性でなければならないとされている.

　液卵は, 鶏卵を割卵し中身を集めたもので, 液全卵, 液卵白, 液卵黄がある. 液卵は製菓, 製パン, めん類などに利用される.

　凍結卵は, 液卵を凍結させたものである. 卵黄に含まれるたんぱく質の凍結変性防止のため, スクロースや食塩を添加する. スクロースを加えた加糖卵黄はカスタードやアイスクリーム, 食塩を加えた加塩卵黄はマヨネーズやドレッシングなどの原料に使われる.

　乾燥卵は, 液卵を乾燥し粉末状やフレーク状にしたもので, 全卵, 卵黄, 卵白の製品がある. 全卵は噴霧乾燥法による. 卵白は保存中のアミノ・カルボニル反応による褐変を防ぐため, 乾燥前に脱糖処理を行う. 乾燥全卵は製菓用, 乾燥卵黄は製菓用, 即席めん用具材, ふりかけ具材, 乾燥卵白はハム, ソーセージ, めん類のつなぎに利用される.

②卵の調理加工特性を利用した食品

　卵の熱凝固性を利用して, 食肉製品や水産練り製品の結着剤, めん類のコシ増強剤などとして利用される. 卵の気泡性を利用した食品としては, スポンジケーキ, カステラ, マシュマロ, メレンゲなどがある. 卵黄脂質の乳化性を利用して, マヨネーズ, ドレッシング, アイスクリームなどの製造に用いられる. 酸・アルカリによるゲル化を利用した食品として, あひる卵のピー

タンがある (第3章4-D参照).

4　水産加工食品

A. 水産加工食品の定義

　水産物の多くは生化学的変化が速く, 筋肉組織が脆弱であり, 常温保存では鮮度低下が著しい. また, 漁獲量が一定ではなく, 一度に大量に漁獲されることから, 保蔵性を向上させるため多くの水産加工食品が開発されてきた. 水産加工食品のいくつかをここでは述べる.

B. 代表的な水産加工食品とその利用

1) 乾燥品

　乾燥品としては, 素干し, 煮干し, 塩干し, 焼干し, 節類などがある. 乾燥方法は, 天日乾燥, 熱風, 冷風, 焙乾, 凍結法などさまざまである. 乾燥によって水分活性を低下させ貯蔵性をもたせているが, よく乾燥したものよりも, 一夜干しのような水分が50〜60%程度の中干し品が多い.

　素干しは, 魚介類や藻類をそのまま, または下処理後に乾燥したもので, するめ, 棒だら, たたみいわし, 身欠にしん, 干しだこなどがある. **煮干し**は, 原料を煮熟後に乾燥させたもので, 煮干しいわし, しらす干し, 干しあわび, 干しえび, ほたて貝柱などがある. **塩干し**は, 原料を下処理し, 塩漬けにしてから乾燥させたもので, いわしの丸干し, あじ開き干し, くさやなどがある. くさやは, むろあじなどのえら, 内臓などを除き水洗い後に, くさや汁に浸漬し真水で洗浄し, 乾燥させたものである. 強いアンモニアや有機酸臭があり, 独特の風味, うま味がある. なお, くさや汁は, くさや菌により腐敗菌が抑制されている. **焼干し**は, 魚介類を焙煎後に乾燥したもので, 焼あご (あご節, とびうお), 焼きあなごなどがある. かつお, まぐろなどの**節類**は, 魚体を蒸煮した後に乾燥し, カビ付けして乾燥させたものである.

2) 燻製品

　冷燻法, 温燻法, 熱燻法, 燻液を用いる液燻法があ

る. 燻製品として, にしん, さけ, ます, たら, いか, ほっけなどがある.

3) 塩蔵品

魚体の塩蔵品として, 新巻さけ, 塩さば, 塩蔵かたくちいわし (アンチョビー), ほっけなどがある. 魚卵塩蔵品として, いくら (さけ, ます), 筋子 (さけ, ます), たらこ (すけとうだら, まだら), からすみ (ぼら), 塩かずのこ (にしん), キャビア (ちょうざめ) などがある. 塩漬けの方法として, 塩を直接振りかける**撒き塩法**, 食塩水に漬け込む**立て塩漬法**がある.

4) 発酵品

発酵食品には, 塩辛, 魚醬, すし, ぬか漬けなどがある. 塩辛は, 魚介類の筋肉や内臓などに食塩を加えて腐敗を抑制しながら, 自己消化酵素や微生物由来の酵素により発酵させたものである. いか塩辛, 塩うに, このわた (なまこの腸の塩辛), うるか (あゆ内臓の塩辛) などがある. 魚醬は, 各地域で漁獲される魚介類を長期間塩蔵して発酵させ, 液体部分を調味料としたものである. 秋田のしょっつる (はたはた), 能登のいしる (いか) などがある. タイのナムプラーはタイ料理やベトナム料理に欠かせない調味料である. なれずし, ぬか漬けは, 魚介類を塩蔵後に, 米飯やぬかを加えて漬けこんだ発酵食品である.

5) 魚肉練り製品

魚肉練り製品は, すり身に食塩を加えて, 成形後, 加熱凝固させて製造する. かまぼこ, ちくわ, はんぺんなどがある. 原料魚として, ぐち, えそがゲル形成能が高く優良とされるが, 近年はすけとうだらを主体とする冷凍すり身が増えている. その他, 各地域で漁獲される, まだい, ひらめ, きす, いさき, かます, にぎすなどさまざまな魚体が利用される.

原料となるすり身の2〜3%の食塩を加えて, 低温で擂潰 (すりつぶす) すると, 魚肉のアクトミオシン (第3章2-C-2参照) などのたんぱく質がゾルを形成する. これに, でんぷん, 調味料などを加え, 保水性を増強させ, 加熱して製造する. 板かまぼこは, 調味したすり身を板に成型し, 蒸煮する (図5). ケーシングかまぼこは, 板に成型したものをプラスチックフィルムで包み, 蒸煮する. ちくわは, 金属, 竹などの芯材にすり身を付け, あぶり焼きにする. はんぺんは, す

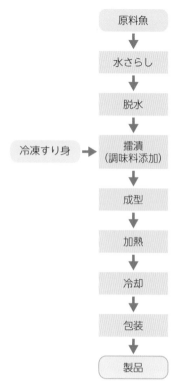

図5 かまぼこの製造工程

り身にやまいもを加え, 気泡が抱き込まれるように擂潰し, 型入れ成型し, 湯煮したものである. かに風味かまぼこは, かまぼこを着色, 繊維状にし, かにの食味, 食感, 外観に似せた風味かまぼこである.

5 冷凍食品, インスタント食品, レトルトパウチ食品

A. 冷凍食品, インスタント食品, レトルトパウチ食品の定義

冷凍食品, インスタント食品, レトルトパウチ食品は, 味付けがなされていて, そのまま食べるか, 簡単な加熱によって食することのできる加工食品である.

B. 冷凍食品，インスタント食品，レトルトパウチ食品とその利用

1）冷凍食品

冷凍食品とは「前処理を施し，品温が−18℃以下になるように急速凍結し，通常そのまま消費者（大口需要者を含む）に販売されることを目的として包装されるもの」と，日本冷凍食品協会の冷凍食品自主的取扱基準により定められている．解凍や再加熱を行えばすぐに使用できるものをいい，インスタント食品の一つとしても分類することができる．保存中に品質の劣化を防止するため，一般的には急速凍結後，品温−18℃以下（食品衛生法では−15℃）での保存，流通が行われる．冷凍食品は製造方法と包装方法の改善により，長期間保存しても品質の劣化が少ない食品となってきている．

①前処理

食品材料を冷凍する際に，前処理が行われる．野菜類については，採取後，根の除去，水洗，脱水をし，細胞中に存在する酵素の不活性化のためとクロロフィルなどの色素を安定化させるために熱湯あるいはスチームで**ブランチング処理**が行われる．

果実類については，凍結保存中の褐変防止のためにブランチング処理やビタミンCの添加が行われる他に，組織膨化防止のためスクロースなどの糖類の添加が行われる．

魚介類については，頭部，内臓などの不可食部の除去，水洗が行われる．冷凍焼け[※6]防止のため，−18℃以下で凍らせた魚介類を1〜3℃の冷水に数秒漬け，氷の膜を表面に形成する**グレース処理**が行われる．魚介類加工品であるすり身では，魚肉たんぱく質であるアクトミオシンが冷凍処理により変性するのを防ぐ目的で，スクロースやソルビトールなどの糖類添加やポリリン酸塩の添加が行われる．

②調理冷凍食品

調理冷凍食品の種類としては，揚げ物用冷凍食品として，コロッケやいか，えび，白身魚などの魚介類の揚げ物やメンチカツなどがある．その他に，ハンバーグ，ピラフ，ミートボール，ぎょうざ，しゅうまいな

※6　冷凍やけ：冷凍食品の脂肪酸化が起こるとたんぱく質変性が促進され，表面が褐変し，風味などが悪くなる．

表7　インスタント食品の加工技術による分類

袋詰食品	米飯，赤飯，釜飯，チャーハン，カレー，スープ，シチューなど
乾燥食品	インスタントめん，インスタントコーヒー，粉末スープなど
濃縮食品	濃縮たれ，スープ類，レバーペーストなど
冷凍食品	揚げ物類，ハンバーグ，ピラフ，ぎょうざ，しゅうまいなど

どがある．

これらの調理冷凍食品を製造する場合，食品を個別に凍結する**バラ凍結**による急速凍結が行われる．バラ凍結は，凍結による品質の劣化が防止され，解凍や使用時での栄養分の損失が少なく，使用時の簡便性が高いなどが利点としてあげられる．

冷凍食品の多くは，生産，貯蔵，輸送，販売の各段階を通じて品温が−18℃以下を保っている場合，1年間は品質が保たれる．

2）インスタント食品

加工調理の大部分がすでに行われていて，簡単な調理操作を行うだけですぐに食用に供することができる食品のことをいう．保存性がよく，輸送や携帯に便利な食品である．加工技術または加工された状態によって分けると，袋詰食品，乾燥食品，濃縮食品，冷凍食品などに分類することができる（表7）．

3）レトルトパウチ食品

大気圧以上の圧力を加えて100℃以上の加熱処理することのできるレトルト釜を用いて，食品を容器ごと，加熱，殺菌処理したものを指す．なお，**レトルトパウチ食品**とは，プラスチックフィルムもしくは金属箔またはこれらを多層に合わせた袋状（パウチ）またはその他の成型容器に調製した食品を詰め，熱溶融（ヒートシール）により密封し，加圧殺菌したものをいう（図6）．レトルトパウチ食品を単にレトルト食品とよぶこともある．一般的には，120℃，4分間以上の熱処理が行われているため，加熱殺菌後の製品は常温での取り扱いができる．製品の品質保持期間は透明パウチで数カ月，アルミニウム箔積層パウチで1〜2年である．

アメリカでの軍用携帯食の研究のなかで開発が行われ，アポロ宇宙船で宇宙食として使用されるようになった．わが国最初のレトルトパウチ食品はカレー製品で

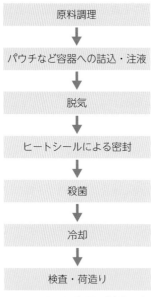

原料調理
↓
パウチなど容器への詰込・注液
↓
脱気
↓
ヒートシールによる密封
↓
殺菌
↓
冷却
↓
検査・荷造り

図6　レトルト食品の製造工程

ある.

　JAS規格の分類では，レトルトパウチ食品は17品目（カレー，ハヤシ，パスタソース，マーボー料理のもと，混ぜごはんのもと類，どんぶりもののもと，シチュー，スープ，和風汁物，米飯類，ぜんざい，ハンバーグステーキ，ミートボール，食肉味付，食肉油漬け，魚肉味付，魚肉油漬け）に区分されている.

　使用される容器の種類をみると，平袋，スタンディングパウチ（自立型袋），各種のカップやトレー（皿状）容器，業務用の大型パウチの他，電子レンジでの加熱調理を目的とした，アルミ箔を使用していない容器に入った製品もつくられている.

6　食品添加物

A. 食品添加物の役割

　食品衛生法では，食品添加物とは，「食品の製造過程において，または食品の加工もしくは保存の目的で，食品に添加，混和，浸潤のその他の方法によって使用するもの」と定義されている. つまり，食品に添加す

ることで，味を調える，長期保存を可能にする，色や香りを付けるなどの効果が得られる物質である. 厚生労働大臣が安全性を確認して指定した添加物（指定添加物）だけを使用させる規制方式をとっている. 食品添加物の指定（必要な場合は使用基準の設定）の手続きの詳細は，1996（平成8）年厚生省生活衛生局の通知「食品添加物の指定及び使用基準改正に関する指針」（「指針」）に示されている.

　指針における食品添加物の指定および使用基準改正に関する基本的な考え方としては，食品添加物は，「ヒトの健康を損なうおそれがなく，かつ，その使用が消費者に何らかの利点を与えるものでなければならない」ことである. したがって，食品添加物の指定および使用基準改正にあたっては，次の2点が科学的に評価されることが必要である.

①安全性

　食品添加物の安全性が，要請された使用方法において，実証または確認されること.

②有効性

　食品添加物の使用が，次のいずれかに該当することが実証または確認されること. なお，対象となる食品の製造または加工の方法の改善・変更が比較的安価に実行可能であり，改善・変更した結果その添加物を使用しないですむ場合を除く.

ⅰ食品の栄養価を保持するもの

ⅱ特定の食事を必要とする消費者のための食品の製造に必要な原料または成分を供給するもの

ⅲ食品の品質を保持し，もしくは安定性を向上するもの，または味覚，視覚などの感覚刺激特性を改善するもの

ⅳ食品の製造，加工，調理，処理，包装，運搬または貯蔵過程で補助的役割を果たすもの

今日の豊かな食生活は，食品添加物によるところが大きいともいえるが，食品添加物は長い食経験のなかで選択されてきた食材とは異なるものであり，安全性の確保には細心の注意を払う必要がある. このため，厚生労働省は，食品添加物の安全性を確保するために，食品安全委員会の意見を聴き，その食品添加物がヒトの健康を損なうおそれのない場合に限って使用を認めている（**表8**）.

表8　食品添加物の安全性確保に向けた取り組み

食品添加物の規格および使用基準の設定	品質の安定した食品添加物が流通するよう，純度や成分について遵守すべき項目（成分規格）を設定．また，過剰摂取による健康影響が生じないよう，食品添加物ごとに添加できる上限値など（使用基準）を設定
既存添加物の安全性確保	既存添加物の安全性の確認を推進し，問題のある添加物などの製造・販売・輸入などの禁止
食品添加物の摂取量調査	実際に市場から仕入れた食品中の添加物の種類と量を検査し，許容1日摂取量（ADI）の範囲内にあるかどうかを確認
指定添加物の国際的整合化	国際的に安全性が確認され，汎用されている添加物として選定した45品目および香料（54品目）について，国が主体となって指定に向けた取り組みを推進〔平成27（2015）年9月18日現在，香料以外の添加物41品目，香料全54品目指定済み〕

（文献1より引用）

食品添加物の安全性の確保のため，添加物の指定に先立って安全性評価（急性毒性試験，反復投与毒性試験，繁殖試験，催奇形性試験，変異原性試験，発がん性試験，抗原性試験，一般薬理試験，体内動態に関する試験）が実施されている．安全性評価を踏まえ，食品添加物として指定してもよいと判断されたときは，無毒性量（NOAEL）[7]に基づいて**1日摂取許容量（ADI）**[8]が決定される．ADIが設定された食品添加物は，使用対象食品とその1日摂取量を考慮して，ADIを超えない範囲で，対象食品に添加してもよい食品添加物の上限濃度が決められ，これが食品添加物の使用基準[9]における使用量の限度となる．

B. 食品添加物の種類と用途

食品添加物は以下のように分類されている〔2021（令和3）年1月15日現在〕．

①指定添加物（449品目リスト化）：安全性と有効性が確認され，国が使用を認めたもの（品目が決められている）

②既存添加物（357品目リスト化）：わが国においてすでに使用され，長い食経験があるものについて，例外的に使用が認められる添加物（品目が決められて

いる）

③天然香料基原物質（約600品目例示）：植物，動物を基原とし，着香の目的で使用されるもの

④一般飲食物添加物（約100品目例示）：通常，食品として用いられるが，食品添加物として使用されるもの

用途別に分類した指定添加物の主なものを表9に示した．

1）保存料

食品中の微生物の増殖を抑制して腐敗や変敗を防止したり，食中毒を予防する目的で使用される．殺菌料とは異なり，一般に殺菌作用はほとんどなく，静菌作用である．

指定添加物のうち，酸型保存料である安息香酸，ソルビン酸，デヒドロ酢酸およびプロピオン酸は酸性領域で強い抗菌力を示し（非解離型分子が多くなるため），中性〜アルカリ性領域では抗菌力が減少する．そのため，酸型保存料を使用する際には，食品のpHを低く保つため酸味料やpH調整剤を併用することが多い．

また，乳酸菌 *Lactococcus lactis* が産生する抗菌性ペプチドのナイシンが2009（平成21）年3月に新規指定された．

※7　無毒性量 (NOAEL : non observed adverse effect level)：ある物質について何段階かの異なる投与量を用いて毒性試験を行ったとき，有害な影響が観察されなかった最大の投与量のこと．通常は，さまざまな動物試験で得られた個々の無毒性量のなかで最も小さい値をその物質の無毒性量とし，1日あたり体重1kgあたりの物質量（mg/kg体重／日）で表される．
※8　1日摂取許容量 (ADI : acceptable daily intake)：ヒトがある食品添加物を生涯にわたって摂取し続けても有害な影響を受けないと考えられる1日摂取量と定義されている．ADIは，動物実験の結果から得られたNOAELを安全係数で割ることによってヒトの摂取許容量として算出する．

ADI＝NOAEL/安全係数
（安全係数：実験動物とヒトとの種差およびヒトの個体差をそれぞれ最大10倍と想定して，両者を掛けた100が安全係数として用いられている）
※9　使用基準：ADIを超えない範囲で，対象食品に添加してもよい食品添加物濃度の限度（使用基準）が定められる．すなわち，ADI＞食品添加物の実際の1日摂取量〔使用対象食品の1日摂取量×添加してもよい食品添加物の濃度（使用基準）〕となる．使用対象食品の1日摂取量は，国民健康・栄養調査に基づく対象食品の平均1日摂取量に2〜10の係数（摂取係数）を乗じた値が用いられる．これは，個人によって食品の摂取量が異なることを考慮し，対象食品の平均摂取量を超えて摂取しても安全性を確保できるようにするためである．

表9　主な食品添加物の用途別分類と使用例

種類		目的と効果	食品添加物の例
1 食品の保存性を高めるもの	保存料	カビや細菌などの発育を抑制，食品の保存性を向上	ソルビン酸，しらこたんぱく抽出物
	防カビ剤	輸入かんきつ類などのカビの発生を防止する	オルトフェニルフェノール
	殺菌料	殺菌する	亜塩素酸水，次亜塩素酸水（最終食品の完成前に分解，または除去すること）
	酸化防止剤	油脂などの酸化を防ぎ，保存性をよくする	エリソルビン酸
2 食品の嗜好性を高めるもの	着色料	食品を着色し，色調を調整する	クチナシ黄色素，コチニール色素
	発色剤	ハム・ソーセージなどの色調・風味を改善する	亜硝酸ナトリウム，硝酸ナトリウム，硝酸カリウム
	漂白剤	食品を漂白し，白く，きれいにする	亜硫酸ナトリウム，次亜硫酸ナトリウム
	甘味料	食品に甘みを与える	キシリトール，アスパルテーム
	調味料	食品にうま味などを与え，味を調える	L-グルタミン酸ナトリウム
	酸味料	食品に酸味を与える	クエン酸，乳酸
	香料	食品に香りを付ける	オレンジ香料，バニリン
3 食品の製造・加工に必要なもの	増粘剤・安定剤・ゲル化剤	食品になめらかな感じや粘り気を与え，安定性を向上	ペクチン，カルボキシメチルセルロースナトリウム
	乳化剤	水と油を均一に混ぜ合わせる	植物レシチン
	膨張剤	ケーキなどをふっくらさせ，ソフトにする	炭酸水素ナトリウム，焼きミョウバン
	品質保持剤	食品の保湿や舌ざわりをよくする	プロピレングリコール，グルコン酸カリウム
	品質改良材	パン，魚肉練り製品，天然果汁などに用いる	L-システイン塩酸塩
	pH調整剤	食品のpHを調整し，品質を良くする	DL-リンゴ酸，乳酸ナトリウム
	かんすい	中華めんの製造に用いられ，食感，風味を出す	炭酸ナトリウム，ポリリン酸ナトリウム
4 食品の栄養価を高めるもの	栄養強化剤	栄養強化を目的とする	・ビタミン類（L-アスコルビン酸，エルゴステロール，β-カロテンなど） ・ミネラル類（亜鉛塩類，塩化カルシウム，塩化第二鉄など） ・アミノ酸類（L-アスパラギン酸ナトリウム，DL-アラニン，L-イソロイシンなど）

2）防カビ剤

　外国産のかんきつ類やバナナなどを輸送，貯蔵する際に発生するカビを予防する目的で使用される．外国ではポストハーベスト農薬として規制されることが多いが，わが国では添加物として規制されている．

　防カビ剤が使用されたかんきつ類やバナナなどを販売する際には，バラ売りであっても値札や品名札あるいは陳列棚などに，使用した物質名をわかりやすい方法で表示するように決められている．

3）殺菌料

　食品の腐敗や食中毒の原因となる微生物を死滅させる目的で，食品や飲料水，食器類，食品製造用器具・装置類などに使用される．過酸化水素と塩素系殺菌料（亜塩素酸水，次亜塩素酸水，高度サラシ粉など）がある．

4）酸化防止剤

　空気中の酸素による食品の品質低下を防止する目的で使用される．特に，油脂は自動酸化によって過酸化物が生成され，異臭や異味，健康障害をもたらす（姉妹書「食品学Ⅰ　改訂第2版」第5章2-Bも参照）．脂溶

性酸化防止剤として，DL-α-トコフェロール，ジブチルヒドロキシトルエン（BHT）など，水溶性酸化防止剤として，エリソルビン酸，L-アスコルビン酸，エチレンジアミン四酢酸（EDTA）二ナトリウムなどがある．

5）着色料

食品に好ましい色調を与えて嗜好価値を高めたり，食品加工などに伴う変色や退色を補う目的で使用される．

着色料は合成着色料と天然着色料に大別される．合成着色料は，タール色素（食用赤色3号，食用黄色4号，食用緑色3号，食用青色2号など）とその他の合成色素（β-カロテン，銅クロロフィル，銅クロロフィリンナトリウム，リボフラビンなど）に分けることができる．天然着色料は，既存添加物として，カラメル色素，コチニール色素，ウコン色素などがある．

6）発色剤

亜硝酸ナトリウム，硝酸ナトリウム，硝酸カリウムが指定され，いずれも使用基準がある．

食肉のミオグロビンなどの赤色色素たんぱく質は，空気中で酸化（メト化）して赤褐色になるが，亜硝酸塩はこの色素たんぱく質と反応して安定な赤色のニトロソ（ニトロシル）化合物を生成し，加熱するとさらに安定な桃赤色を呈する（第3章図3参照）．加えて，亜硝酸塩は発色作用の他に抗菌作用もある．硝酸塩も，食品中で微生物によって還元されて亜硝酸塩となり，同様な効果を発揮する．

亜硝酸塩は肉中のアミン類（特に第二級アミン類）と反応して発がん性物質のN-ニトロソアミン類を生成することがある．このため，第二級アミン類の含量が高い魚肉製品では，食肉製品と比べて残存量が低く設定されている．また，生鮮食肉や鮮魚介類に使用することは禁止されている．

7）漂白剤

食品の色調を整えるため，原料などに含まれる好ましくない色素成分や着色物質を無色にして白くしたり，きれいで鮮明な色調に整える目的で使用される．次亜塩素酸ナトリウムのように，酸素の酸化作用で食品中の色素を分解して脱色する酸化漂白剤と，亜硫酸ナトリウムのように，分解して生じる亜硫酸で色素を還元して漂白する還元漂白剤がある．

ごま，豆類および野菜を漂白する目的で漂白剤を使用することは，その品質，鮮度などに関して消費者の判断を誤らせるおそれがあるため禁止されている．

8）甘味料

砂糖の代替品として，食品に甘味や風味を与える目的で使用される．最近では，糖尿病，肥満，虫歯などの予防のために使用されることが多い（第2章3も参照）．

合成甘味料として最も使用量が多いアスパルテームは，糖尿病や肥満症などの患者の甘味料としてもよく使用される．また，フェニルケトン尿症の患者にも安全と考えられているネオテーム（アスパルテーム改良型）が，2007（平成19）年に添加物として認可されている．

9）調味料

調味料はわが国で最も使用量の多い添加物で，特にアミノ酸系調味料のグルタミン酸ナトリウムは大量に使用され，調味料全体の約85％を占める（第5章1も参照）．

10）香料

香料は，食品に香気を付与，または増強するために使用され，化学的に合成された合成香料と天然物からとった天然香料がある．

合成香料には，アセト酢酸エチル，アセトフェノン，アニスアルデヒドなどがあり，使用する場合は，「着香の目的に限る」と定められている．現在許可されている物質は，2,500品目に及ぶといわれている．天然香料は，天然香料基原物質リストに収載されている約600品目の植物原料や動物原料から抽出して得られた成分またはこれを複数組み合わせたものを，食品に着香の目的で使用するものである．なお，香料の対象食品や使用量の制限はない．

11）栄養強化剤

栄養強化剤とは，栄養成分の強化のために使用される添加物で，アミノ酸類，ビタミン類，ミネラル類に大別され，一部に使用基準が定められている．栄養強化の目的で使用した添加物は，表示が免除される．

なお，これらは食品の栄養成分であるため，食品添加物の国際的な評価機関である国際連合食糧農業機関（FAO）/世界保健機関（WHO）合同食品添加物専門家委員会（JECFA）では食品添加物として扱っていない．

米粉の新規用途とは？

　最近，米を粉にした米粉からパン・めん・ケーキなどがつくられている．これは，気流粉砕など製粉技術の進歩により微細米粉の製造が可能となり，小麦粉と同様の利用を目的とした新たな品質の米粉（新規用途米粉）が誕生したためである．これらの米粉は，粒度が小さくでんぷん損傷度が低いものが多いなどの特徴があり，米粉を使った新たな食感をもった新製品が開発されている．グルテンを使わない米粉100％パンの開発は，小麦アレルギーの人も安心して食べることができ，注目されている．また，地域で生産された米を活用することで，地産地消への取り組みも期待されている．農林水産省では，国産米粉パンを1人が1カ月3個食べると自給率が1％アップするとして，普及推進をしている．

文　献

＜第6章1〜5＞

1) 「新版 日本食品大事典」（杉田浩一，他/編），医歯薬出版，2017

2) 「新 食品加工学」（吉田　勉/編），医歯薬出版，1999

3) 「食べ物と健康 食品学・食品機能学・食品加工学 第3版」（長澤治子/編著），医歯薬出版，2017

4) 「わかりやすい食物と健康3」（吉田　勉/監　佐藤隆一郎，他/編著），三共出版，2007

＜第6章6＞

1) 「食品の安全確保に向けた取組，8 食品添加物の安全確保」（厚生労働省）（https://www.mhlw.go.jp/file/06-Seisakujouhou-11130500-Shokuhinanzenbu/pamph01_10.pdf）

2) 「食品添加物の指定及び使用基準改正に関する指針（別添）」（厚生労働省）（https://www.mhlw.go.jp/topics/bukyoku/iyaku/syokuten/960322/betu.html）

3) 日本食品添加物協会ウェブページ（https://www.jafaa.or.jp/）

4) 「食品添加物の分類」（東京都福祉保健局）（https://www.fukushihoken.metro.tokyo.lg.jp/shokuhin/shokuten/shokuten2.html）

第6章 **チェック問題**

問 題

□ □ **Q1** 食品を加工食品とする目的を述べよ

□ □ **Q2** 食品の化学的加工法と生物的加工法とはどのような方法かそれぞれ述べよ

□ □ **Q3** 大豆の加工食品について，どのようなものがあるか述べよ

□ □ **Q4** ハムおよびベーコンの製造方法について述べよ

□ □ **Q5** 魚肉練り製品の加工法とその加工原理について述べよ

□ □ **Q6** 食品添加物は4つに大別できる．それらはどのようなものか答えよ

第 **6** 章 加工食品

解答&解説

A1　食品の加工は不要部分や有害部分を除き安全性を高め，腐敗・変質などによる品質劣化を防ぎ保蔵性を高め，栄養価の低下を防ぎ，嗜好性を向上させ，食品流通による輸送性を高め，経済的な価値を生むことにある．また最近では利便性や簡便性，機能性などの付加価値を高めることも目的となっている

A2　食品の化学的加工法とは，非酵素的化学反応を利用して食品の成分あるいは成分間を化学反応させる方法である．加水分解，還元，乳化，抽出などの方法がある．
食品の生物的加工法には，微生物を用いた発酵法が昔からある．微生物としてカビ，酵母，細菌が用いられている．また，食品原料の生命現象である熟成，発芽などの操作方法も生物的方法である．近年は遺伝子操作，細胞融合，バイオリアクターなどのバイオテクノロジーの技術が確立されている

A3　大豆を利用した加工食品として，豆乳，湯葉，豆腐，煮豆などがある．豆腐の加工品には，焼き豆腐，油揚げ，厚揚げ，がんもどき，凍り豆腐などがある．大豆の発酵食品には，みそ，しょうゆ，納豆などがある．

A4　ハムは，材料肉を整形し，塩漬，ケーシングに充填，乾燥，燻煙，加熱（湯煮，蒸煮），冷却の工程で製造される．ベーコンの製造工程は，ハムと似ているが，ベーコンは塩漬後の充填を行わないことと，長時間の燻煙を行った後に湯煮，蒸煮を行わないなどの違いがある．

A5　魚肉練り製品は，すり身に食塩を加えて，成形後，加熱凝固させて製造する．すり身に2〜3％の食塩を加えて，擂潰（すりつぶす）すると，魚肉中の筋原線維たんぱく質のミオシンとアクチンが溶出・重合してアクトミオシンが形成しゾルとなる．これに，でんぷん，調味料などを加え，加熱すると，網目構造が強固となり，保水性をもったたんぱく質のゲルとなる．

A6　①指定添加物：安全性と有効性が確認され，国が使用を認めたもの
②既存添加物：わが国においてすでに使用され，長い食経験があるものについて，例外的に使用が認められる添加物
③天然香料基原物質：植物，動物を基原とし，着香の目的で使用されるもの
④一般飲食物添加物：通常，食品として用いられるが，食品添加物として使用されるもの

第7章 微生物利用食品

Point

1 微生物利用食品（発酵食品）の種類と性質を理解する

2 それぞれの微生物利用食品の製造工程とその意義を理解する

3 微生物利用食品を通して国内外の食文化を理解する

概略図 **発酵の定義と発酵食品の分類**

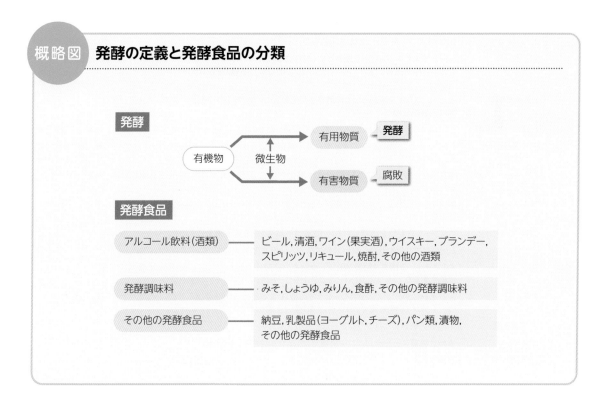

発酵

有機物 — 微生物 → 有用物質 — 発酵
有機物 — 微生物 → 有害物質 — 腐敗

発酵食品

アルコール飲料（酒類）	ビール，清酒，ワイン（果実酒），ウイスキー，ブランデー，スピリッツ，リキュール，焼酎，その他の酒類
発酵調味料	みそ，しょうゆ，みりん，食酢，その他の発酵調味料
その他の発酵食品	納豆，乳製品（ヨーグルト，チーズ），パン類，漬物，その他の発酵食品

1 微生物利用食品（発酵食品）の分類と性質

本格的に農耕と牧畜が開始された新石器時代の頃から，ヒトは微生物の作用を利用して農水産物や畜産物などの原料から新たな食品をつくり出してきた．このように微生物のはたらきによって有機物を分解し，新たな成分が生成され，ヒトに役に立つものがつくられる場合を「**発酵**」といい，有害となる場合を「**腐敗**」という．この2つのカテゴリーを区別する要因は，民族や文化の影響が大きい．

微生物利用食品（発酵食品）の特徴は，微生物を使って原料を発酵させることにより，原料にはなかった特有の香りや味が付与され，長期保存が可能になるなどの付加価値が高まることである．例として，ぶどうからワイン，大豆からみそやしょうゆ，納豆，乳からヨーグルト，チーズがつくられることなどがあげられる（概略図）．

2 アルコール飲料

A. アルコール飲料の特徴

日本国内において，酒類の定義とその種類，品目は酒税法で定められており，「酒類」とは，アルコール分1度以上の飲料をいう．酒類は，**発泡性酒類，醸造酒類，蒸留酒類**および**混成酒類**の4種類と各品目に分類

表1　酒税法における酒類の分類と定義（酒税法第3条第7号から第23号まで）

種類	品目	定義の概要	主な原料
発泡性酒類	ビール	• 麦芽，ホップおよび水を原料として発酵させたもの（アルコール分が20度未満のもの） • 麦芽，ホップ，水および麦その他政令で定める物品を原料として発酵させたもの（アルコール分が20度未満のもの）	大麦
	発泡酒	• 麦芽または麦を原料の一部とした酒類で発泡性を有するもの（アルコール分が20度未満のもの）	大麦
醸造酒類	清酒	• 米，米麹および水を原料として発酵させて，こしたもの（アルコール分が22度未満のもの） • 米，米麹，水および清酒かすその他政令で定める物品を原料として発酵させて，こしたもの（アルコール分が22度未満のもの）	米
	果実酒	• 果実または果実および水を原料として発酵させたもの（アルコール分が20度未満のもの） • 果実または果実および水に糖類を加えて発酵させたもの（アルコール分が15度未満のもの）	ぶどう
	その他の醸造酒	• 穀類，糖類などを原料として発酵させたもの（アルコール分が20度未満でエキス分が2度以上等のもの）	
蒸留酒類	連続式蒸留焼酎	• アルコール含有物を連続式蒸留機により蒸留したもの（アルコール分が36度未満のもの）	糖蜜，さつまいも
	単式蒸留焼酎	• アルコール含有物を連続式蒸留機以外の蒸留機により蒸留したもの（アルコール分が45度以下のもの）	米，麦，そば，さつまいも，黒糖
	ウイスキー	• 発芽させた穀類および水を原料として糖化させて，発酵させたアルコール含有物を蒸留したもの	大麦，ライ麦，とうもろこし
	ブランデー	• 果実もしくは果実および水を原料として発酵させたアルコール含有物または果実酒を蒸留したもの	ぶどう，りんご，プラム，チェリー
	原料用アルコール	• アルコール含有物を蒸留したもの（アルコール分が45度を超えるもの）	
	スピリッツ	• 上記のいずれにも該当しない酒類でエキス分が2度未満のもの	
混成酒類	合成清酒	• アルコール，焼酎または清酒とブドウ糖その他政令で定める物品を原料として製造した酒類で清酒に類似するもの（アルコール分が16度未満でエキス分が5度以上等のもの）	
	みりん	• 米，米麹に焼酎またはアルコール，その他政令で定める物品を加えてこしたもの（アルコール分が15度未満でエキス分が40度以上等のもの）	米，もち米
	甘味果実酒	• 果実酒に糖類またはブランデーなどを混和したもの	
	リキュール	• 酒類と糖類などを原料とした酒類でエキス分が2度以上のもの	果実，ハーブ，種子
	粉末酒	• 溶解してアルコール分1度以上の飲料とすることができる粉末状のもの	
	雑酒	• 上記のいずれにも該当しない酒類	

される（表1）．また，原料と工程によって細かく分類できる（表2）．

　酵母が嫌気的条件下で，グルコースやフルクトースなどの糖分をエタノールと二酸化炭素に変換するプロセスを**アルコール発酵**といい（図1），アルコール分は容量パーセント濃度で示される．

　アルコール飲料の製造過程には，果実類に含まれるグルコースなどの糖類を直接原料としてアルコール発酵させる**単発酵**や，穀類やいも類などを麦芽またはカビのアミラーゼによって糖化後，アルコール発酵させる**単行複発酵**，糖化と発酵を同時に行う**並行複発酵酒**があり，これらを**醸造酒**とよんでいる．醸造酒を原料〔もろみ（醪）〕として蒸留した酒類が**蒸留酒**である．醸造酒や蒸留酒または原料アルコールに，糖類，果実，ハーブ，香辛料，甘味料，香料などを加えた酒類を**混**

成酒とよんでいる（図2）．

　アルコール飲料は嗜好品であるので，その味わいを表現したうえで，品質を的確に評価することが重要である．ワインを例にすると，外観や，香り，味わいのバランス・複雑さ，ぶどうの品種の個性が表れているかなど，多くの要素が含まれている．それぞれのアルコール飲料の個性を理解すれば，飲み頃の見極め，温度，器・グラス，さらに料理との組み合わせにより，よりおいしい状態でアルコール飲料を味わうことができる．

B. 清酒

　清酒（日本酒）はビールやワインと同じ醸造酒であり，日本の伝統的な酒類である．水稲が渡来した弥生時代には清酒がつくられていたとされている．清酒の

表2　酒類の原料と工程による分類

原料	糖化	発酵	蒸留	再製・混成
ぶどう		ワイン	ブランデー	スパークリングワイン，ベルモット
りんご		シードル	カルバドス	
			キルシュワッサー	
米	麹	清酒	焼酎	みりん
大麦	麦芽	ビール	モルトウイスキー	ドランビュイ
とうもろこし	麦芽		グレンウイスキー	ウオッカ，ジン
			バーボン	
さとうきび			ラム	
いも	麹		焼酎	
	麦芽		シュナップス	
リュウゼツラン			テキーラ	

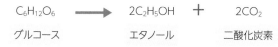

$$C_6H_{12}O_6 \longrightarrow 2C_2H_5OH + 2CO_2$$

グルコース　　　　　　　エタノール　　　　　二酸化炭素

図1　アルコール発酵

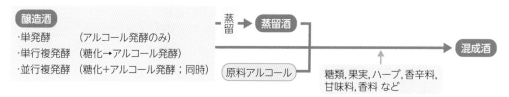

図2　醸造酒，蒸留酒，混成酒の違い

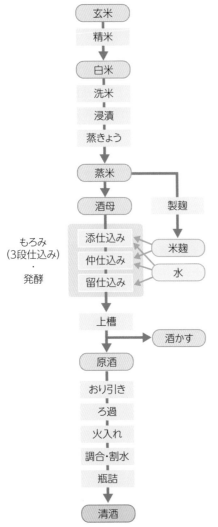

質および粗脂肪含量が少ないことがあげられる.

　清酒の醸造では,「一麹,二酛,三造り」といわれ,製麹・酒母(酛)・もろみは主要な工程になる.麹菌は,清酒,焼酎,しょうゆ,みそ,酢など多岐にわたって使われており,製造目的によって菌株は異なる.清酒では,黄麹菌の酵素のはたらきによって蒸米のでんぷんが分解されてグルコースとなる.

　グルコースは,酵母によって発酵され,エタノールと二酸化炭素に変換される.特に清酒酵母は,エタノールを20%以上もの高濃度で生産するだけでなく,有機酸や香気成分となるエステル類などを生成するはたらきももつ.酵母を多く得るために,発酵前に酵母自体を増殖させた酒母(酛)をつくる.酒母の製造法には,自然の微生物を利用して優良な酵母を生育させる伝統的な「生酛」やその改良法である「山廃酛」(山廃仕込み)が知られている.これらの方法では,仕込み時に麹などから混入する乳酸菌群によって乳酸が産生され,酸性条件が保たれるので雑菌の繁殖を防ぎ,最終的に純粋な清酒酵母を得ることができる.一方,酒母づくりの最初から乳酸を加えておき,酵母を純粋培養する「速醸酛」がある.このように酒母の製造方法は異なるが,酒母としての役割や酒質への影響は認められていないので,現在では製造の簡便な速醸酛が利用されている[1].

　酒母をつくった後,次にもろみの発酵を行う.清酒は通常,一度にすべての原料を仕込むのではなく,3回に分けて仕込む(3段仕込み).これにより,酵母や酸などが希釈されることで微生物汚染を防ぐ.清酒特有の香気成分や,酸味となる有機酸は原料の米や麹に直接含まれておらず,もろみの発酵中に生成される.3週間ほど経過すると,もろみのアルコールは18%くらいになり,発酵も落ち着いてくる.また,果物のようなフルーティーな香りをもつ吟醸酒は,十分に精米した米を8〜12℃の低温で4〜5週間かけてゆっくりと発酵させてつくられる.

2) 清酒の成分

　清酒にはエタノールの他に糖類,乳酸などの有機酸,アミノ酸やペプチドなどの成分が含まれている.

図3　清酒の製造工程

原料は,米・米麹・水・酵母で,これ以外にアルコールなどが使われることもある.

1) 清酒の製造方法

　清酒の製造工程図を示す(図3).清酒の醸造の特徴は,糖化と発酵が同時に進行(**並行複発酵**)することであり,他の酒類ではみられない方法である.このため,でんぷんの糖化が進行しても過剰のグルコースが蓄積しないので,20〜22%のエタノールが得られる.

　清酒を醸造するための原料として,主に酒造専用の米(酒造好適米)が使用される.その性質は通常の食用米とは異なり,大粒で心白※1率が高く,粗たんぱく

※1　心白：米の中心部の白色の不透明な部分で,主にでんぷんで構成されている.

表3 ビールの発酵法と色調および主な産地

発酵法による分類	色による分類	産地による分類	特徴
下面発酵（ラガー）	淡色ビール	ピルスナー（チェコ），ヘレス（ドイツ），アメリカンラガー（アメリカ）	低温（6〜15℃）で発酵．ピルスナーは世界的に主流となっている
	濃色ビール	シュバルツ，デュンケル，ボック（ドイツ）	
上面発酵	淡色ビール	ペールエール（イギリス），ケルシュ，ヴァイツェン（ドイツ），ホワイトエール（ベルギー）	常温（18〜25℃）で発酵．フルーティーな香りが特徴
	濃色ビール	スタウト，ポーター（イギリス），アルト（ドイツ）	
その他		ランビック（ベルギー）	野生酵母を用い，1〜3年以上，発酵と熟成．独特の酸味と香りが特徴

乳酸，コハク酸，リンゴ酸が多く含まれており，酸味に影響し，コハク酸などはうま味を与える．アミノ酸の量が多いと味は濃く，少ないとすっきり感じられる．アルギニン，アラニン，トレオニン（スレオニン），グリシン，プロリン，グルタミン酸，ロイシンなどが含まれる.

C. ビール

1）ビールの定義

ビールは古代メソポタミアを発祥とし，5,000年以上の歴史をもつ.

2）ビールの種類

ビールは大麦を主原料とした醸造酒で，酒税法では発泡性酒類に分類されている（表1）．ビール酵母の種類によって，凝集沈降性酵母を用いる下面発酵（ラガー）ビールと，浮上性酵母を用いる上面発酵ビールに分けられる．ビールの特徴は，ホップの受粉前の毬花，またはその抽出物を使用することによって特有の苦味や色調を生成し，発酵に伴い多くの二酸化炭素を含有することである（表3）．現在，世界的に大量に消費されているビール製造には下面発酵が使用されている.

3）ビールの製造方法

大麦からビールの原料となる麦芽（モルト）をつくる「製麦工程」，大麦・米・ホップなどのビール原料を発酵させるための原液を製造する「仕込み工程」，麦汁に酵母を添加・発酵し，熟成する「醸造工程」，さらにビールをろ過し，瓶や缶に詰める工程からなる（図4）.

4）ビールの成分

日本で販売されているビールのアルコール分は4〜

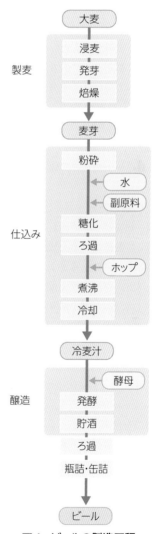

図4 ビールの製造工程

5.5％程度のものが多い．特徴的な成分として，ホップに含まれる苦味の主成分である**イソフムロン**がある．ビタミンB群も比較的多い．

また，アルコール飲料は他の食品と比べるとプリン体の含有量はあまり多くないが，そのなかでもビール・発泡酒には**プリン体**が比較的多く含まれており，摂取するとアルコールの作用も加わって尿酸値が上昇する．

D. ワイン

1）ワインの種類

ワインは果実を原料とした醸造酒で，酒税法では果実酒にあたる（表1）．一般にぶどうを原料として醸造したものであり，世界で最も古い歴史をもつ酒類の一つで，世界各地で製造されている．

ワインには大きく分けて，非発泡性ワイン〔スティルワイン（白，赤，ロゼ）〕と発泡性ワイン（スパークリングワイン），酒精強化ワイン（フォーティファイドワイン），混成ワイン（フレーバードワイン）が存在する．スティルワイン（白・赤）の基本的な製造工程を図5に示す．

2）白ワインの製造方法

白ワインは，白ぶどうを搾汁して得られる果汁をアルコール発酵して製造される．代表的な白ワイン専用品種のぶどうとして，シャルドネ，ソーヴィニヨン・ブラン，リースリング，ゲヴェルツトラミネール，ピノ・グリ，ヴィオニエなどがあり，日本固有の品種として甲州種が存在する．

ぶどうは除梗・破砕後，搾汁する．白ワイン果汁は酸化されやすいので，亜硫酸を添加することが多い．これにより，酸化とともに微生物汚染も防止できる．その後，アルコール発酵を行う．その際，通常，選抜された乾燥酵母を使用するが，ぶどうに付着している自然酵母（野生酵母）で行う場合もある．アルコール発酵終了後，オリ引きをし，樽やステンレスタンクに貯蔵し，熟成後，瓶詰を行う．樽材にもフレンチやアメリカン・オークなどがあり，その樽材の種類や内部のトーストの仕方によって，ワインの香りや味わいに影響を与える．

・貴腐ワイン

カビの一種であるボトリティス・シネレアが付着し

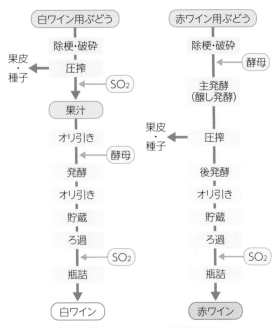

図5 ワイン（スティルワイン）の製造工程
SO₂（二酸化硫黄）を添加すると亜硫酸（H₂SO₃）になり，酸化を防止する．

貴腐化したぶどうを搾り，得られた濃厚な果汁を発酵させてできた香り豊かな極甘口の白ワイン．ボトリティス・シネレアによってつくられたグリセリンやグルコン酸が多いのが特徴．

3）赤ワインの製造方法

赤ワインは白ワインと異なり，黒色系ぶどう品種を除梗・破砕後，果汁，果皮，種子を一緒に仕込み，アルコール発酵を行う．代表的な品種としては，カベルネ・ソーヴィニヨン，メルロー，ピノ・ノワール，シラー，カベルネ・フラン，グルナッシュ，サンジョベーゼ，ネッビオーロなどがあり，国内の主要品種としてマスカット・ベーリーAなどが知られている．

赤ワインの場合，一般にアルコール発酵後，乳酸菌によりワイン中のリンゴ酸を乳酸と二酸化炭素に分解するマロラクティック発酵を行うことが多い．この反応により，酸度が下がる，ダイアセチルなどを生成し香味に複雑さを与える，微生物学的に安定化させる，などのはたらきがある．その後，オリ引きを行い，樽熟成あるいはタンク熟成後，瓶詰を行う．

4）スパークリングワイン（発泡性ワイン）

製造法の違いによりいくつかの種類に分けられる．代表的なものを下記に示す．

① 主発酵時に残糖分のないワインを醸造し，酵母と糖分を加えた後，瓶内で二次発酵を行い，発生した二酸化炭素を瓶内に封じ込めたワイン（フランスのシャンパーニュ，スペインのカヴァなど）

② ①と同様，主発酵時に残糖分のないワインを醸造し，酵母と糖分を加えた後，密閉タンク内で二次発酵を行い，生成した二酸化炭素を含ませたワイン（ドイツのゼクト，イタリアのプロセッコなど）

③ ワインに直接，二酸化炭素を吹き込んだもの（カーボネーション）

5）酒精強化ワイン

ワインの醸造工程中に，ブランデーやアルコールを添加したワイン．

代表的なものを下記に示す．

① シェリー

スペイン，ヘレス地方の白ワイン．貯蔵中に産膜酵母による膜を張らせるフィノタイプと，膜を張らせないで熟成させるオロロソタイプがある．

② ポート

ポルトガル，ポートで産するワイン．赤と白がある．発酵の途中でアルコールを加え，発酵を止めてつくる甘口ワイン．

③ マデイラ

ポルトガル，マデイラ島でつくられる，特有の甘い香りをもった甘口ワイン．加温熟成を行うため，寿命の長い（長い間味が落ちない）ワインとなる．

6）ワインの成分

ワインのアルコール分は12〜14％程度で，ワインの特徴として有機酸量が多く，酒石酸がぶどう特有の酸である．また，ポリフェノールも多く含まれ，白ワインには約300 mg/L，赤ワインには約2,000〜4,000 mg/L含まれる．この差は製造方法の違いによるところが大きい（図5）．赤ワインの色の主体はポリフェノールの一種であるアントシアニンである．また，赤ワインの渋味の主成分は，一般的に縮合型タンニンとよばれるプロアントシアニジンで，果皮や種子に含まれる．

E. その他

1）ウイスキー

ウイスキーは，発芽させた穀類と水を原料として糖化・発酵させたのち，蒸留した酒類を指す．ウイスキーには大きく分けて，大麦麦芽からつくるモルトウイスキーと，とうもろこしなどの穀類からつくるグレンウイスキーの2種類がある．これらを単独または混合（ブレンデッド）して製品化する．

代表的なウイスキーとして，スコッチ・ウイスキーやアイリッシュ・ウイスキー，新樽の内側を強く焦がして熟成させたバーボン・ウイスキーなどがある．

2）ブランデー

ブランデーは，果実・水を原料として発酵させたのち，蒸留した酒類を指す．ブランデーには，ぶどうからつくるグレープブランデーと，ぶどう以外の果実からつくるフルーツブランデーの2種類がある．

代表的なブランデーとして，フランスのコニャックやアルマニャック，カルヴァドス地域で産出されるものがある．また，ぶどうの搾りかすを蒸留したブランデーがあり，フランスではマール，イタリアではグラッパとよばれる．

3）焼酎

酒税法で焼酎は甲類と乙類とに分類される．焼酎甲類の原料は糖蜜やさつまいもなどで，連続式蒸留機を用いて製造される．乙類は本格焼酎ともいい，単式蒸留機によって製造され，米，麦，いも，そばなどのでんぷん質原料で製造される．タイ米などを原料とした泡盛も含まれる．

3 発酵調味料

A. 発酵調味料の特徴

原料を微生物によって発酵させることで，多くの香りや味にかかわる成分が産生され，新たな風味が醸し出される．これらは私たちの食文化に大きな潤いを与えてきた．例えば大豆は，酵母や乳酸菌を加えて発酵させるとみそやしょうゆに，納豆菌を繁殖させると納豆になる．発酵に利用される微生物の種類としては，

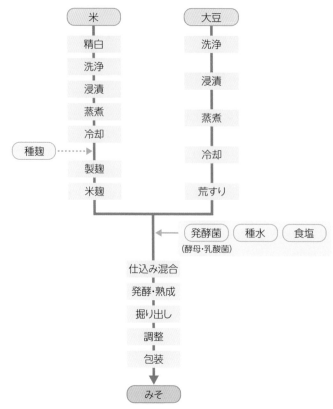

図6　米みその製造工程

酵母，カビ，細菌がある．特に日本は麹菌を利用した発酵調味料が多い．

　発酵調味料の特徴は，アミノ酸であるグルタミン酸，アスパラギン酸，核酸構成物質のヌクレオチドであるイノシン酸，グアニル酸などのうま味をもつことで，東アジアを起源として発達し，現在は世界中で食されている．ここでは，みそ，しょうゆ，みりんなどの発酵調味料について紹介する．食酢については第5章1-Cを参照のこと．

B. みそ

1) みその歴史

　みその起源は，古代中国から伝えられた「醤（しょう・ひしお）」や「鼓（し・くき）」にさかのぼると考えられている．「醤」は野菜や穀物，動物の肉，魚を塩蔵し，一定の期間，微生物の作用を受けた調味料であり，中国には紀元前から存在した．「鼓」は大豆や小麦などの穀類に塩を加えて漬けた穀醤（こくびしお）に改良が加えられたものとされる．日本に伝わったのち「未醤（みしょう）」ができ，これから「みそ」ができたとされている．

　現在のみそ醸造技術の基本は江戸時代に入って確立され，各地域の原料や気候風土，食習慣などの条件に応じて，地域特有のみそが製造されている（図6）．

2) みその種類

　みその種類は，大きく分けて米みそ，麦みそ，豆みそ，調合みその4種類に分類される．現在の種類別集荷数量の内訳はそれぞれ，約80，5，5，10％である．米みそとは大豆に米麹を加えて製造したもの，麦みそとは大豆に麦麹を加えてつくったもの，豆みそは大豆のみを主原料としている．調合みそは，米みそ，麦みそまたは豆みそを混合したもの，あるいは米麹に麦麹または豆麹を混ぜて製造したものである．

　みそは味によっても分けられ，米みそでは甘みそ，甘口みそ，辛口みそに分類される．

辛さ加減は，"食塩の量"と"麹歩合"に依存する．"麹歩合"は原料の大豆に対する米麹や麦麹の比率のことで，塩分が一定なら，麹歩合が高い（麹の割合が多い）ほうが甘口となる．

また，米みそ，麦みそは，製品の色によって，赤系，淡色系，白に分けられる．その色は，大豆などの原料の種類や処理方法，麹の量によって変わる．さらに醸造期間が短いものほど白く，長くなるほど赤くなる．

北海道では赤い色の中辛口みそが主流で，仙台には仙台みそとよばれる伊達政宗時代より引き継がれている赤色辛口みそがある．みその原料となる穀物も，全国的に「米」が使われることが多く，中部地方では「豆」，九州や四国の一部の地域では「麦」が使われている．

3）みits その成分

みその成分は種類によって異なる．また，同じ種類でも原料配合や処理，熟成方法とその期間などによって異なる．豆みそには，たんぱく質が比較的多く含まれるが，米みそや麦みそには少ない．また，発酵によってたんぱく質はペプチドやアミノ酸に分解されており，うま味や吸収効率に影響している．

みits その品質を官能的に評価する場合，色，香り，味および組成を指標としている．

C. しょうゆ

1）しょうゆの歴史と種類

しょうゆは日本で発展した伝統的な発酵調味料であり，そのルーツはみそと同じように，中国の「醬」にたどりつく．「醬」からみそができたが，みそからしたたる「たまり」がたまりしょうゆに発展したと考えられている．現在，日本農林規格（JAS規格）では，「こいくちしょうゆ」，「うすくちしょうゆ」，「たまりしょうゆ」「さいしこみしょうゆ」「しろしょうゆ」の5つの種類が定められている．しょうゆの基本原料は，大豆，小麦，食塩，種麹，水である（図7）．

2）各しょうゆの特徴 （図8）

こいくちしょうゆの麹は，大豆または脱脂加工大豆を蒸したものに，ほぼ等量の小麦を混ぜてつくる．食塩分は約16％．江戸期以来，関東を中心に発達している．

うすくちとは「色がうすい」という意味で，食塩分は

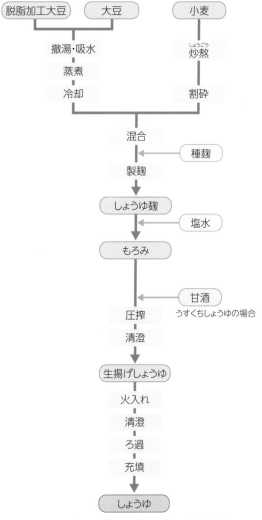

図7 しょうゆ（こいくち・うすくち）の製造工程（本醸造方式）

本醸造方式は，原材料にアミノ酸液を使用しない伝統的なしょうゆの製造方法である．

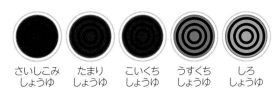

| さいしこみ しょうゆ | たまり しょうゆ | こいくち しょうゆ | うすくち しょうゆ | しろ しょうゆ |

図8 しょうゆの種類

18〜19％程度と，こいくちしょうゆより約2％高い．発酵・熟成が進むほど色が濃くなり，風味が豊かになる．色がうすいのは高濃度の食塩で発酵・熟成を抑え，

あわせて醸造期間を短くしたためである。醸造過程の
しあげには甘酒や水あめを加えるのも特徴である。

こいくちやうすくちは大豆と小麦をほぼ等量ずつ用
いるのに対し，たまりしょうゆはほとんど大豆だけで
つくられる。さいしこみしょうゆは，しょうゆを2度
醸造するような製法をとり，一般的に色が濃く，濃厚
な味にしあがる。

しろしょうゆは，たまりしょうゆとは反対に，蒸した
小麦を主原料にいった大豆を少量用いて麹をつくる。小
麦中心につくられた麹の香りを生かし，低温・短期間
で発酵させ，うすくち以上に発酵を抑えてつくられる。

D. みりん

みりん（味醂，味淋）は日本料理に欠かせない調味
料で，煮物やかば焼きのたれ，めんつゆ，照り焼きの
つや出しに使う。素材の臭みを取り，味をまろやかに
する効果もある。酒税法では混成酒に分類される（表
1）。約14％程度のアルコール分と約40～50％の糖分
を含んだ，甘味のある黄色の液体である。

みりんそのものは安土桃山時代から記録に出てくる。
だが，現在の形に近い澄んだ液体のみりんは，江戸時
代の1814年，下総国の流山で造られた「万上」みり
ん（現 キッコーマン社）がはじまりである。

1）みりんの製造方法

みりん（本みりん）は，蒸したもち米，麹菌，焼酎
もしくはアルコールを原料にし，40～60日間かけて
糖化・熟成させてつくる。この間に米麹中の酵素がは
たらいて，もち米のでんぷんやたんぱく質が分解され
て各種の糖類，アミノ酸，有機酸，香気成分などが生
成され，本みりん特有の風味が形成される。

2）みりんの調理効果

①甘味の付与
②テリ・ツヤの付与
③煮崩れ防止効果
④コク・うま味の付与
⑤味の浸透性向上
⑥消臭効果
⑦脂質酸化防止
などがあげられる。

3）みりんの類似調味料

「本みりん」に類似した調味料として，「みりん風調
味料」と「発酵調味料」がある。いずれも製法や成分
が全く異なり，「みりん風調味料」はアルコール発酵や
糖化・熟成工程がなく，糖類，アミノ酸，有機酸など
をブレンドしてつくられる。「発酵調味料」（料理酒）
は酒類に類似した発酵工程とみりんの熟成工程を経て
製造されたもので，発酵前後に食塩を添加するのが特
徴である。

E. 魚醬

魚醬は魚介類を原料としたしょうゆで，小魚，いか，
えびなどに食塩などを加えることで，魚肉や内臓のプ
ロテアーゼの作用により，たんぱく質が分解されて製
品となる。日本ではしょっつる（原料：はたはた），い
しる（原料：するめいかの内臓，まいわし，まさば，
他），などがあり，海外ではベトナムのニョクマム，タ
イのナンプラーなどが有名である。

4 その他の微生物利用食品

A. 納豆

納豆は，大豆発酵食品の一つである。蒸煮した大豆に
納豆菌を接種し発酵させ，納豆菌のプロテアーゼの作
用で大豆の組織を軟化し，消化したもので，独特の風
味がある。伝統的な納豆の製造方法は，まず，蒸煮し
た大豆を稲の藁苞で包み，40℃程度に保温し，放置す
る。すると稲藁に付着している納豆菌が大豆に移行し，
増殖することによって発酵が起こり，納豆ができる。

その際生じる粘質物は，グルタミン酸のポリマー（ポ
リグルタミン酸）とフルクトースのポリマー（フルク
タン）の混合物である。この糸引納豆に米麹と食塩を
加えて発酵，熟成したものが五斗納豆である。

一方，糸引納豆とは製法も発酵菌も異なり，蒸煮大
豆から麹をつくり塩水中に仕込み熟成させ，乾燥させ
たものに塩辛納豆（寺納豆・浜納豆・大徳寺納豆）が
ある。食塩含量が高く，貯蔵性がある。

B. ヨーグルト（発酵乳）

　乳を用いた発酵食品の原料は，古くから山羊や羊などの乳が用いられてきており，日本では牛乳が広く利用されている．乳酸菌には，*Lactobacillus bulgaricus*や，*Streptococcus thermophilus*などが用いられる．ヨーグルトの製造方法は，まず，殺菌の終わった原料乳を40℃程度において，乳酸菌を加え混合し，4〜6時間発酵させる．このとき，乳酸菌は乳に含まれるラクトース（乳糖）を分解して乳酸をつくり出す．この結果，乳酸が乳たんぱく質のカゼインを凝固することでヨーグルトができる．

　牛乳の他，山羊，羊，水牛，馬などの乳を原料にしたさまざまな発酵乳があり，インドのダヒ，ロシアのケフィール，モンゴルのクーミス，北欧のイメールなど，各地の風土に根ざしたいろいろな発酵乳がつくられている（第3章3-E-5も参照）．

C. チーズ

　世界中でチーズは1,000種類以上あるとされており，大きく分けるとナチュラルチーズとプロセスチーズに分類できる（第3章3-E-7参照）．ナチュラルチーズの基本的な製造方法は，原料乳を殺菌後，乳酸菌を加えて1〜2時間保持してpHを下げるとともに，凝乳酵素キモシン（レンニン）を加えることにより，カゼインを凝固させ，カード※2を生成する．凝固したカードをカードナイフで切断し，加温することによりホエイ（乳清）が分離され，それを除去し，食塩を加えた後，場合によってカビなどにより熟成させて製品にする．

　ナチュラルチーズの分類は大きく分けて，下記のように分類できる（第3章表22も参照）．

①フレッシュタイプ

　軟質チーズの一種．カードの部分を集めた熟成させないチーズで，カッテージ，モッツァレラ，フロマージュブランなどがある．

②白カビタイプ

　軟質タイプの一種．表面に白カビを植え付け熟成させたチーズで，カマンベール，ブリーなどがあげられる．

③青カビタイプ

　半硬質タイプの一種．内部に青カビを植え付け熟成

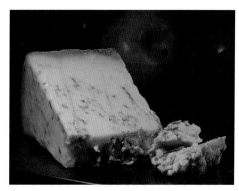

図9　スティルトン（ブルーチーズ）

させたもので，特にゴルゴンゾーラ，ロックフォール，スティルトン（図9）は世界3大ブルーチーズとよばれる．

④ウォッシュタイプ

　軟質タイプの一種．熟成させるときに，チーズの表面を塩水や酒類で洗うタイプのチーズで，タレッジオなどが有名である．

⑤セミハード/ハードタイプ

　硬質，もしくは超硬質タイプの一種．水分を取り除き乳酸菌でゆっくり熟成させたもので，チェダー，ゴーダ，エメンタール，パルミジャーノ・レッジャーノなどがある．

D. その他

1）パン

　パンは，一般に小麦粉，パン酵母，水を加えて生地をつくり，これを発酵させて，焼成したものである（製造方法などについては第6章2-B-3参照）．使用する小麦の種類や副材料，工程によってパンの生地のしあがりや種類が異なる．

2）なれずし

　塩蔵した魚介類を米飯に漬け込み，その自然発酵によって生じた乳酸などの作用で保存性や酸味を付与した製品の総称である．代表的なものに，ニゴロブナを原料とした滋賀県のふなずしや，はたはたを主原料にした秋田県のいずしなどがある．なれずしは，現在の江戸前ずし（握りずし）の原型と考えられている．

※2　カード：p.121 ※17参照.

ぶどう・ワインのポリフェノール

ぶどうやワインには多数のポリフェノールが含まれており，色調，呈味などワインの特徴となる感覚・嗜好的な機能を示すだけでなく，さまざまな生活習慣病予防に資する重要な生理活性成分であることが見出されている．一方，加工や保存中に酵素的あるいは非酵素的酸化により，褐変や味・香りの劣化などを引き起こす原因となり，商品の品質への影響を及ぼす．

ぶどうやワインに含まれる重要なポリフェノールは，生合成または化学構造上の特徴からフェニルプロパノイド，スチルベノイド，フラボノイドに分類される．

1）フェニルプロパノイド

フェニルプロパノイドはぶどうの主に果肉・果皮中に存在する．白ぶどう果汁の褐変を引き起こす原因の一つとなる他，揮発性フェノールに変化し，ワインの異臭「薬品臭，燻煙臭，獣臭」の要因となる場合もある．

2）スチルベノイド

スチルベノイドは植物界での分布が限られているが，ぶどう科には含まれており，その代表的な化合物はレスベラトロールである．レスベラトロールにがん予防作用があることが見出されたことを契機に，広く研究されている．レスベラトロールは果皮に局在し，ワイン中では1～3 mg/L含まれる．

3）フラボノイド

フラボノイドは，化学構造上，アントシアニジン，フラボノール，フラバノールおよびこれらの重合体である縮合型タンニンに細分化される（図）．

アントシアニジンは図に示すように酸性下でイオン化し，その配糖体をアントシアニンと称する．赤ぶどうやワインの色調に影響を及ぼす最も重要な水溶性色素である．

フラバノールでぶどうに多く含まれるものはカテキン類で，主に種子に多く含まれ，その成分は（＋）-カテキンと（－）-エピカテキンである．

タンニンはたんぱく質，塩基性物質，金属などに強い親和性を示し，それらと難溶性沈殿を生成する高分子ポリフェノール群の総称である．加水分解型タンニンと縮合型タンニンに大別される．ぶどうやワインでは後者のタイプが多く含まれており，カテキン類がC–C結合で縮合した基本構造を有し，プロアントシアニジンとよばれている．プロアントシアニジンは，ワインの総ポリフェノール量の約半分近くを占めている化合物である．また，ワインに収斂味を与え，色調の安定化にも寄与しており，ワインの品質に非常に重要な影響を与える化合物である．

図 ぶどう・ワイン中に含まれる主なフラボノイド類の骨格

文　献

1）「醸造学」（大塚謙一／編著），養賢堂，1989
2）「発酵食品学」（小泉武夫／編著），講談社，2012
3）特集 清酒：酒類総合研究所情報誌 お酒のはなし：2014

チェック問題

第7章

問 題

□ □ **Q1** 微生物利用食品（発酵食品）の種類と性質について述べよ

□ □ **Q2** アルコール発酵について述べよ

□ □ **Q3** 清酒の製造方法について述べよ

□ □ **Q4** ワインの特徴について述べよ

解答&解説

A1 微生物利用食品（発酵食品）には，アルコール飲料（酒類），発酵調味料，その他の発酵食品がある．微生物を使って原料を発酵させることにより，原料にはなかった特有の香りや味が付与され，長期保存が可能になるなどの付加価値が高まった食品である

A2 アルコール発酵は，酵母が嫌気的条件下で，グルコースやフルクトースなどの糖分をエタノールと二酸化炭素に変換するプロセスをいう

A3 主に米・米麹・水・酵母を原料につくられる．糖化と発酵を同時に進行（並行複発酵）させることで，過剰のグルコースの蓄積を防ぎ，適度なエタノール濃度を得ている．もろみの発酵は3回に分けて原料を仕込み（3段仕込み），酵母や酸などを希釈して微生物汚染を防ぐ．清酒特有の香気成分や，酸味となる有機酸はもろみの発酵中に生成される

A4 ワインは果実を原料とした醸造酒で，一般にぶどうを原料として醸造したものであり，世界で最も古い歴史をもつ酒類の一つで，世界各地で製造されている．非発泡性ワイン〔スティルワイン（白，赤，ロゼ）〕と発泡性ワイン（スパークリングワイン），酒精強化ワイン（フォーティファイドワイン），混成ワイン（フレーバードワイン）が存在する

第7章
微生物利用食品

第8章 バイオ食品などの新規食品

Point

1 新規食品（バイオ食品）および新しい加工食品を理解する

2 遺伝子組換え食品とクローン食品，ゲノム編集食品の違いを理解する

概略図　遺伝子組換え作物・クローン食品，ゲノム編集食品の用途

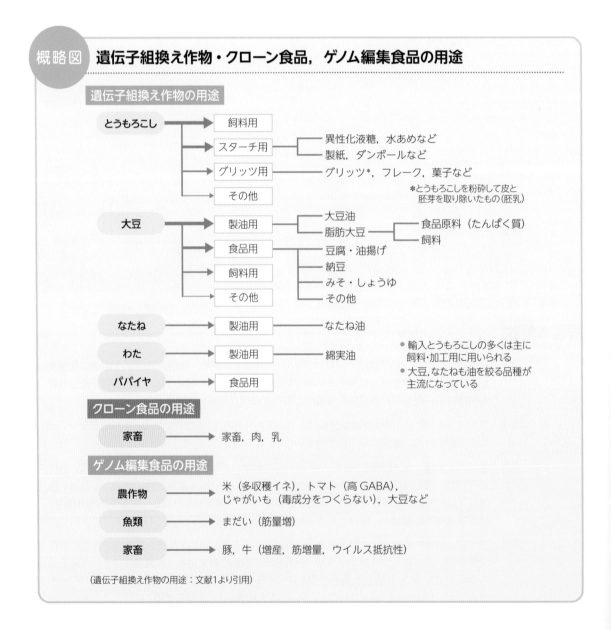

遺伝子組換え作物の用途

- とうもろこし
  - 飼料用
  - スターチ用 ── 異性化液糖，水あめなど ／ 製紙，ダンボールなど
  - グリッツ用 ── グリッツ*，フレーク，菓子など
  - その他

  ＊とうもろこしを粉砕して皮と胚芽を取り除いたもの（胚乳）

- 大豆
  - 製油用 ── 大豆油 ／ 脂肪大豆 ── 食品原料（たんぱく質）／ 飼料
  - 食品用 ── 豆腐・油揚げ ／ 納豆 ／ みそ・しょうゆ ／ その他
  - 飼料用
  - その他

- なたね
  - 製油用 ── なたね油

- わた
  - 製油用 ── 綿実油

- パパイヤ
  - 食品用

- 輸入とうもろこしの多くは主に飼料・加工用に用いられる
- 大豆，なたねも油を絞る品種が主流になっている

クローン食品の用途

- 家畜 → 家畜，肉，乳

ゲノム編集食品の用途

- 農作物 → 米（多収穫イネ），トマト（高GABA），じゃがいも（毒成分をつくらない），大豆など
- 魚類 → まだい（筋量増）
- 家畜 → 豚，牛（増産，筋増量，ウイルス抵抗性）

（遺伝子組換え作物の用途：文献1より引用）

1 バイオテクノロジー応用食品

バイオ食品とは，バイオテクノロジーを利用して製造される食品のことである．酒・みそ・しょうゆなどの微生物利用食品も，広義のバイオ食品にあたる（オールドバイオ食品ともよばれる）．近年の遺伝子組換え技術，細胞融合，クローン技術などを用いて品種改良した家畜や作物，微生物などを利用して製造される食品は，ニューバイオ食品ともよばれる．また，最近はゲノム編集技術も利用されはじめている．

A. 遺伝子組換え技術による食品

1）遺伝子組換え技術とは

DNAの構造解析，DNAの特異的な塩基配列を切断する制限酵素やDNA断片を連結するDNAリガーゼの発見，DNAを細胞内に導入するためのベクター（プラスミド，ファージ，ウイルスなど）[※1]の確立により，遺伝子組換え技術が大きく発展した．この技術は，まず微生物（細菌）を宿主とした有用物質生産に応用された（図1）．

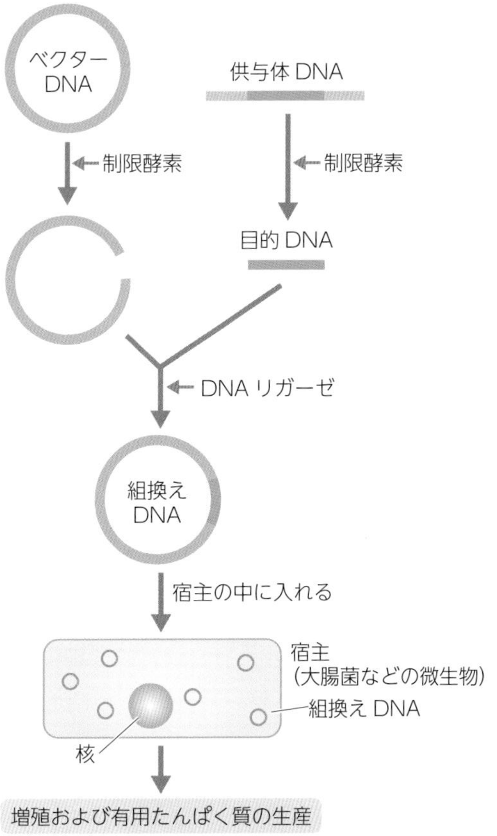

有用物質（たんぱく質）を生産する微生物，動物あるいは植物の細胞内にある有用たんぱく質をコードする遺伝子あるいはそのmRNAに逆転写酵素を作用させてcDNA[※2]を調製する．そして，大腸菌から調製したプラスミドを制限酵素で切断し，有用たんぱく質の遺伝子またはcDNAを挿入する（これをクローニングと

図1　遺伝子組換えの概略

いう）．この組換えプラスミドを大腸菌などに導入し，大量培養することによって，目的たんぱく質を大量生産することが可能となる．

※1　ベクター：遺伝子の運び屋のことであり，遺伝子組換え技術に用いられる組換えDNAを増幅・維持・導入させる核酸分子である．ベクターには，プラスミド，ファージ，ウイルスなどが使用される．
※2　cDNA：成熟mRNAから逆転写酵素を用いた逆転写反応によって合成されたDNAであり，complementary DNAの頭文字をとってcDNAと省略される．ヒトなどの真核生物では，遺伝子はゲノム上にコードされて

いるが，多くはそれが転写されたmRNA前駆体がスプライシングを受けてイントロンが除去されて成熟mRNAが生成する．イントロンはたんぱく質に翻訳されない情報も含んでいるため，スプライシング済みの成熟mRNAからcDNAを合成すれば，イントロンを含まない状態の遺伝子（塩基配列）を得ることができる．

Column

食品中の遺伝子は食べるとどうなる？

遺伝子はDNAとして，すべての細胞に含まれている．すなわち，生物由来の食品にはすべて遺伝子が含まれている．食品の製造工程で分解されることがあるが，通常，私たちは毎日遺伝子を食べている．しかし，遺伝子（DNA）は食べても体内に吸収されない．遺伝子組換え作物も他の農作物と同じように，食べた農作物に入っている遺伝子は，遺伝子のままで消化器官から体内に吸収されることはなく，遺伝子が体の中に入って身体に作用するということもない．

2）遺伝子組換え技術を用いた食品添加物

現在，組換え微生物を用いたキモシン（レンニン）[※3]の生産が行われており，**組換えキモシン**によるチーズの製造が行われている．組換えキモシンは安全性審査を経た後，遺伝子組換え技術が用いられた食品添加物として認められている．キモシンの他に同様な食品添

表1 これまでに安全性審査が終了した遺伝子組換え食品および食品添加物

品種・品目		性質
食品	大豆	除草剤耐性，害虫抵抗性，高オレイン酸産生，低飽和脂肪酸産生，ステアリドン酸産生
	じゃがいも	害虫抵抗性，ウイルス抵抗性，アクリルアミド産生低減，打撲黒斑低減
	なたね	除草剤耐性，雄性不稔性，稔性回復性
	とうもろこし	害虫抵抗性，除草剤耐性，高リシン形質，耐熱性α-アミラーゼ産生，乾燥耐性
	わた	害虫抵抗性，除草剤耐性
	てんさい（さとうだいこん）	除草剤耐性
	アルファルファ	除草剤耐性，低リグニン，ウイルス抵抗性
	パパイヤ	ウイルス抵抗性
添加物[※1]	キモシン	キモシン生産性，生産性の向上
	α-アミラーゼ	生産性向上，耐熱性向上，スクロース耐性向上
	リパーゼ	生産性向上
	プルラナーゼ	生産性向上，酵素活性の向上
	リボフラビン	生産性向上
	グルコアミラーゼ	生産性向上
	α-グルコシルトランスフェラーゼ	生産性向上，性質改変
	シクロデキストリングルカノトランスフェラーゼ	生産性向上，性質改変
	アスパラギナーゼ	生産性向上
	ホスホリパーゼ	生産性向上
	β-アミラーゼ	生産性向上
	エキソマルトテトラオヒドロラーゼ	耐熱性向上
	酸性ホスファターゼ	酸性ホスファターゼ生産性
	グルコースオキシダーゼ	生産性向上
	プロテアーゼ	生産性向上
	ヘミセルラーゼ	生産性向上
	キシラナーゼ	生産性向上
	β-ガラクトシダーゼ	生産性向上
	プシコースエピメラーゼ	生産性向上
	テルペン系炭化水素類	生産性向上

[※1] 遺伝子組換え微生物により生産．
食品8作物（325品種）および添加物20種類（54品目）について，安全性審査が終了している（2021年6月2日現在）．

Column

遺伝子組換え食品の安全性審査のポイント

遺伝子組換え食品の安全性を調べるうえでのポイントは，導入した遺伝子が発現したたんぱく質を調べることである．たんぱく質が組換え生物の性質を決めるからである．

通常，ほとんどの種類のたんぱく質は，消化管のなかでアミノ酸にまで分解され，栄養素として吸収されるので，一般的には食べ物として安全である．しかし，たんぱく質の種類によっては部分的分解にとどまり，その部分分解物がアレルゲン（アレルギーの原因物質）になるものもある．そのため，たんぱく質の食べ物としての安全性を調べるうえで，アレルギー試験は重要なチェック項目となる．

加物として20種類（54品目）が認可されている（2021年6月現在）（表1）．これらの添加物については，「遺伝子組換え」という表示の義務はない．これは，由来となっている組換え微生物の痕跡が食品加工品に残らないのがその理由である．

3）遺伝子組換え食品と安全性

遺伝子組換え技術を使って品種改良（例えば，病害虫に強い性質をもたせるなど）した農作物を遺伝子組換え農作物といい，遺伝子組換え農作物とその加工食品の両方を遺伝子組換え食品という．

わが国では，遺伝子組換えによって品種改良された

※3　キモシン：レンニンともいう．たんぱく質分解酵素の一つであり，仔牛の胃液中に存在し，乳中のカゼインを凝固する酵素（凝乳酵素）である．牛，山羊などの第4胃袋の消化液の抽出物が標準レンネットとよばれる．若い仔牛の消化液には，キモシン88〜94％とペプシン6〜12％が含まれているが，乳離れするとキモシン分泌量が急激に減少する．

農作物のうち，8作物（325品種）の安全性審査が終了している（2021年6月現在）（表1）．これは，生物多様性に影響を及ぼさないことや，食品や飼料としての安全性について問題ないことが確認されたもので，遺伝子組換え農作物の栽培や流通が認められている（図2）．

遺伝子組換え農作物を国内で栽培する際や，海外から食品や飼料の原材料として輸入する際，開発者や輸入者などは，環境への影響を評価した結果が記載された書類（生物多様性影響評価書）などを提出し，承認を受ける義務がある．農林水産大臣と環境大臣は，「遺伝子組換え生物等の使用等の規制による生物の多様性の確保に関する法律」（いわゆる「カルタヘナ法」）に基づき，学識経験者から意見を聴取したうえで承認する．

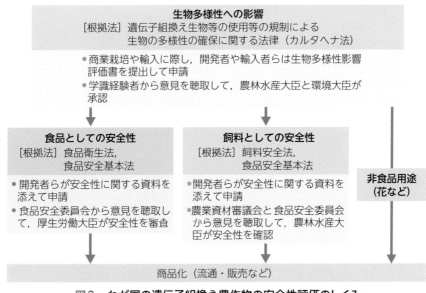

図2　わが国の遺伝子組換え農作物の安全性評価のしくみ
花など非食品用途の作物については，カルタヘナ法に基づき安全性が承認されれば，商品化することができる．
（文献2〜4をもとに作成）

Column

日本の穀物輸入と遺伝子組換え農作物

日本は穀物の輸入大国であるが，遺伝子組換え農作物とかかわりが深い品目は，とうもろこし，大豆，なたねである．特に大豆は，みそ，しょうゆ，豆腐など，わが国の伝統的な食品の原料であるが，そのほとんどを米国，ブラジル，カナダから輸入しており，全体としては約9割が遺伝子組換え品種と推定されている（2012年）．また，とうもろこしについては8〜9割を米国から輸入しているが，米国の栽培面積に占める遺伝子組換え品種の割合は88％である．

遺伝子組換え農作物を食品として利用する際，開発者などは安全性に関する書類を添えて申請を行う．厚生労働大臣は，食品衛生法と食品安全基本法に基づき，内閣府の食品安全委員会から意見を聴取したうえで審査を行う．ヒトの健康を損なうとは認められない場合には，審査を経た旨が公表される．

また，食品安全委員会では，安全性の評価を行う．なお，遺伝子組換え食品の安全性評価においては，通常の食品であっても一定のリスクをもつことを前提に，遺伝子を導入する前の食品と同程度のリスクであれば容認できるという「**実質的同等性**」とよばれる概念が用いられている．

4）遺伝子組換え食品の表示

これら遺伝子組換え農作物を使った加工食品には，遺伝子組換え農作物の使用の有無についての表示がある（表2）．わが国の遺伝子組換え食品の表示制度は，「農林物資の規格化等に関する法律」（いわゆる「JAS法」）と「食品衛生法」に基づいている．

5）遺伝子組換え食品の問題点と利点

遺伝子組換え食品の問題点は，安全性と環境に与える影響である．

一方，遺伝子組換え技術を利用することによって，私たちの食糧（食料）を安定的に供給することができるようになるといわれている．病害虫に対する抵抗性を向上させた作物は，農薬の散布量を減らし，環境を保全しながら病害虫による収量や品質の低下を防ぐ有効な手法ともいえる．また，特定の栄養成分を多く含んだ遺伝子組換え農作物として，高オレイン酸（ハイオレイック）大豆や高リシンとうもろこしがある．高オレイン酸大豆には，血中のコレステロール値を低下させる効果があるといわれており，高リシンとうもろこしは家畜の飼料として用いることにより，飼料に添加するアミノ酸の量を減らすことができる．さらに，遺伝子組換え技術によって，塩害や冷害で現在は作物を栽培できない地域でも作物が栽培できるようにする取り組みも行われている．

こうした状況のなか，わが国は遺伝子組換え農作物を輸入するだけでなく，政府が率先して遺伝子組換え農作物を栽培したうえで，その是非を検証すればよいとの意見もある．一方で，多くの国民が遺伝子組換え

表2 遺伝子組換え農作物の使用について表示されている加工食品

加工食品	原材料となる農産物
1. 豆腐・油揚げ類	大豆
2. 凍豆腐，おからおよびゆば	大豆
3. 納豆	大豆
4. 豆乳類	大豆
5. みそ	大豆
6. 大豆煮豆	大豆
7. 大豆缶詰および大豆瓶詰	大豆
8. きな粉	大豆
9. 大豆いり豆	大豆
10. 1〜9を主な原料とするもの	大豆
11. 大豆（調理用）を主な原料とするもの	大豆
12. 大豆粉を主な原料とするもの	大豆
13. 大豆たんぱくを主な原料とするもの	大豆
14. えだまめを主な原料とするもの	えだまめ
15. 大豆もやしを主な原料とするもの	大豆もやし
16. コーンスナック菓子	とうもろこし
17. コーンスターチ	とうもろこし
18. ポップコーン	とうもろこし
19. 冷凍とうもろこし	とうもろこし
20. とうもろこし缶詰およびとうもろこし瓶詰	とうもろこし
21. コーンフラワーを主な原料とするもの	とうもろこし
22. コーングリッツを主な原料とするもの（コーンフレークを除く）	とうもろこし
23. とうもろこし（調理用）を主な原料とするもの	とうもろこし
24. 16〜20を主な原料とするもの	とうもろこし
25. ポテトスナック菓子	じゃがいも
26. 乾燥じゃがいも	じゃがいも
27. 冷凍じゃがいも	じゃがいも
28. じゃがいもでんぷん	じゃがいも
29. 25〜28を主な原料とするもの	じゃがいも
30. じゃがいも（調理用）を主な原料とするもの	じゃがいも
31. アルファルファを主な原料とするもの	アルファルファ
32. てんさい（調理用）を主な原料とするもの	てんさい
33. パパイヤを主な原料とするもの	パパイヤ

（文献5をもとに作成）

農作物に不安を抱いているのも事実である．遺伝子組換え農作物を消費者自身が評価するうえで判断材料となる表示制度の整備などについて，検討を進めることが求められている．

B. 細胞融合技術による食品

細胞融合とは、セルラーゼなどで細胞壁を分解した裸の細胞（プロトプラスト）をつくり、異なるプロトプラスト同士をポリエチレングリコールのような化学物質や電気処理によって融合させる技術のことである。植物の場合は、この雑種細胞の分裂・増殖を植物ホルモンによりうまく誘導して植物体を再生させて新しい品種を作出する。

1）植物

植物細胞の融合による食品には、ポマト（ポテトとトマト）、オレタチ（オレンジとカラタチ）、はくらん（キャベツと白菜）、ヒネ（ヒエとイネ）、ネギタマ（ねぎとたまねぎ）、千宝菜（先宝菜）（キャベツと小松菜）などがある。一方で、あまり遠縁の植物間では、雑種ができても果実が小さい、種子ができないなど実用化が難しい問題もある。しかし自然界に存在する植物同士において行う点では、従来の交雑と同じであり、遺伝子組換えのような問題は起こらない。また、いったん雑種ができるとすぐに利用できる利点があるので、育種技術として大いに活用できる。

2）微生物

微生物では、冷凍耐性とマルトース発酵能を有する製パン用の酵母が開発され、実用化されている。また、清酒用の酵母やワイン酵母などが開発されている。

C. 組織培養技術による食品

動物と違い、植物の細胞には分化全能性[※4]があるため、多くの組織培養[※5]法が研究されている。現在、ウイルスフリー苗[※6]などの無病の個体の作出、あるいは無病個体や有利な形質をもつ個体を増殖するための大量増殖に用いられ、ラン科植物におけるメリクローン[※7]から始まり、いちご、じゃがいも、カーネーションなどで実施されている。組織培養やプロトプラスト培養では、培養中の細胞に突然変異を生じることもあ

るため、このなかから有用な性質をもったものを選ぶ品種改良が行われている。現在、栄養繁殖性の園芸作物の生産種苗のほとんどは、組織培養由来の苗であるといわれている。

また、野生種の薬用にんじんのような高価で希少価値のあるものを組織培養で大量培養することにより、薬用にんじんエキスを安価に供給できるようになり、飲料に利用されている。

D. クローン技術による食品

1）クローン食品とは

クローン食品は、本来は単為生殖しない生物の個体をクローン技術を使って複製し、食料生産に生かしたものである。単為生殖は自然界における一種のクローニング（クローンによって繁殖すること）であり、いも類は種いもから繁殖させることが一般的だが、これらをクローン食品とはいわない。先に述べた植物の組織培養もクローンであるが、一般的には、クローン技術を用いて産出された家畜およびその後代からつくられた食品（肉、乳など）を指す。

畜産の分野では、生産性や品質の向上などを目的とした牛や豚などの家畜の改良を進めるために、人工授精や体外受精などの繁殖技術が実用化され用いられている。最近では、核移植によるクローン牛などが作出されており、これらの技術と同様に、優れた特徴をもつ家畜を生産する有効な手段の一つとして期待され研究開発が進められている。核移植には、受精卵クローンと体細胞クローンがある（図3）。

2）クローン食品の安全性

受精卵クローン牛が食肉として出荷されたのは1993（平成5）年からである。なお、体細胞クローン牛由来の肉や生乳が出荷されたことはない。クローン牛については、

● 食品として安全性に問題がないこと

※4　分化全能性：個体を構成するあらゆる組織・器官に分化することができる能力のことである。動物でも植物でも、受精卵は明らかに分化全能性をもっているが、問題はそれ以外の体細胞の分化能力である。植物においては、体細胞が分化しても、必ずしも分化全能性は失われない。動物の場合は、1個の体細胞から個体を再生することは基本的に不可能である。一般には、初期発生の間に個々の動物細胞の分化能力は次第に限定され、分化全能性は失われるとされている。
※5　組織培養：生物の組織や細胞群を無菌的に取り出し、培養・増殖させること。植物の場合、葉や茎、根などの一部を切り取って寒天培地など

で育てる技術である。植物における組織培養は葉などの器官を培養する器官培養、茎頂を培養する茎頂培養〔成長点培養、メリクローン（※6）〕、未熟胚を培養する胚培養、葯（やく）を培養する葯培養、プロトプラストを培養するプロトプラスト培養などがある。
※6　ウイルスフリー苗：ウイルスは植物に感染すると細胞間を移り全身に広がるが、植物の芽の先端は細胞が盛んに分裂し、ウイルスに感染しにくい。このため、芽の先の生長点を無菌状態で切り出して培養すると、ウイルスに感染していないウイルスフリー苗が得られる。
※7　メリクローン：茎頂培養によって栄養繁殖させる培養法のこと。

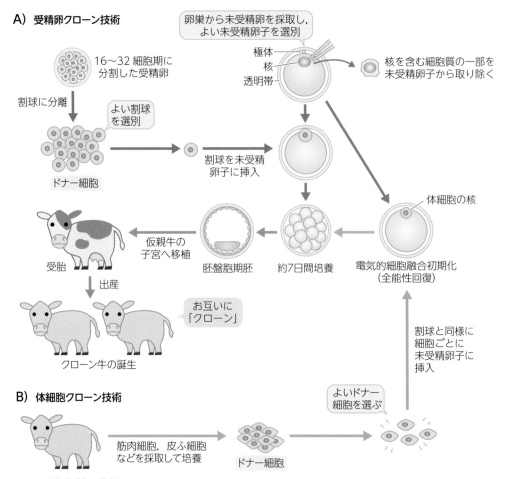

A) 受精卵クローン技術

卵巣から未受精卵を採取し，
よい未受精卵子を選別

16〜32細胞期に
分割した受精卵

割球に分離

よい割球
を選別

ドナー細胞

割球を未受精
卵子に挿入

極体
核
透明帯

核を含む細胞質の一部を
未受精卵子から取り除く

体細胞の核

受胎

仮親牛の
子宮へ移植

胚盤胞期胚

約7日間培養

電気的細胞融合初期化
（全能性回復）

出産

お互いに
「クローン」

割球と同様に
細胞ごとに
未受精卵子に
挿入

クローン牛の誕生

B) 体細胞クローン技術

よいドナー
細胞を選ぶ

筋肉細胞，皮ふ細胞
などを採取して培養

ドナー細胞

図3　クローン牛作製の過程

A）受精卵クローン：受精卵の分割が進んだ段階（16細胞程度）で割球に分割して，それぞれの割球（核）を未受精卵（核を取り出したもの）に移植したもの．すべてが同一遺伝子をもった均質のコピー動物を，人工的に多くつくることができる．遺伝的に優良な形質をもっている家畜の多数生産が可能なため，生産性と品質の向上に有効である．受精卵クローンの場合，子同士がクローンということになる．
B）体細胞クローン：体細胞を用いたクローンのこと．体外で培養した体細胞（ドナー細胞）の核を，体外で成熟させて，核を取り除いた卵子に移植し，再び子宮に戻して受胎・出産させることにより，同一遺伝子をもつ個体をつくり出すこと．この技術を用いると，すでに能力（肉質）がわかっているものと全く同じ形質をもつものをいくつも増殖させることができる．体外で培養した体細胞（ドナー細胞）の核を，やはり体外で成熟させて除核した卵子に移植し，それを代理母に出産させることにより，「能力の判明したクローン生産」が可能になる．体細胞クローンの場合，親子がクローンの関係にある．
（文献6より引用）

● 科学的な手法によっても一般牛と区別が不可能なこと
● 畜産物の処理・流通過程はその種類によって多様であり一律の情報提供が困難であること

などから，受精卵クローンの出荷に関しては，出荷基準に従って受精卵クローン牛であることを明記した記録書を付して出荷すること，受精卵クローン牛およびその生産物についての表示は任意とすること，受精卵

クローン牛の通称については，「受精卵クローン牛」または「Cビーフ」とすること，体細胞クローン牛およびその生産物の出荷については，新しい技術であることなどから食品の安全性が検討されており，1999（平成11）年11月以降，農林水産省技術会議事務局長通達により，関係研究機関などに対して出荷自粛要請が行われている．

米国食品医薬品局（FDA）による，体細胞クローン

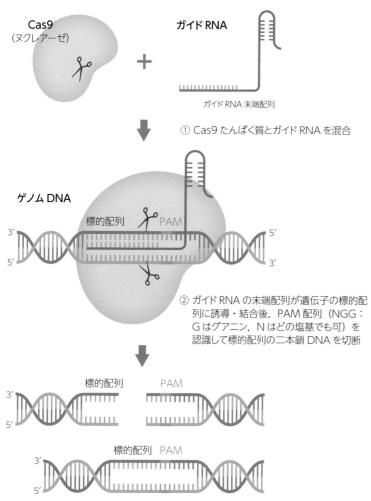

Cas9
（ヌクレアーゼ）

ガイド RNA

ガイド RNA 末端配列

① Cas9 たんぱく質とガイド RNA を混合

ゲノム DNA

標的配列　PAM

3′
5′
5′
3′

② ガイド RNA の末端配列が遺伝子の標的配
列に誘導・結合後，PAM 配列（NGG：
G はグアニン，N はどの塩基でも可）を
認識して標的配列の二本鎖 DNA を切断

標的配列　　　PAM

3′
5′

標的配列　PAM

3′
5′

③ 切断された DNA は非相同末端結合（NHEJ）により
修復される．この過程で遺伝子改変が高頻度に生じ，
塩基の挿入欠失が生じる（この図の場合は，塩基の
欠損を示している．もとの DNA 鎖が短くなっている
ことに注目）．

図 4　CRISPR/Cas9 によるゲノム編集
ヌクレアーゼ：DNA などの核酸を分解する酵素．
（文献 7 をもとに作成）

技術を用いて産出された牛，豚および山羊（や ぎ）ならびにあ
らゆる体細胞クローン家畜の後代に由来する食品（肉
および乳）は，従来の繁殖方法で産出された家畜に由
来する食品と安全性において同等であるとの結論を受
けて，わが国でも食品安全委員会においてその安全性
が検討されてきた．そして，2009（平成 21）年 6 月の
新開発食品評価書「体細胞クローン技術を用いて産出
された牛および豚ならびにそれらの後代に由来する食
品」において，現時点における科学的知見に基づいて

評価を行った結果，体細胞クローン牛および豚ならび
にそれらの後代に由来する食品は，従来の繁殖技術に
よる牛および豚に由来する食品と比較して，同等の安
全性を有すると考えられると結論されている．なお，
体細胞クローン技術は新しい技術であることから，リ
スク管理機関においては，体細胞クローン牛および豚
に由来する食品の安全性に関する知見について，引き
続き収集することが必要であると補足されている．

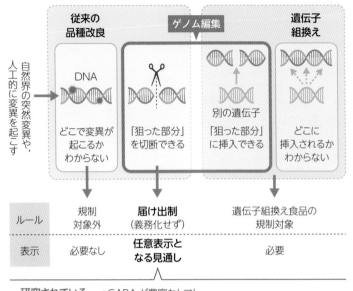

図5 **遺伝情報を変える方法とルール**
(文献8より引用)

E. ゲノム編集技術を利用した食品

　ゲノム編集技術では，生物がもつゲノムの中の特定の場所を切断することにより，目的の場所に突然変異（塩基の欠失，挿入，置換）を起こすことができる．ゲノム編集には，ゲノム中の特定の場所を切断する酵素であるCRISPR/Cas9[※8]が利用される（前ページ図4）．ゲノム編集では，目的の遺伝子以外も切断する可能性が指摘され，これを「オフターゲット変異」とよぶ．このような目的としない変異がないものだけを選抜して品種改良に利用する．遺伝子組換えでは，目的の性質をもつ遺伝子を他の生物から導入し，その遺伝子のはたらきを利用するが，ゲノム編集では，もともともっている遺伝子に突然変異を起こさせる．

　現在，GABA（γ-アミノ酪酸）の生合成にかかわる遺伝子に変異を起こさせて（グルタミン酸脱炭酸酵素遺伝子の一部を改変），血圧上昇を抑えるGABAを高蓄積させたトマトが作出されている．これは，サナテックシード社が2020（令和2）年12月11日に厚生労働省の「ゲノム編集技術応用食品及び添加物の食品衛生上の取扱要領」に基づき届け出を行い，食品衛生法に基づいて受理されている．このようなゲノム編集技術を用いて得られた食品を「ゲノム編集技術応用食品」という．

　ゲノム編集技術応用食品（ゲノム編集技術によって得られた植物・動物・微生物）に外来遺伝子が含まれない場合は，「遺伝子組換え食品」の表示義務はない．ゲノム編集技術応用食品についての表示は任意となる見通しである（図5）．

F. バイオリアクターを利用した食品

　バイオリアクターとは，固定化された酵素や微生物（固定化酵素，固定化微生物）などを生体触媒として，目的とする物質を連続的に効率よく生産する反応装置のことをいう．固定化法には担体結合法（酵素や微生

[※8]　CRISPR/Cas9 (clustered regularly interspaced short palindromic repeats / CRISPR associated proteins：クリスパー・キャスナイン) を用いることでDNA二本鎖を切断してゲノム配列の任意の場所を削除，置換，挿入することができる．この技術は次世代の農作物開発にとっ

て大きな可能性を秘めており，食料の持続的な確保と同時に栄養，加工，貯蔵，健康（アレルギー誘発の減少など）面からの食料の品質改善に貢献するものと期待されている．

表3 バイオリアクターの実用化例

生産物	固定化触媒	原料（基質）
異性化糖	グルコースイソメラーゼ	グルコース
パラチノース	α−グルコシルトランスフェラーゼ（菌体）	スクロース
フラクトオリゴ糖	β−フルクトフラノシダーゼ（菌体）	スクロース
マルトオリゴ糖	マルトオリゴ糖生成酵素	液化でんぷん
L−アスパラギン酸	アスパルターゼ（菌体）	フマル酸
L−アラニン	アスパラギン酸−β−脱炭酸酵素（菌体）	L−アスパラギン酸
L−リンゴ酸	フマラーゼ（菌体）	フマル酸
酢酸	酢酸菌	エタノール
クエン酸	黒麹カビ	グルコース
ワイン，日本酒	酵母	果汁，米もろみ
清澄ビール	ビール酵母	若ビール
低乳糖牛乳	ラクターゼ	牛乳
無苦味果汁	ナリンジナーゼ	天然果汁
核酸系調味料	ホスホジエステラーゼ	酵母核酸

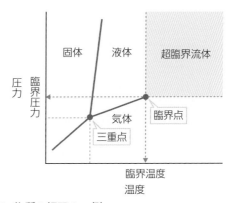

図6 物質の相図の一例

物質の相図：物質はある温度と圧力の条件下で，固体，液体，気体に変化する．この関係を図で示したものを相図（あるいは状態図）という．

臨界点と臨界温度：物質の気相−液相間の相転移が起こりうる温度および圧力の範囲の限界を示す点を臨界点といい，そのときの温度を臨界温度という．臨界温度以上の温度にある気体はいくら圧力を加えても液化しない．

三重点：固体，液体，気体が平衡状態で共存する点．
CO_2：臨界温度 $=31.1$℃，臨界圧力 $=7.38$ MPa
H_2O：臨界温度 $=374.2$℃，臨界圧力 $=22.12$ MPa
（文献9をもとに作成）

物を不溶性の担体に結合），架橋化法（酵素や微生物同士をグリセルアルデヒドなどの架橋剤を用いて結びつける），包括法（アルギン酸などのポリマーゲルの中に酵素や微生物を包み込む）などがある．

　バイオリアクターは，触媒を用いた化学合成とは異なり，高温・高圧を必要とせず，生体触媒を利用するため反応条件（温度，pH，圧力など）が温和で反応速度が速いことから，食品原料の品質劣化が起こりにくく，繰り返し利用できるためコストダウンや省力化につなげることができる．このような利点を利用して，異性化糖，オリゴ糖，アミノ酸，エタノールなどの生産が実用化されている（表3）．

　バイオリアクターは，化成品，食品の製造過程で利用されるだけではなく，食品分析用センサーや医療用センサー，環境計測センサーなどのように，研究，医療，環境浄化の分野においても利用される．

2　最近の食品加工技術による食品

A. 超臨界流体抽出

　超臨界流体とは，臨界温度以上で高密度に圧縮され

た，拡散しやすい気体の性質と成分を溶かす液体の性質をあわせもつ物質のことである（図6）．超臨界流体は，液体のように密度が高いのに，粘りがなく気体のようにサラサラしていて分子の動きも速い．このため小さな空隙にも気体と同じように出入りでき，効率よく有用成分を抽出できる．

　抽出溶媒としては，二酸化炭素が比較的低温で超臨界状態にすることができ，引火性や化学反応性がなく，安価で無公害などの理由から広く利用されている．工業的には，カフェインを除去（デカフェ）したコーヒー豆の精製やホップからのホップエキスの抽出が実用化されており，香料の抽出などにも利用されている．

B. 真空調理

　真空調理は，食品素材を下処理した後，減圧下でフィルム包装（真空包装）し，100℃以下の温度で加熱する調理法である．食品素材の下処理が不十分だと臭気，あくが残存するなどの課題があるが，食品素材を適切な下処理後に真空包装することで，その後の過程の違いにより5種類の調理に使い分けることができ，効率的な計画生産が可能である（図7）．

第8章　バイオ食品などの新規食品

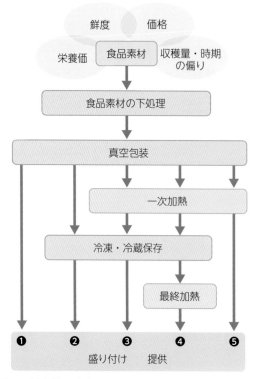

図7　基本的な真空調理の作業手順
① 加熱せずに食品素材に味を含ませて提供する料理（フルーツあんみつなど）
② ①の料理を低温で保存した冷製料理（魚のマリネなど）
③ 真空包装後に加熱し，保存した冷製料理（白和えなど）
④ ⑤の料理を低温で保存した温製料理（豚角煮など）
⑤ 真空包装後に加熱し，保存せずに提供する温製料理（甘鯛の桜蒸しなど）
（文献10をもとに作成）

また，真空調理は，従来の調理法（飽和水蒸気処理，ゆで処理）とは異なった独特の風味，形態，テクスチャーが得られる．特に，肉類や魚介類は，真空包装後に低温（70℃以下）で加熱した場合，目減りが少な

く，長時間の加熱でコラーゲンが分解し独特のテクスチャーが得られる．さらに，真空包装によりうま味や機能性成分などの食品成分を逃がさず，少量の調味料で味付けが可能である．

C. 過熱水蒸気調理

過熱水蒸気とは，飽和水蒸気を加熱装置で100℃以上の温度にしたものである．特徴として，
①熱伝達速度が速い
②凝縮と乾燥のプロセスが同時に進行する
③殺菌効果が高い
④酸素のない状態で処理が可能
などがあげられる．

過熱水蒸気調理は，健康増進に寄与する効果（素材の塩分や油分などを洗い流す効果，食品の酸化防止効果など）や，焼成[9]や湿潤な加熱[10]が可能なことから注目され，家庭用電気調理機器への導入など実用化が進んでいる．食品加工の分野においても，水産物の焼成処理や農産物・食品素材の乾燥，さらには農産物および食品の殺菌効果についての検討が行われ，すでに多くの分野で実用化されている．

従来，過熱水蒸気を安定的条件で調製するには150℃以上の高温条件が必要であり，処理中の乾燥現象が食品の品質低下を引き起こす課題があったが，最近では従来の過熱水蒸気よりも低温域（115℃）でも安定的かつ乾燥現象を抑制できる過熱水蒸気システムが開発され，給食施設での利用や加工食品への展開が進んでいる．

※9　焼成：原料（食品素材）を高熱で焼くことにより性質を変化させること．菓子やパンを焼成して可食化するなど．
※10　湿潤な加熱：湿潤な加熱の利点として，低酸素条件下での調理による食品酸化抑制ならびに食品表面の乾燥防止による食品成分の流出抑制などがある．

遺伝子組換え食品は安全? 危険?

遺伝子組換え食品と聞くと，何となく不安と考える人が多いと思われる．では，遺伝子組換え技術は新しい技術なのか? それ自体の技術（自由に遺伝子を操作できるということ）は新しいといえるかもしれない．しかし，自然界でもふつうに遺伝子組換えは起こっていて，私たち人類はある性質をもったもの同士をかけ合わせるという方法で品種改良（遺伝子組換え）を行ってきた．

私たちの祖先は，約2万年前に原始農耕を始め，農耕開始時は野生種を栽培していたが，そのなかから選抜・交配による品種改良を行い，野生種とは形質（形状と性質）を著しく異にする栽培種をつくり出してきた．例えば，キャベツ，芽キャベツ，カリフラワー，ブロッコリー，ケール，コールラビーは，もともとは野生種のキャベツから品種改良された栽培種である．

今のところ，遺伝子組換え食品が食べて危険であることを示す，あるいは示唆するデータは出されていない．アレルギー反応を示す人がいるが，他の食物にもみられることで，遺伝子組換え食品の危険性の可能性を示すものではない．また，遺伝子組換え食品の表示義務はそれ自体の危険性が問題となったのではなく，このアレルギー反応に対処するための処置であったといわれている．

「遺伝子組換えは人為的＝危険，品種改良は自然的＝安全」のように，自然的に起こることは安全としているように感じる．これはこれで問題であり，天然＝安全という神話はありえない．例えば，じゃがいもにはソラニンが，大豆にはトリプシンインヒビターやレクチンのような天然毒成分があり，昔から食されていた非組換え品種であっても必ずしも安全といえない．

遺伝子組換え食品が消費者に敬遠される主な理由は，食経験のなさによるものであろう．同じ遺伝子組換え技術であっても，遺伝子組換え食品は何だか不安で危険だと感じる人が多いが，インスリンやヒト成長ホルモンなど医療に用いられるものは人間にとってプラスであると賞賛される．遺伝子組換え食品はまだまだ食経験が浅いため，今後も引き続き安全性を検討していく必要があるのは間違いないが，大きな可能性を秘めているのも事実である．

「遺伝子組換えでない」，「遺伝子組換え不分別」という表示は，「遺伝子組換えは悪いもの」との印象をもつが，感情論ではなく，徹底的な技術の裏付けによって判断されるべきである．重要なのは，私たち一人一人が正しい情報を取得し，それらを正しく判断できるようになることである．

文　献

1) 「遺伝子組換え食品の安全性について」（厚生労働省）（https://www.mhlw.go.jp/topics/idenshi/dl/h22-00.pdf），2012

2) 「遺伝子組換え農作物の開発・商業化の流れと安全性確保の枠組み」（農林水産省）（https://www.maff.go.jp/j/syouan/nouan/carta/tetuduki/pdf/frame_work.pdf）

3) 本田伸彰，他：遺伝子組換え作物をめぐる状況．調査と情報，686：1-11，2010

4) 「遺伝子組換え食品」（消費者庁）（https://www.caa.go.jp/policies/policy/consumer_safety/food_safety/food_safety_portal/genetically_modified_food/），2018

5) 「食品表示基準Q＆Aについて 別添 遺伝子組換え食品に関する事項」（消費者庁）（https://www.caa.go.jp/policies/policy/food_labeling/food_labeling_act/pdf/food_labeling_act_190507_0006.pdf），2015

6) 「クローン家畜に関するQ＆A集」（農林水産省）（https://www.affrc.maff.go.jp/docs/clone/attach/pdf/index-2.pdf），2010

7) 「遺伝子改変マウスを用いた機能解析」（横浜市立大学眼科先進医療学講座）（http://www-user.yokohama-cu.ac.jp/~amod/kenkyu/idenshi.html）

8) 「ゲノム編集食品，食卓へ　遺伝情報，ピンポイントで改変」（朝日新聞），2019年7月9日

9) 「食品への超臨界流体応用ハンドブック」（長浜邦雄，鈴木　功/編），サイエンスフォーラム，2002

10) 「真空調理ってなに?」（谷　孝之，他/著），柴田書店，2002

第8章　バイオ食品などの新規食品

問　題

□□ **Q1** 遺伝子組換え食品とはどのようなものか，また，現在，日本で流通している遺伝子組換え食品にはどのようなものがあるか答えよ

□□ **Q2** わが国において，遺伝子組換え食品の表示を義務付けている法律は何か答えよ

□□ **Q3** クローン食品とはどのようなものか，また，現在，どのようなクローン食品が日本で流通しているか答えよ

□□ **Q4** 超臨界流体抽出とはどのようなものか，また，どのようなものに利用されているか答えよ

解答＆解説

A1
- 遺伝子組換え食品とは，他の生物から有用な性質をもつ遺伝子を取り出し，その性質をもたせたい植物などに組み込む技術（遺伝子組換え技術）を利用してつくられた食品である
- 現在，日本で流通している遺伝子組換え食品には，①遺伝子組換え農作物とそれからつくられた食品（8作物），②遺伝子組換え微生物を利用してつくられた食品添加物（20種類）がある

A2 食品衛生法およびJAS法（農林物質の規格化等に関する法律）

A3
- クローン食品とは，一般的には，クローン技術を用いて算出された家畜およびその後代からつくられた食品（肉や乳など）をいう
- 核移植によるクローン牛（受精卵クローンと体細胞クローン）が作出されているが，現在，受精卵クローン牛のみが出荷されている

A4 超臨界流体抽出とは，臨界温度以上で高密度に圧縮された，拡散しやすい気体の性質と成分を溶かす液体の性質をあわせもつ物質を用いて成分を抽出することであり，効率よく有用成分を抽出できる．カフェイン除去コーヒー豆の精製，ホップエキスや香料の抽出などに利用されている

索 引

執筆者一覧

※所属は執筆時のもの

■ 編 者

栢野新市	かやの しんいち	畿央大学健康科学部健康栄養学科
水品善之	みずしな よしゆき	神戸大学大学院医学研究科
小西洋太郎	こにし ようたろう	大阪市立大学名誉教授

■ 執 筆 (五十音順)

内は執筆担当の章・節

井奥加奈 いおく かな 大阪教育大学教育学部
…第2章4，第2章章末コラム

栢野新市 かやの しんいち 畿央大学健康科学部健康栄養学科
…第2章冒頭頁，第2章6，7，第3章冒頭頁，第5章冒頭頁

川西正子 かわにし まさこ 近畿大学農学部食品栄養学科
…第2章2，5

菊﨑泰枝 きくざき ひろえ 奈良女子大学生活環境学部食物栄養学科
…第5章2

小西洋太郎 こにし ようたろう 大阪市立大学名誉教授
…第3章2，第3章章末コラム

米谷 俊 こめたに たかし 株式会社ファーマフーズ顧問
…第2章3，第5章1，第5章章末コラム

庄條愛子 しょうじょう あいこ 相愛大学人間発達学部発達栄養学科
…第3章1，3

白坂憲章 しらさか のりふみ 近畿大学農学部応用生命化学科
…第2章8

舘 和彦 たち かずひこ 愛知学泉大学家政学部管理栄養学科
…第2章1

中嶋名菜 なかしま なな 熊本県立大学環境共生学部環境共生学科
…第8章2

久本雅嗣 ひさもと まさし 山梨大学生命環境学部地域食物科学科
…第7章

松崎弘美 まつさき ひろみ 熊本県立大学環境共生学部環境共生学科
…第6章6，第8章

三浦加代子 みうら かよこ 園田学園女子大学人間健康学部食物栄養学科
…第1章

明神千穂 みょうじん ちほ 近畿大学農学部食品栄養学科
…第2章9，第3章4

吉村美紀 よしむら みき 兵庫県立大学環境人間学部環境人間学科
…第6章冒頭頁，第6章1～5，第6章章末コラム

米田武志 よねだ たけし 畿央大学健康科学部健康栄養学科
…第4章，第5章3

■ 編者プロフィール

栢野新市（かやの しんいち）　畿央大学健康科学部健康栄養学科 教授

大阪府出身．1985年 大阪市立大学生活科学部食物学科卒業，同年 三基商事株式会社総合研究所，2003年 大阪市立大学生活科学研究科客員研究員，'04年 博士（学術）取得（大阪市立大学）．同年 畿央大学健康科学部健康生活学科助手，'07年 同健康栄養学科准教授，同年 大阪市立大学生活科学研究科客員准教授，'09年より現職．専門分野は有機化学，食品生化学．

主な著書（共著）に「色から見た食品のサイエンス」（サイエンスフォーラム），「食品学実験」（光生館）など．

水品善之（みずしな よしゆき）　神戸大学大学院医学研究科 客員教授

長野県出身．1994年 東京理科大学理工学部応用生物科学科卒業，'96年 同大学院修士課程修了，'98年 同大学院博士後期課程中退，2000年 博士（理学）取得（東京理科大学）．1998年 東京理科大学理工学部応用生物科学科助手，2001年 神戸学院大学栄養学部栄養学科講師，'04年 同助教授，'07年 同准教授，'15年 信州大学農学部農学生命科学科教授，'15年〜現在 神戸大学大学院医学研究科客員教授．哺乳類のDNA合成酵素分子種を選択的に阻害する食品成分・栄養素の研究を行っている．専門は食品科学，食品機能学など．

小西洋太郎（こにし ようたろう）　大阪市立大学 名誉教授

大阪府出身．1973年 大阪市立大学家政学部卒業，'75年 同大学院修士課程修了，'78年 徳島大学大学院栄養学研究科博士課程単位取得退学，'79年 博士（保健学）取得．'78年 徳島大学歯学部助手，'81年 大阪市立大学生活科学部助手（食品化学講座），以降講師，助教授を経て，2004年 生活科学研究科教授，'08〜'10年 研究科長兼学部長，'15年 大阪市立大学名誉教授．'15〜'20年 畿央大学特任教授（現在，客員教授）．この間，ベルギールーヴァン大学に留学（1985〜'86，'89年）．2010〜'14年 日本栄養・食糧学会理事，'14年 厚生労働大臣表彰（栄養士養成功労者）．研究テーマはアマランサスやキヌア等の低利用食料資源の食品栄養学的研究，アンヒドロ糖の機能性の解明と開発．

主な著書（共著）に「新版 食品学」（建帛社），「食品学」「食品学総論」「食品学各論」（以上，講談社サイエンティフィク）などがある．

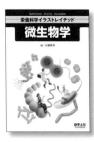
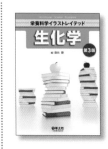
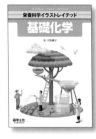
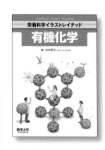
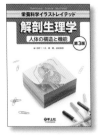
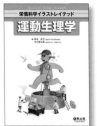
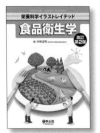
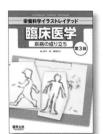

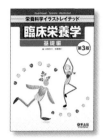

臨床栄養学
基礎編
第3版

本田佳子，曽根博仁／編

- 定価2,970円（本体2,700円＋税10%）
- 192頁 ISBN978-4-7581-1369-4

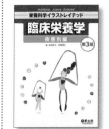

臨床栄養学
疾患別編
第3版

本田佳子，曽根博仁／編

- 定価3,080円（本体2,800円＋税10%）
- 328頁 ISBN 978-4-7581-1370-0

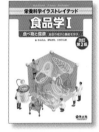

食品学I 改訂第2版
食べ物と健康
食品の成分と機能を学ぶ

水品善之，菊﨑泰枝，
小西洋太郎／編

- 定価2,860円（本体2,600円＋税10%）
- 216頁 ISBN978-4-7581-1365-6

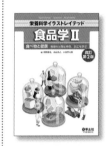

食品学II 改訂第2版
食べ物と健康
食品の分類と特性、加工を学ぶ

栢野新市，水品善之，
小西洋太郎／編

- 定価2,970円（本体2,700円＋税10%）
- 232頁 ISBN978-4-7581-1366-3

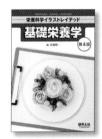

基礎栄養学
第4版

田地陽一／編

- 定価3,080円（本体2,800円＋税10%）
- 208頁 ISBN978-4-7581-1360-1

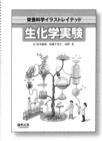

生化学実験

鈴木敏和，杉浦千佳子，
高野　栞／著

- 定価2,970円（本体2,700円＋税10%）
- 192頁 ISBN978-4-7581-1368-7

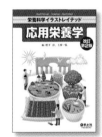

応用栄養学
改訂第2版

栢下　淳，上西一弘／編

- 定価3,080円（本体2,800円＋税10%）
- 255頁 ISBN978-4-7581-1364-9

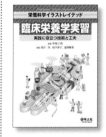

臨床栄養学実習
実践に役立つ技術と工夫

中村丁次／監，
栢下　淳，栢下淳子，北岡陸男／編

- 定価3,190円（本体2,900円＋税10%）
- 231頁 ISBN978-4-7581-1371-7

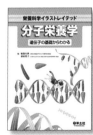

分子栄養学
遺伝子の基礎からわかる

加藤久典，藤原葉子／編

- 定価2,970円（本体2,700円＋税10%）
- 231頁 2色刷り
- ISBN978-4-7581-0875-1

栄養科学イラストレイテッド［演習版］ 2色刷り

生化学ノート 第3版
- 定価2,860円（本体2,600円＋税10%）
- 232頁 ISBN978-4-7581-1355-7

解剖生理学ノート
人体の構造と機能 第3版
- 定価2,860円（本体2,600円＋税10%）
- 231頁 ISBN978-4-7581-1363-2

基礎栄養学ノート 第4版
- 定価2,860円（本体2,600円＋税10%）
- 200頁 ISBN978-4-7581-1361-8

栄養科学イラストレイテッド

食品学Ⅱ　改訂第2版
食べ物と健康　食品の分類と特性、加工を学ぶ

2016年　3月15日	第1版第1刷発行	編　集	栢野新市，水品善之，小西洋太郎
2020年　8月20日	第5刷発行	発行人	一戸敦子
2021年11月　1日	第2版第1刷発行	発行所	株式会社　羊　土　社
2023年　2月10日	第2刷発行		〒101-0052

　東京都千代田区神田小川町 2-5-1
　TEL　　03（5282）1211
　FAX　　03（5282）1212
　E-mail　eigyo@yodosha.co.jp
　URL　　www.yodosha.co.jp/

ⓒ YODOSHA CO., LTD. 2021
　Printed in Japan

ISBN978-4-7581-1366-3

表紙イラスト　エンド譲
装　幀　　　　羊土社編集部デザイン室
印刷所　　　　株式会社 加藤文明社印刷所